DAS MONSTER,
DIE HOFFNUNG UND ICH

Sally Brampton begann ihre Karriere bei der *Vogue*, bevor sie als Fashion Editor beim *Observer* anfing. Sie war beteiligt am Launch von *Elle* in England, bei der sie fünf Jahre lang als Redakteurin arbeitete, danach widmete sie sich ganz dem Schreiben. Sie hat einige Romane veröffentlicht, außerdem einen Dokumentarfilm und ein Theaterstück, und hat für alle größeren Zeitungen und Magazine Englands geschrieben.

Sally Brampton

DAS MONSTER, DIE HOFFNUNG UND ICH

Wie ich meine Depression besiegte

Aus dem Englischen von Veronika Dünninger

Weltbild

Die englische Originalausgabe erschien 2008 unter dem Titel
Shoot the Damn Dog: A Memoir of Depression
bei Bloomsbury London, New York and Berlin.

Besuchen Sie uns im Internet:
www.weltbild.de

Genehmigte Lizenzausgabe für Verlagsgruppe Weltbild GmbH,
Steinerne Furt, 86167 Augsburg
Copyright der Originalausgabe © 2008 by Sally Brampton
Copyright der deutschsprachigen Ausgabe © 2009 by Bastei Lübbe
GmbH & Co. KG, Köln
Übersetzung: Veronika Dünninger
Umschlaggestaltung: Alexandra Dohse – www.grafikkiosk.de, München
Umschlagmotiv: plainpicture, Hamburg (© Jason Shenai)
Gesamtherstellung: CPI – Clausen & Bosse, Leck
Printed in the EU
ISBN 978-3-86365-182-4

2015   2014   2013   2012
Die letzte Jahreszahl gibt die aktuelle Lizenzausgabe an

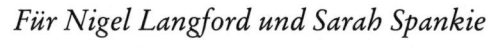

Für Nigel Langford und Sarah Spankie

Genieße, wenn du kannst, und leide, wenn du musst.

Johann Wolfgang von Goethe

Das Glück ist ein Wie, kein Was; ein Talent, kein Objekt.

Hermann Hesse

Du wünschst die Kunst des Lebens zu kennen, mein Freund?
Sie ist in einem einzigen Satz enthalten: Nutze das Leiden.

Henri-Frédéric Amiel

INHALT

Sieh nicht hinab

Der Geist ist selbst sein eigner Ort und macht
Aus Himmel Hölle sich, aus Hölle Himmel.

John Milton

Dies ist der Erfahrungsbericht einer Depression. Und es ist meine Geschichte, denn ich glaube, dass wir aus Geschichten lernen.

Wir lernen, dass wir nicht allein sind.

Meine Geschichte ist nicht besser oder schlechter als jede andere auch, genau wie meine Depression nicht besser oder schlechter war, auch wenn es mir damals so vorkam. Ich glaubte, keine Hoffnung mehr zu haben, jemals an den Ort zurückzukehren, den ich Leben nannte. Und ich glaubte, die Einzige zu sein, die sich so fühlte. Die Depression erscheint einem wie der abgelegenste Ort der Erde. Kein Wunder, dass man sie auch eine Krankheit der Einsamkeit nennt.

Wenn Sie dieses Buch lesen und sich genauso fühlen, dann sind Sie nicht allein. Ich verstehe, wie Sie sich fühlen. Ich glaube, dass jeder, auch wenn er nur an einer leichten Depression gelitten hat, versteht, wie es sich anfühlt. Und doch vergessen wir, dass andere sich in unsere Lage versetzen können. Wir ziehen uns zurück, kapseln uns ab oder verschließen uns völlig. Wir verlieren uns in uns selbst und in der Krankheit.

Das muss nicht so sein. Wenn wir nur zu einem einzigen Menschen Verbindung aufnehmen, der es wirklich versteht, dann tun wir einen ersten Schritt aus der Krankheit. Im Leben geht es um Verbindung. Es gibt sonst nichts. Die Depression ist das Gegenteil, denn sie ist eine Krankheit, die durch Entfremdung definiert ist. Daher biete ich dieses Buch als Verbindung an. Es soll eine Quelle der Hoffnung sein. Mein Anliegen ist es, dass dieses Buch, indem ich darüber berichte, wie ich war, was passiert ist und wie ich jetzt bin, anderen Menschen vielleicht Trost spendet.

Ich bin keine Expertin, aber ich habe aus Erfahrung gelernt. Fast vier Jahre lang habe ich Tag und Nacht mit der Depression gelebt. Ich glaubte, ich würde sie nicht überstehen. Ich glaubte, ohne es dramatisieren zu wollen, ich würde sterben. Ich wollte sterben. Eine Zeit lang war das alles, was ich wollte.

Das ist nichts, was man bereuen oder wofür man sich schämen muss. Sterben zu wollen (oder die »suizidale Ideation«, wie es Fachleute gern nennen) geht Hand in Hand mit der Krankheit. Es ist ein Symptom einer schweren Depression, kein Charakterfehler oder moralischer Makel. Ebenso wenig ist es wirklich das Bedürfnis zu sterben als vielmehr ein brennender Wunsch, nicht mehr weiterzuleben. Alle Depressiven verstehen diesen Unterschied.

Inzwischen will ich nicht mehr sterben. Es geht mir gut. Ich würde sogar so weit gehen zu sagen, dass ich glücklich bin. Es heißt, dass Glück nicht messbar ist. Vielleicht nicht. Wie die Depression ist es bei jedem Menschen anders. Aber genau wie wir die Depression in den Hintergrund drängen können, können wir auch das Glück zum Vorschein bringen. Anfangs hatte ich keine Ahnung, wo ich danach suchen sollte. Ich war kaum geübt in der Kunst oder der Erfahrung des Glücks, und der letzte Ort, an dem ich es zu finden glaubte, war in mir selbst.

Meine Genesung schritt nur langsam voran. Ich hatte das Gefühl, als würde ich wieder laufen lernen. Sehr oft bin ich gestolpert und gestürzt. An manchen Tagen konnte ich nicht mehr als ein paar Schritte bewältigen. Aber jeden Tag habe ich es versucht, und ganz allmählich bin ich aus dem Loch völliger Verzweiflung herausgekrabbelt. Es gibt keine Wunder. Gesund zu werden und gesund zu bleiben erfordert Zeit, Hingabe und ungeteilte Aufmerksamkeit. Es bedeutet, die Verantwortung für unsere eigene emotionale Gesundheit und unser Glück zu übernehmen. Absolute Ehrlichkeit und ständige Selbstprüfung sind dabei unerlässlich, genauso wie Demut, Geduld und Bereitschaft. Das hört sich nach harter Arbeit an, und das ist es auch. Aber es ist nicht annähernd so hart, wie mit einer schweren Depression zu leben.

Man könnte sagen, dass dies ein spirituelles Buch ist. In mancher Hinsicht ist das zutreffend. Es ist ein spirituelles Buch, verfasst von einer Atheistin. Wie ein genesender Alkoholiker einmal zu mir sagte: »Religion ist für Leute, die nicht in die Hölle kommen wollen. Spiritualität ist für Leute, die dort gewesen sind.«

Ich entschuldige mich nicht dafür. Sie können sich davon nehmen, was Sie brauchen, und den Rest liegen lassen. Um von meiner schweren Depression zu genesen, habe ich auf unterschiedliche Disziplinen zurückgegriffen – von moderner Therapie über den Buddhismus bis hin zum Zwölf-Schritte-Programm, dem spirituellen Ansatz der Anonymen Alkoholiker. Ich habe Hilfe von Psychiatern, Therapeuten, Freunden und völlig Fremden in Anspruch genommen. Ich habe Trost in Literatur, Wissenschaft und Gärten – vor allem meinem eigenen – gefunden.

Und es ist ein praktisches Buch insofern, als es Ideen dazu liefert, was helfen könnte. Es sind keine Versprechungen, nur Vorschläge. Auf meinen Reisen durch die Depression habe ich versucht, mich auf eine bestimmte Weise zu ernähren und jede Menge Vitamine, Aminosäuren und essenzielle Fette zu schlucken. Ich habe Yoga, Massage, Meditation, Homöopathie, Akupunktur und bioenergetisches Feedback ausprobiert. Ich vertraute mich Heilern an, die über mir standen und negative Energie aus meinem Nacken zogen, und andere, die Engel an meinem Tisch heraufbeschworen. Ich habe es mit jeder Form von Therapie versucht und jedes Buch über Depression gelesen, das ich in die Finger bekommen konnte. Manche Formulierungen von spirituellen Führern, Dichtern und Schriftstellern habe ich wie Mantras vor mich hin gemurmelt, in der Hoffnung, durch bloßes Wiederholen zu Gelassenheit zu finden. Natürlich hilft nicht alles, aber manches eben doch, und darüber kann ich Ihnen berichten. Auch davon können Sie sich nehmen, was Sie wollen, und den Rest liegen lassen.

Dass die Depression wiederkommen könnte, ist die Angst eines jeden Depressiven. Sie könnte. Sie könnte nicht. Ich kann es unmöglich wissen. Manchmal fühle ich mich immer noch niedergeschlagen, aber ich habe festgestellt, dass ich, wenn ich mit dieser Schwierigkeit umgehen kann, auf einem guten Weg bin, die Depression in Schach zu halten. Das Wichtigste ist, dass man sich nicht von der Angst fesseln lässt. Die Depression kommt einer Lähmung der Hoffnung gleich. Eines weiß ich mit Bestimmtheit: Versuchen Sie, nie die Hoffnung aufzugeben, denn wenn Sie das tun, dann wird die Hoffnung mit Sicherheit versuchen, Sie aufzugeben.

Deshalb hier meine Geschichte. Sie bewegt sich kreuz und quer in der Zeit. Manchmal verläuft sie rückwärts, denn wie der dänische Philosoph Søren Kierkegaard vor einigen hundert Jahren erklärte: »Verstehen kann man das Leben nur rückwärts, aber leben muss man es vorwärts.« Und er sagte auch: »Vergiss nicht, dich selbst zu lieben«, wofür ich ihn wirklich liebe. Meine Geschichte hält auch hin und wieder inne, um eine Richtung oder zumindest hilfreiche Ideen aufzuzeigen. Sie ist nicht ordentlich oder aufgeräumt, aber das ist mein Verstand auch nicht. Und ein Leben normalerweise auch nicht.

Meine Geschichte beginnt am Morgen meines fünfzigsten Geburtstags. Das erscheint mir als guter Ausgangspunkt. Jeder Tag ohne Depression ist ein guter Ausgangspunkt.

Ich wache früh auf und sitze mit einer Tasse Tee im Bett und denke nach. Über nichts Bestimmtes, das ist einfach meine Art, das Chaos in meinem Kopf zu entwirren und ein Gefühl von Frieden und Ordnung für den Tag, der vor mir liegt, zu schaffen. Das tue ich jeden Tag eine halbe Stunde lang, und anschließend meditiere ich zwanzig Minuten. Das ist eine Gewohnheit, die ich entwickelt habe, seit ich krank war. Ich will nicht wissen, wie oder warum es mir hilft. Ich weiß einfach, dass es mir hilft.

Mein Schlafzimmer ist weiß und lichtdurchflutet, mit einer Verandatür, die genau in den Garten hinausführt. Das Licht ist mir wichtig; es bekämpft das Dunkel in meinem Kopf.

In seinem wegweisenden Buch über die Depression, *Saturns Schatten*, schreibt Andrew Solomon, selbst depressiv: »Mit der Depression bekämpft man zugleich sich selbst.«[1] Er hat recht, auch wenn ich diesen Satz bei der ersten Lektüre so verstand, dass man in der Depression zu seinem eigenen Feind wird. Bei dem rasenden Selbsthass, den man während einer Phase schwerer Depression empfindet, denke ich, stimmt das.

Ich habe mich selbst so sehr gehasst, dass ich versucht habe, mir das Leben zu nehmen.

Heute glaube ich, dass ich nicht so sehr mich selbst gehasst habe, sondern vielmehr das Selbst, zu dem ich während der Depression wurde. Ich wollte es tot sehen.

Es ist zwei Jahre her, seit ich aus der Depression wiederaufgetaucht bin, und ich will mich nicht mehr tot sehen. Ich will mich am Leben sehen. Ich bin nicht mehr mein eigener Feind. Die Depression ist der Feind. Das Monster lebt vor meiner Tür. Ich hoffe, dass ich, mit genügend Anstrengung und Glück, dafür sorgen kann, dass es dort bleibt. Und wenn das bedeutet, Dinge tun zu müssen, die ich einmal für untypisch hielt, wie zum Beispiel um sechs Uhr morgens aufzustehen, um zu meditieren, dann werde ich das tun.

Sobald ich meditiert und eine gewisse Ordnung in meinen Kopf gebracht habe, betrachte ich mich im Spiegel. Um zu sehen, ob ich anders aussehe, nehme ich an, jetzt, wo ich auf einmal älter bin. Ich sehe dasselbe blonde Haar, dieselben blauen Augen und dieselbe kindliche Stupsnase. Ich habe meine Brille nicht auf, sodass ich mein Spiegelbild leicht verschwommen sehe. Andererseits bin ich selbst, auch ohne diese gütige Unschärfe (eine der freundlicheren Entschädigungen von Mutter Natur für das Alter), mein unzuverlässigster Zeuge. Zu viel Geschichte ist mit meinem Gesicht verbunden, zu viele Erinnerungen hängen an den Rändern meiner Realität. Mich selbst kann ich nicht sehen. Aber ich kann sehen, dass die Spuren der Depression nicht mehr in meinem Gesicht sind. Heutzutage kann ich Depressive leicht erkennen. Die Krankheit zeigt sich wie ein Graffiti auf ihrem Gesicht.

Meine Tochter, Molly, schießt ein Foto, um meinen Geburtstag festzuhalten. »Mach die Augen auf, Mum«, sagt sie.

Meine Augen sind sehr tief liegend und verschwinden leicht völlig, wenn ich nicht aufpasse.

»Sie sind offen«, sage ich.

»Na, dann mach sie noch ein bisschen weiter auf. Blick überrascht.«

Ich tue es, denn ich bin es.

Ich bin überrascht, dass ich es bis zu meinem Fünfzigsten geschafft habe, während ich einmal dachte, ich würde es überhaupt nicht schaffen. Ich bin überrascht, dass ich friedlich im Sonnenschein im Garten sitze. Ich bin überrascht, dass meine Tochter, die fünfzehn ist, schön und beschwingt und größer als ich ist. Vor allem bin ich überrascht, dass ich glücklich bin, dass ich wieder die Fähigkeit zum Glücklichsein besitze.

Als ich sehr krank war und Molly neun Jahre alt war, klebte sie gern Notizen an die Wand über meinem Bett. Eine lautete: »Liebe Engel, bitte bringt meiner Mummy all die Freude und all das Glück, das sie verdient hat.« Ich weinte, als ich diese Notiz las, denn ich war sicher, dass ich nichts davon verdient hatte.

Ich wünsche niemandem eine Depression. Und doch hat sie mich vieles gelehrt. Ich bin nicht plötzlich gefühlsselig dankbar für mein Leben, aber ich interessiere mich mehr dafür, lasse mich mehr darauf ein, könnte man sagen. Wenn man lange Jahre im Dunkeln verbracht hat, dann ist es eine Freude, Licht und Vergnügen vor allem in gewöhnlichen Dingen zu sehen.

Ich sehe hinaus auf meinen Garten. Es ist nicht mein erster Garten, aber es ist der erste, den ich selbst geschaffen habe. Als ich sehr krank war, hielt mich das Träumen von diesem Garten in den langen, dunklen Nächten und noch dunkleren Tagen am Leben, noch bevor er überhaupt existierte.

Ihn zu bepflanzen, die Hände in die Erde zu stecken, das war Therapie und Verbindung mit der Zukunft zugleich. Denn selbst in meiner tiefsten Verzweiflung war ich immer mit Pflanzen beschäftigt. Selbst in der Dunkelheit erschien mir das als Zeichen des Optimismus, der Hoffnung.

Als ich richtig krank war, lebte ich in einer Wohnung ohne Garten. Es ist symptomatisch dafür, wie wenig Freude ich finden konnte, selbst an Dingen, die mich normalerweise begeistern, dass ich diese Wohnung kaufte. Aber obwohl ich das Bett kaum verlassen konnte und es einem fast übermenschlichen Akt gleichkam, mich anzuziehen, fiel meinen Freunden auf, dass ich jedes Mal, wenn ich mich aus dem Haus gewagt hatte, mit einer Pflanze zurückkam; einer Geranie, einem Topf Jasmin, einer Kiste Lavendel. Es ist derselbe Jasmin, der jetzt an der Wand neben meiner Küche wuchert und den Raum jeden Sommer mit seinem Duft erfüllt, während Ableger der ursprünglichen Geranie in Töpfen vor meinem Schuppen blühen. Als ich den Garten fand, war er ein einziges Durcheinander, eine schlafende Schönheit unter einer Last von Lorbeer, Liguster und Dorngestrüpp so dick wie ein Männerarm. Ein kleiner Ahorn, um dessen Fuß jetzt Pfingstrosen wachsen, hat noch immer einen s-förmigen Knick in seinem Stamm, wo er sich zum Licht hin gereckt hat. Ich liebe diesen Baum.

Sobald ich das Schlimmste beseitigt hatte (ich, ein Mann mit einem Kleinlaster und tagelange Knochenarbeit), begann ich, mithilfe eines Maßbandes, einer Dose Sprühfarbe und etwas Schnur, den Garten anzulegen. Es war ein sehr heißer Sommer, sodass ich meistens noch spätabends im Nachthemd draußen war. Ich muss wie die Irre aus der Gegend ausgesehen haben (na ja, seien wir ehrlich, ich *war* die Irre aus der Gegend), aber meine Nachbarn sind zu charmant, um das je erwähnt zu haben.

Jetzt ist der Garten wunderschön. Ich beobachte, wie das Licht ihn durchflutet und wieder verschwindet, sehe den Frühling kommen und den Sommer gehen. Wenn ich, wie so manches Mal, das Gefühl habe, dass alle Hoffnung dahin ist, ruft er mir sanft in Erinnerung, dass, wenn etwas stirbt, etwas Neues an seine Stelle treten muss. Ich liebe die Natur wegen ihres unbeschwerten Gleichmuts, wegen der Beharrlichkeit, mit der sie alles in ihrem eigenen, sanften Tempo angeht. Die Narzissen werden ihre gelben Glocken entfalten, wenn sie selbst so weit sind, egal, wie oft ich sie dränge, dass sie und der Frühling sich endlich beeilen sollen. Die Wurzeln, unter der Erde verborgen, werden sich langsam entfalten, wie sie es sollen, genau wie sich das Leben so entfalten wird, wie es soll. Kein noch so großes Aufhebens meinerseits wird etwas daran ändern. In dieser Einsicht liegt Freiheit. Und es liegt Freude in dem Wissen, dass Schönheit unvermeidlich ist, in dem allmählichen Erblühen einer Rose, dem Geruch frisch gemähten Rasens, der Wärme des frühsommerlichen Sonnenscheins auf unseren Rücken.

Als ich Freunden erzählte, dass ich dieses Buch schreiben würde, sagten sie: »Warum tust du dir das an? Weißt du denn nicht mehr, wie krank du warst? Bist du verrückt?«

Na ja, schon.

Warum schreibe ich also dieses Buch? Ich schreibe es, denn auch wenn ich den Beichtstuhl missbillige, war ich (und bin noch immer) so angewidert von dem Stigma, das der Depression anhaftet, dass ich beschloss, aufzustehen und meine Stimme zu erheben, mich nicht aus Scham zu verstecken. Wenn ich ein Talent besitze, dann die Fähigkeit zu kommunizieren und veröffentlicht zu werden. Daher verfasste ich einen persönlichen Bericht über meine suizidale Depression für eine Tageszeitung, den *Daily Telegraph*.[2]

Im Gegenzug erhielt ich zweitausend Briefe, und in jedem von ihnen stand: »Gott sei Dank bin ich nicht allein.«

Ich musste weinen, als ich diese Briefe las. Ich wusste einfach, wie den Leuten zumute war, und fühlte mich selbst beim Lesen dieser Briefe gleich weniger einsam. Das war der Augenblick, in dem mir klar wurde, dass ich dieses Buch schreiben musste, nicht nur für andere Leute, sondern für mich selbst. Ich will mich nie wieder so allein fühlen.

Als der Artikel im *Daily Telegraph* erschien, sagten viele Leute, ich sei mutig. Vielleicht bin ich das, auch wenn ich nicht unbedingt glaube, dass die Auseinandersetzung mit einer Krankheit eine couragierte Tat ist. Nur das Stigma, das der Depression anhaftet, vermittelt diesen Eindruck. Ich wünschte, ich könnte sagen, dass es Mut war, der mich dazu getrieben hat, mich wie ein Schmetterling auf die Seiten einer überregionalen Zeitung zu heften, aber tatsächlich war es Wut.

Ich gebe zu, dass ich von meiner Wut überrumpelt wurde. Aber das wurde ich von der Depression auch. Nie hatte ich über ihre Auswirkungen oder Konsequenzen nachgedacht, doch je länger ich in ihr gefangen war, desto deutlicher erkannte ich die Angst und die Scham, die ihr anhaften. Und je mehr Depressive ich kennenlernte, desto deutlicher begriff ich, dass wir nicht nur eine Krankheit bekämpfen, sondern auch die Art und Weise, wie mit ihr umgegangen wird.

Stellen Sie sich vor, Sie erzählen jemandem, dass Sie eine lebensbedrohliche Krankheit wie zum Beispiel Krebs haben, und Sie bekommen gesagt, Sie sollen sich zusammenreißen oder darüber hinwegkommen.

Stellen Sie sich vor, Sie sind entsetzlich krank und haben zu viel Angst davor, es jemandem zu sagen, um sich damit nicht Ihre Karriere zu verbauen.

Stellen Sie sich vor, Sie werden in eine Klinik eingewiesen, weil Sie zu krank sind, um noch zu funktionieren, und Sie schämen sich zu sehr, es jemandem zu sagen, da es eine psychiatrische Klinik ist.

Stellen Sie sich vor, Sie erzählen jemandem, dass Sie kürzlich aus einer psychiatrischen Klinik entlassen wurden, und sehen, wie er sich abwendet, vor Verlegenheit oder Abscheu oder Angst.

Vergleiche sind etwas Abscheuliches. Eine Krankheit zu stigmatisieren ist noch abscheulicher. Es ist schon schlimm genug, krank zu sein, aber sich gezwungen zu sehen, genau das zu leugnen, was einen, in seiner schlimmsten und aktivsten Phase, definiert, das ist wirklich eine Qual.

Es ist eine Krankheit. Nicht mehr und nicht weniger. Es ist weder ein moralischer Makel noch ein unmoralischer Zustand. Es ist kein Grund für Scham, Schuld oder Geheimnistuerei. Ich wünschte, ich hätte das gewusst, als ich zum ersten Mal krank wurde. Ich wünschte, ich hätte nicht so lange versucht, das Unbeherrschbare zu beherrschen, weil ich so beschämt war. Oder unwissend. Oder beides.

Es gibt keinen korrekten medizinischen Ausdruck für die Krankheit der Depression. Sie wird wahlweise als klinische, ernste oder schwere Depression bezeichnet. Ich werde mich im Wesentlichen auf den Begriff »schwere Depression« beschränken, einfach weil ich glaube, dass dieser Ausdruck die Krankheit am besten beschreibt.

Als ich schließlich irgendwann vor einem Psychiater saß, außerstande, mit dem Weinen aufzuhören, außerstande, noch zu funktionieren, und nur noch tot sein wollte, fragte er mich: »Wenn Sie eine Lungenentzündung hätten, würden Sie dann versuchen, sich selbst zu heilen?«

»Nein.«

Er zuckte mit den Schultern. »Warum glauben Sie dann, dass Sie Ihre Depression selbst heilen können?«

Warum? Weil ich dachte, ich hätte meinen eigenen Verstand im Griff. Ich war nie auf die Idee gekommen, dass ich an einer Krankheit litt, die ich zu der Zeit bereits kaum noch oder gar nicht mehr im Griff hatte. Ich wusste nichts über Depression. Ich wusste nur, dass ich ein Jahr lang gegen meinen Verstand angekämpft und dass ich verloren hatte.

»Sie sind krank«, sagte er. »Sie sind sehr, sehr krank.«

Damals war das für mich das Netteste, was irgendjemand zu mir sagen konnte. Ich war nicht verrückt. Ich war nur krank.

Als ich das später einem anderen Depressiven erzähle, lächelt er wissend und gibt zu, dass er, als seine Psychiaterin ihm erklärte, sie würde ihn eventuell zwangseinweisen müssen, wenn er sich weigerte, freiwillig in eine Klinik zu gehen, weder verängstigt noch wütend gewesen sei. Nur erleichtert. »Ich war krank. Ich musste in eine Klinik. Ich konnte endlich aufhören, so zu tun, als würde ich zurechtkommen.«

Manchmal denke ich, die Depression sollte die Krankheit des Zurechtkommens genannt werden. So viele von uns schlagen sich damit herum, wagen nicht, um Hilfe zu bitten, oder wissen nicht, wie sie es tun sollen. Noch größer und erschreckender ist die Anzahl derer, bei denen die Krankheit gar nicht erst diagnostiziert wird.

Das hier ist natürlich nur meine Geschichte. Jeder macht seine eigenen Erfahrungen mit der Depression. Ich kann nur sagen, wie es mir damit ergangen ist, in der Hoffnung, dass es vielleicht ein Licht auf das Leiden anderer wirft und ihnen ebenfalls hilft. Und es könnte denen helfen, die einen depressiven Menschen lieben, besser zu verstehen, was der Betreffende durchmacht. Falls es mir geholfen hat, dann für ein besseres Verständnis meiner selbst und meiner tief sitzenden Verletzlichkeiten. Davon abgesehen würde ich mich lieber nicht mit ihnen befassen. Die Nabelschau hat nur einen begrenzten Reiz. Ich würde lieber zusehen, dass ich mein Leben weiterlebe, was das Gegenteil von Depression ist.

Aber das kann ich nicht, und das ist die Wahrheit, wie es sich auch niemand, der mit einer schweren, immer wiederkehrenden Krankheit lebt, erlauben kann, sich selbst oder die Symptome zu ignorieren. Ich halte ein Auge auf mich, mit einem wohlwollenden, objektiven Blick, der, so hoffe ich, meine Krankheit – und nicht so sehr mich selbst – ernst nimmt. Ebenso wenig bin ich (oder will es je sein) eine professionelle Depressive, die sich stets über die Melancholie definiert, die mich auf Schritt und Tritt zu verfolgen scheint; der »schwarze Hund«, als der sie auch bekannt ist. Offen gestanden würde ich diesen verdammten Hund am liebsten erschießen und die Sache damit als erledigt ansehen; aber ich habe gelernt zu akzeptieren, dass ich ihn nicht töten und, in gewisser Weise, auch nicht kennenlernen kann. Auf jeden Fall werde ich oft von ihm überrumpelt.

Der Teil von mir, der mir (natürlich) lieber ist, ist der Teil, den Molly mein »normales glückliches Selbst« nennt und der ebenso echt ist wie der depressive Teil meines Wesens, den ich als mein Schattenselbst ansehe. Im Grunde meines Herzens bin ich eine Optimistin. Ich liebe das Leben. Ich habe Freude an anderen Menschen. Ich habe viele gute Freunde. Ich schätze Freundschaft über alles, und es waren meine Freunde, die mir in den langen, dunklen Tagen der Depression zur Seite standen. Während meine Unfähigkeit, die Hand auszustrecken und mit ihnen zu kommunizieren, mich vor Schmerz fast um den Verstand brachte, wusste ich doch, dass sie da waren, selbst wenn ich außerstande war, mit ihnen zu sprechen. Und sie waren immer noch da, als ich wieder auftauchte. Dafür bin ich unsäglich dankbar.

Daher bin ich also kein Experte, sondern nur jemand, der an einer depressiven Krankheit leidet und ein Buch darüber schreibt. Mein Weg durch die Depression ist weder richtig noch falsch, er ist einfach nur meiner.

Ebenso wenig kann mein Bericht vollständig sein.

»Die Depression«, sagte mein Psychiater, als wir uns zum ersten Mal trafen und ich über meine Unfähigkeit klagte, durch Nachdenken aus ihr herauszufinden, »unterdrückt jeden einzelnen kognitiven Prozess. Konzentration, Gedächtnis, Logik, Vernunft, selbst die Interpretation von Fakten und tatsächlichen Ereignissen – alles wird unterbrochen. Wenn wir Sie jetzt testen würden, kann ich Ihnen garantieren, dass Ihr IQ mindestens dreißig Punkte niedriger ausfallen würde.«

Es ist, als ob der Verstand einen Schleier über sich selbst zieht. Teile meiner Erinnerung an jene Zeit sind noch immer ausgeblendet, darunter Bücher, die ich angeblich gelesen habe. Als ich sie mir später noch einmal ansah, stellte ich fest, dass sie mir fast völlig fremd waren. Dasselbe gilt für Filme. Teile von ihnen sind mir auf eine unheimliche Weise vertraut, so sehr, dass ich ein sofortiges Déjà-vu-Gefühl verspüre, aber ich kann mich weder an den Anfang noch an das Ende oder gar den mittleren Teil der Geschichte erinnern. Es gibt Gespräche, die ich geführt habe oder von denen Leute mir erzählt haben, ich hätte sie geführt, die für mich ein weißer Fleck sind, und ich bringe die Chronologie von Monaten oder gar Jahren gern durcheinander. Zum Glück, würden manche vielleicht sagen, denn die Depression ist kein Ort, an dem man länger verweilen will.

Andere Teile meiner Erinnerung an jene Zeit sind hingegen immer noch so ausgeprägt, dass ich nur an bestimmten Orten vorbeikommen oder bestimmte Gerüche wahrnehmen muss, um einen heftigen Schmerz zu verspüren. Er kehrt auf einer fast zellularen Ebene zu mir zurück. Es ist, als ob sowohl mein Körper als auch mein Geist sich erinnern, und ich glaube, dass eine depressive Krankheit körperlicher und geistiger Natur zugleich ist, dass der Körper imstande ist, an Erinnerungen und Erfahrungen festzuhalten, die der Geist lieber vergessen würde.

Ich bezweifle, dass ich die Einzige bin, die von ihrer Krankheit nach wie vor verfolgt wird. Alle Depressiven erinnern sich, wie krank sie einmal waren, wie krank manche von uns immer noch sind.

KAPITEL 1

Ich selbst bis jetzt

Ich war erfreut, sofort antworten zu können.
Ich sagte: Ich weiß es nicht.

Mark Twain

Bevor ich von meiner Depression erzähle, sollte ich etwas von meinem bisherigen Leben erzählen. Oder vielleicht von mir selbst.

Ich bin in Brunei geboren, aber ich bin Engländerin und in vielen verschiedenen Ländern aufgewachsen. Von Brunei zogen wir nach Brasilien und von dort nach Aden, Oman und Angola. Wir verbrachten ungefähr drei Jahre in jedem Land, mit kurzen Zwischenaufenthalten in England. Mein Vater arbeitete nach dem Krieg für Shell und wurde ins Ausland versetzt. Wir folgten ihm, wo immer seine Arbeit ihn hinführte.

Von meinem elften Lebensjahr an ging ich in England aufs Internat, aber ich sah von diesem Land nicht mehr als die Schule. Es war kein Zuhause. Zuhause war jeweils das Land, in dem meine Eltern lebten. Endgültig nach England zog ich erst, als ich achtzehn Jahre alt war. Ich habe zwei Brüder. Mein älterer Bruder heißt Michael und mein jüngerer Tony. Den Großteil ihrer Kindheit haben sie ebenfalls im Internat verbracht.

Dad stammt aus Südlondon und ist das älteste von vier Kindern. Sein Vater, Reg, war ein Cockney, geboren, wie er immer stolz sagte, in Hörweite der Bow-Glocken, also in der Nähe der bekannten Londoner Bow Church, wie es sich für einen echten Cockney gehört. Reg arbeitete als Mann für alles; später zog er aufs Land, um eine Tankstelle zu führen. Zumindest war das die Version meines Opas vom Land: ein kleiner Bungalow vor einer Reihe Zapfsäulen inmitten eines Lkw-Parkplatzes an einem belebten Kreisverkehr am Stadtrand von Norwich. Selbstbedienung gab es damals noch nicht, sodass Reg zu jeder Tages- und Nachtzeit mit seiner Schirmmütze und seinem braunen Baumwollkittel draußen auf den Beinen war. Auf uns wirkte er immer fröhlich und war für jeden Spaß zu haben. Seinem Wellensittich brachte er bei, unsinniges Zeug zu reden, und uns Kinder jagte er ohne sein falsches Gebiss im Mund durch seinen Bungalow, sodass wir uns über sein zahnloses Grinsen halb totlachten.

Meine Großmutter Maisie war winzig klein, kaum einen Meter fünfzig groß, mit rotem Haar und blauen Augen. Sie hielt alles, ihr Haus, Reg und die vier Kinder, tipptopp in Ordnung. Und sie machte eine höllisch gute Zitronencreme.

Meine Mutter ist ebenfalls Londonerin, aber vornehmer, in Richmond geboren. Ihr Vater, Phil Ray, war ein Schauspieler, der in Konzerthallen und auf der Bühne auftrat. Später fand er Arbeit bei Film und Fernsehen, spielte hauptsächlich Nebenrollen in über vierzig Filmen, von *Söhne und Liebhaber* über *Blut für Dracula* bis hin zu *Frankenstein schuf ein Weib*. Er gab immer einen guten Priester ab und war regelmäßig in *Doctor Who*, *Z Cars* und für kurze Zeit sogar in *Hancock's Half Hour* zu sehen. Als schüchterner, stiller Mann mit einem Hang zur Melancholie liebte er das Schauspielern, da es ihm, wie er sagte, erlaubte, jemand anders zu sein.

Seine größte Leidenschaft war meine Großmutter Dorothy. Ihr Künstlername war Jackie, und sie arbeitete als Tänzerin und Model. Ausgesprochen elegant, obwohl sie nie Geld besaß, fertigte sie all ihre Kleider, einschließlich ihrer Hüte und Mäntel, selbst an und brachte mir das Nähen bei. Während meine Eltern im Ausland waren, verbrachte ich viel Zeit mit ihr: jedes Wochenende, an dem ich das Internat in England verlassen durfte. Als sie starb, errichtete mein Großvater zur Erinnerung in einer Ecke ihrer Wohnung eine Art Altar mit Fotografien von ihr. Und dann welkte er nur noch still vor sich hin.

Meine Tochter Molly ist ebenfalls Londonerin. Genau wie ich.

Ich bin blond und blauäugig, einen Meter achtundsechzig groß und wiege vierundsechzig Kilo, mehr oder weniger. Etwas weniger wäre mir lieber. Ich liebe Mode, vielleicht durch den Einfluss meiner Großmutter, und habe am Central Saint Martin's College Mode studiert, wo ich jetzt, nachdem ich dort viele Jahre unterrichtet habe, eine Gastprofessur innehabe. Schöne Kleider liebe ich noch immer.

Nach dem College habe ich für *Vogue* über Mode geschrieben. Hier begann meine Karriere, nachdem ich den *Vogue*-Talentwettbewerb gewonnen hatte. Danach arbeitete ich vier Jahre lang als Moderedakteurin für den *Observer*.

Ich bin eine Mutter – für Molly, die ich über alles liebe und die mich liebt. »So viel«, sagt sie und breitet die Arme weit aus.

Ich liebe Wörter. Und Bücher. Ich bin eine erfolgreiche Journalistin. Erfolgreich insofern, als Leute mich dafür bezahlen, dass ich für sie schreibe, wofür ich immer dankbar bin. Als Kind wäre ich nie auf die Idee gekommen, dass Leute mir Geld dafür geben würden, das zu tun, was ich am liebsten tue.

Außerdem bin ich eine erfolgreiche Romanautorin. Ich habe vier Romane geschrieben, die sich allesamt ganz gut verkauft haben. Zumindest so gut, dass der Verleger mich jedes Mal bat, noch einen zu schreiben.

Ich war auch als Herausgeberin einer Zeitschrift erfolgreich. Mitte der Achtzigerjahre startete ich *Elle*, für die ich vier Jahre lang verantwortlich war. Es war ein erfreulicher und sofortiger Erfolg und setzte, so hieß es zumindest, Maßstäbe für eine neue Richtung bei Frauenzeitschriften. Zehn Jahre später gab ich eine andere Zeitschrift, *Red*, heraus, nur für ein Jahr und mit weitaus weniger Erfolg. Manche Leute waren begeistert, andere verabscheuten sie. Ich tröste mich mit dem Gedanken, dass ihr offenbar niemand gleichgültig gegenüberstand.

Weniger erfolgreich bin ich in meinen Beziehungen. Ich war zweimal verheiratet, worüber ich nicht sehr froh bin. Zumindest über das Scheitern bin ich nicht froh, über die Ehen hingegen schon, die ich beide zu ihrer Zeit sehr schön fand. Mit meinen beiden Ex-Männern bin ich noch immer gut befreundet.

Momentan bin ich verliebt in jemanden, von dem ich auch geliebt werde, und ich hoffe, dass ich ihn besser zu lieben vermag, als ich es bei meinen beiden Ex-Ehemännern vermochte. Ich vermute, er hofft dasselbe.

Gärtnern ist meine Leidenschaft. Und gutes Essen. Ich koche sehr gern. Es gibt nur wenig, was mir mehr Freude bereitet, als für meine Freunde zu kochen.

In all diesen Dingen kann ich mich glücklich schätzen.

Und ich bin depressiv. Das passt nicht recht ins Bild, oder?

KAPITEL 2

Irrenhaus und Blutegel

Sei gütig, denn alle Menschen, denen du begegnest,
kämpfen einen schwereren Kampf.

Platon

Kürzlich fuhr ich einen guten Freund, Nigel, zu einer Ultraschall-Untersuchung. Es gab einen Verdacht auf Tumore in seiner Lunge und in seiner Leber.

»Blockaden« haben sie sie genannt und die Überweisung mit dem Vermerk »dringend« versehen. Er schlägt einen witzigen Ton an, als er mir davon berichtet, spricht das Wort überspitzt aus. Wir wissen beide, was das heißt, Blockaden gegenüber dem Leben, aber wir haben einen stillschweigenden Pakt, nicht darüber zu reden.

Wir erreichen die Klinik. Nigel verschwindet durch eine Doppeltür mit einem großen roten Stoppschild. Ich sehe ihm nach. Ich bin ein Wrack, aber ich lächele, auch wenn das dumm ist, denn er kann mich gar nicht sehen. Wir sind schon einmal zusammen in einer Klinik gewesen, einer psychiatrischen Klinik. Dort haben wir uns kennengelernt. Es macht uns diebischen Spaß, die Geschichte auf Partys zu erzählen: »Wir haben uns in der Klapsmühle kennengelernt.« Die Leute wissen nie, ob sie uns glauben sollen. Aber wenn wir lachen, lachen sie auch. Es ist nur witzig, weil es so unglaublich klingt. Wir sehen nicht aus wie Leute, die an

Depressionen leiden. Aber ich bin in drei psychiatrischen Kliniken gewesen. Niemand dort sah aus wie jemand, der an einer Depression leidet. Sie macht keinen Halt vor dem Typ. Oder dem Geschlecht. Oder der Schicht. Oder dem Geld. Oder dem Erfolg.

Meine Tochter Molly hat viel von Nigel gelernt. Sie weiß, woher ich ihn kenne. Sie hat ihn zum ersten Mal getroffen, als sie mich in der psychiatrischen Klinik besucht hat. Und sie liebt ihn.

»Wenn er verrückt ist«, sagt sie, »dann liebe ich verrückte Leute.«

»Nicht verrückt, Darling, nur depressiv.«

»Egal.«

Als Nigel und ich uns kennenlernten, waren wir beide wahnsinnig – und ich verwende dieses Wort bewusst – suizidgefährdet. Nigels bevorzugte Methode, sich das Leben zu nehmen, oder zu planen, sich das Leben zu nehmen, war es, mit seinem Wagen in hohem Tempo gegen eine Wand zu rasen. Er hatte schon alle Straßenbiegungen und Schnellstrecken in der Nähe seines Hauses unter die Lupe genommen. Er kannte die besten Kurven.

Ich war in der Klinik, da ich eine Gefahr für mich selbst darstellte. Ich verstand es ebenso gut, mir das Leben zu nehmen, wie mir eine Tasse Tee zu kochen. Damals hätte ich nicht sagen können, was mir lieber war.

Wir lernten uns ungewöhnlich gut kennen, verbunden durch unsere Krankheit und eine plötzliche, wenn auch nicht unbedingt erwünschte Verletzlichkeit. Ich selbst kenne jedenfalls keinen schnelleren Weg zu Intimität als den katastrophalen Zerfall im Verlauf einer Depression oder die absolute Ehrlichkeit, die einem in der Gruppentherapie abverlangt wird. Natürlich halten nicht alle Freundschaften, die auf psychiatrischen Stationen geschlossen werden. Warum sollten sie auch? Wir sind in erster Linie Menschen, und erst in zweiter Depressive. Es gibt andere, wichtigere Bande, die Menschen zusammenschweißen, als eine gemeinsame Geisteskrankheit.

Nachdem wir die Klinik verlassen hatten, verband uns unsere Liebe zu Büchern und Gärten oder der letzten Reality-TV-Show ebenso sehr wie unser vertrauter Umgang mit dem Suizid. Heutzutage sprechen wir nur noch selten über unsere Krankheit. Wir sind nicht, wie Nigel meist rasch erklärt, »zwei sensationslüsterne Neurotiker«. Dennoch ist es der dunkle, unerwünschte Schatten, den die Depression bisweilen über uns wirft, der uns so eng zusammenschweißt. Wir können in Zeiten miteinander reden, in denen wir mit sonst niemandem reden können. Wir können uns Dinge sagen, die wir niemandem sonst sagen könnten.

Eines Tages, bald nachdem wir die Klinik verlassen hatten, rief Nigel mich an. Ich saß tief in meinem schwarzen Loch, und ich weinte. Er hörte mir eine Weile schweigend zu. Dieses Schweigen war unbeschreiblich tröstlich. Er würde nie, wie es andere tun, versuchen, mir meine eigene Realität auszureden. Er würde mir nie einreden, dass ich etwas empfinde, was ich nicht empfinde.

Als ich schwer krank war, wurde ich all die Leute so leid, die mir sagten, es würde mir bald besser gehen. Ich hatte immer das Gefühl, dass ich versuchen musste, sie zu trösten, indem ich ihnen beipflichtete. Entweder das oder schweigen. Es gab keine Worte, um die Tiefen meiner Verzweiflung zu erklären. Ich verstand es selbst nicht.

Als ich mit dem Weinen fertig war, sagte Nigel: »Ich glaube, was du jetzt brauchst, ist eine hübsche Landpartie.« Ich musste an seine bevorzugte Suizidmethode denken und fragte ihn, wie genau ihm an diesem Tag zumute sei. Er lachte.

Nigel kommt durch die Tür mit dem roten Stoppschild zurück. Er lächelt mich an, trotz der Umstände, unter denen wir hier sind, und sagt, dass wir in einer Stunde wiederkommen müssen, um die Ergebnisse abzuholen und sie zu seinem Hausarzt zu bringen.

Wir lächeln uns fast immer an. Wir sind im Allgemeinen fröhlich, wenn wir zusammen sind. Es ist, als hätten wir beide einen unausgesprochenen Pakt gegenseitigen Zuspruchs. Und wir wissen beide, dass jeder von uns imstande ist, fröhlich zu lächeln und zu reden, während wir gleichzeitig unseren eigenen Tod planen. Trotzdem verlassen wir uns darauf, dass der andere nicht sterben wird, jedenfalls nicht absichtlich.

Es ist ein schöner Tag, sonnig und warm. Wir gehen in ein Café, setzen uns draußen hin. Er isst Karottenkuchen, ich nehme einen Zitronenmuffin. Mein Hund bettelt um Krümel. Als Nigel seinen Karottenkuchen halb aufgegessen hat, frage ich ihn, ob er Angst hat. In der Woche davor hatten sie bereits andere Tests durchgeführt, unter anderem ein Knochenszintigramm. Er hatte schlimme Schmerzen in den Rippen. Wir wissen beide, was das heißen kann, aber wir haben es noch nie laut ausgesprochen.

»Nein«, sagt er, »ich habe keine Angst vor dem Krebs oder dem Sterben. Du weißt doch, wie das mit mir und dem Sterben ist.«

Ja, ich weiß, wie das mit ihm und dem Sterben ist. Suizid ist seine Standardeinstellung. Es lässt ihn nie wirklich los. Er benutzt es, denkt er, als Auslösemechanismus. Es ist ein Notausstieg; wenn nicht tatsächlich, dann zumindest in Gedanken. »Sterben«, sagt er, »ist für mich gar nichts im

Vergleich zu der Angst, noch eine Phase schwerer Depression durchzumachen. Ich glaube nicht, dass ich das noch einmal könnte.«

Ich auch nicht. Ich glaube nicht, dass ich noch einmal mit der Schwere der Depression umgehen könnte, die mir vier Jahre meines Lebens geraubt und zerstört hat. Vier Jahre. Insgesamt betrachtet, erscheint es so kurz.

So sieht es also aus, mein Leben. Ich habe die Wahl: glücklich sein oder sterben.

Ich entscheide mich für glücklich.

Es klingt flapsig. Das ist es nicht. Wenn ich mich entscheide, nach oben und nicht nach unten zu blicken, dann deswegen, weil ich weiß, was unten auf mich wartet. Ich bin depressiv. Ich habe lange gebraucht, um diese Worte laut auszusprechen. Genau wie ich auch lange gebraucht habe, um meine Krankheit zu akzeptieren.

Alle Krankheiten müssen bewältigt werden, und die Depression ist da keine Ausnahme. Es ist eine komplexe Behandlung, wie auch das Wohlbefinden ein komplexer und unbeständiger Zustand ist. Beide müssen bewältigt werden. Beide bedürfen ständiger Aufmerksamkeit. Mit Wohlbefinden meine ich nicht nur eine physische Robustheit, sondern eine emotionale Ganzheit; eine völlige Einlassung und Verbindung mit dem Leben.

Die Einstellung der Leute hat sich zwar gewandelt, aber es herrscht immer noch die allgemeine Auffassung, dass es sich bei einer Depression lediglich um ein chemisches Ungleichgewicht des Geistes handelt, das einer chemischen Intervention bedarf. Das bestreite ich nicht. In der akuten Phase einer Depression ist eine medikamentöse Behandlung sicher erforderlich. In diesem Stadium ist sie die einzige Rettung. Doch sobald man die akute

Phase hinter sich gelassen hat, ist weitaus mehr erforderlich.

Ich bin nicht gegen Antidepressiva – weit gefehlt. Medikamente können Leben retten, zweifellos. Sie können Leben verändern, zweifellos. Aber die Depression ist keine Einzelkrankheit, im Gegenteil, sie ist sehr komplex, und es erfordert mehr als einen einzelnen Ansatz, um sie zu lindern und in Schach zu halten. Die meisten Psychiater räumen ein, dass Antidepressiva Schmerzmittel sind, kein Heilmittel.

Martin Seligman, Professor für Psychologie an der University of Pennsylvania, sagt hierzu: »Das dreckige kleine Geheimnis der biologischen Psychiatrie ist, dass jedes einzelne Medikament aus dem Bereich der Psychopharmaka palliativ ist. Das heißt, sie alle unterdrücken nur die Symptome, und sobald man aufhört, sie zu nehmen, ist man wieder am Ausgangspunkt.«[3]

Antidepressiva sind nicht die Wundermittel oder die »Glückspillen«, als die unsere Kultur sie hinstellt. Mir zum Beispiel haben sie nicht geholfen.

Ich dachte, in einer Klinik würde ich gesund werden. Ich dachte, eine Pille würde mich heilen. Dass beides scheiterte, war für mich fast noch katastrophaler als die Krankheit selbst. Anstatt geheilt zu werden, wurde ich in eine Verzweiflung gestürzt, aus der ich nie wieder aufzutauchen glaubte. Wenn das große Allheilmittel des einundzwanzigsten Jahrhunderts mir nicht helfen konnte, was würde mir dann helfen können?

Nach monatelanger Medikation und zwei Aufenthalten in psychiatrischen Kliniken räumte mein Psychiater ein, dass er mit seinem Latein am Ende war. Ich habe etwas, was als behandlungsresistente Depression bekannt ist. Mit anderen Worten, sie widersetzt sich allen chemischen

Versuchen, sie zu lindern. Erst als es mir etwas besser ging, erzählte er mir, dass Antidepressiva, seiner Erfahrung nach, nur dreißig Prozent der Personen helfen, denen er sie verschreibt. Später erfuhr ich, dass die Meinungen hierzu, wie auf fast jedem Gebiet der depressiven Krankheit, auseinandergehen, dass sich jedoch die meisten Experten darüber einig sind, dass Antidepressiva bei einer beträchtlichen Anzahl von Patienten völlig unwirksam sind.

Die Psychopharmakologie ist alles andere als ein Allheilmittel, sondern eine lächerlich ungenaue Wissenschaft. Ihr Ruf als modernes Wundermittel gründet sich auf die dreißig Prozent, bei denen die Antidepressiva zu einer fast magischen Heilung bis hin zur fast vollständigen Remission führen. Bei den nächsten dreißig bis vierzig Prozent, die an Depressionen leiden, lässt es sich nicht eindeutig sagen. Sie müssen zwei oder drei oder sogar vier verschiedene Antidepressiva ausprobieren, um das eine Mittel zu finden, das ihnen hilft. Und schließlich, bei den letzten dreißig Prozent, bei Leuten wie mir, zeigen Antidepressiva überhaupt keine Wirkung.

»Warum«, fragte ich meinen Psychiater, »sagen Sie uns das nicht?«

Er zuckte mit den Schultern. »Weil es zu meinem Beruf gehört, meinen Patienten Hoffnung zu geben.«

Hier stimme ich ihm zu, aber ich weiß auch, dass es nichts Hoffnungsloseres gibt als einen Depressiven, der glaubt, dass ihm nicht zu helfen ist, und der nicht weiß oder versteht, warum.

Als ich zum ersten Mal depressiv wurde, setzte ich mein ganzes Vertrauen in die moderne Medizin. Wie die meisten Leute glaubte auch ich an den Mythos der Glückspillen. Man bekommt eine Depression, man nimmt Medikamente, man wird geheilt. Als dieses Heilmittel nichts half, glaubte ich aus irgendeinem unerfindlichen Grund, es sei meine Schuld – ich sei es, die die moderne Medizin enttäuschte, und nicht umgekehrt.

Bedauerlicherweise bin ich damit nicht die Einzige. In einer Studie, die das Forschungszentrum für Klinische Neurowissenschaft in Dartford veröffentlicht hat, heißt es:

Rund fünf Millionen Menschen in England erkranken irgendwann im Laufe ihres Lebens an einer Depression. Während viele Leute vollständig genesen, sind rund dreißig bis vierzig Prozent resistent gegen herkömmliche Therapien. Für sie ist die Depression eine dauerhafte, schwächende Krankheit, und für manche bleiben nur noch Behandlungsoptionen wie die Psychochirurgie und die EKT.[4]

Ich erinnere mich an einen Tag in der Praxis meines Psychiaters. Ich sitze zusammengesackt auf dem Sofa, zitternd und schluchzend. Die Miene meines Psychiaters ist ernst. Und er macht einen besorgten Eindruck. Die Prognose, sagt er, sei schlecht. Ich bin seit ungewöhnlich langer Zeit schwer depressiv, seit rund achtzehn Monaten, was lange genug ist, um meine Erkrankung als »chronisch« anzusehen.

Er schlägt vor, es mit einer EKT (Elektrokrampftherapie) zu versuchen, aber ich habe mit angesehen, wie eine Freundin, die ich bei meinem ersten Aufenthalt in einer psychiatrischen Klinik kennenlernte, an ihren Folgen litt, offenbar ohne großen Nutzen. Ihr Gedächtnis, klagte sie, wurde dabei »zertrümmert«. Ich bin absolut dagegen und sage das auch. Ich will meine Erinnerungen, die guten ebenso wie die schlechten. Er legt die Stirn in Falten, ein winziges, ungeduldiges Zucken umspielt seine Augen. Er ist Wissenschaftler. Er will mich gesund machen, nicht ganz.

Das ist zumindest meine Interpretation, und einen Augenblick lang frage ich mich, was denn das Ganze von mir ist. Wenn die Depression ein Teil von mir ist, dann muss ich sie vielleicht einfach so akzeptieren, wie sie ist. Nur weiß ich, dass ich nicht so weitermachen kann. Das weiß er auch. Er versucht zu helfen.

»Wie funktioniert die EKT?«, frage ich.

»Das wissen wir nicht. Wir wissen nur, dass sie es im Allgemeinen tut und dass der Gedächtnisverlust im Allgemeinen kurzfristig und kurzlebig ist.«

Ich seufze. Er sagt bei Weitem zu oft »im Allgemeinen«. »Aber es gibt keine Garantien?«

»Nein«, antwortet er und weicht meinem Blick aus.

Dann erzählt er mir, wie er einmal mit einem Freund, mit dem er zusammen studiert hatte, im Zug fuhr. Der Freund ist Herzchirurg. Mein Psychiater versucht, seine Arbeit zu erklären, und ein paar der Schwierigkeiten, denen er tagtäglich begegnet. Ich nehme an, dass ich eine dieser Schwierigkeiten bin. Nach einer Weile ruft sein Freund, der Herzchirurg, aus: »Das ist ja fast so, als wäre man im OP und würde sich auf den ersten Einschnitt vorbereiten und auf einmal riefe jemand: ›Nein, machen Sie den Schnitt hier drüben!‹ Und dann riefe ein anderer: ›Nein hier drüben!‹ Und dann würde sich eine dritte Stimme einschalten: ›Hier drüben!‹«

»In solchen Fällen«, sagt mein Psychiater, »kommt es auf den Versuch an. Wir können es versuchen, aber der Versuch kann sich als Irrtum erweisen.«

Ich bin ein Fall. Ich bin ein Versuch. Und ich bin ein Irrtum.

»Sie Ärmster«, sage ich, aber tatsächlich meine ich, ich Ärmste.

Es gibt, sagt er, noch eine Behandlungsmöglichkeit für chronische Patienten, eine Lobotomie. Nicht die uralte

Eispickel-Version des Hollywood-Mythos, sondern eine moderne, verbesserte Methode mithilfe hauchdünner Drähte. Heutzutage ist sie unter der etwas sanfteren Bezeichnung Psychochirurgie bekannt. Doch die Erfolgsquote bei den chronischen Patienten liegt bei lediglich zwanzig Prozent.

Ich sage nichts. Ich denke, er macht einen Witz. Ich hoffe, er macht einen Witz, obwohl ich sehen kann, dass er keinen macht. Wir kommen zurück auf das Thema meiner Medikation. Bis jetzt haben wir es mit fünf verschiedenen Varianten und zwei Kombinationen wieder anderer Medikamente versucht. Ich komme mir vor wie in einem Süßwarenladen. Versuchen wir es doch mal mit den Blauen. Nicht gut? Na ja, wie wär's dann mit ein paar Blauen zusammen mit ein paar Rosaroten? Oder wie wär's mit ein paar von den Gelben?

In einem verzweifelten Versuch, das Muster des Widerstands zu brechen, pumpt mich mein Psychiater mit immer mehr Medikamenten voll. Er ist ein unverbesserlicher Optimist. Ich glaube, alle Psychiater müssen Optimisten sein. Sie könnten ihren Beruf nicht länger ausüben, wenn sie es nicht wären.

Eine Zeit lang nehme ich die Höchstdosis des Serotonin-Noradrenalin-Wiederaufnahmehemmers (SNRI) und Antidepressivums Venlafaxin, das behandlungsresistenten Patienten oft verabreicht wird. Außerdem täglich ein Gramm Lithium. Lithium wird im Allgemeinen bei einer bipolaren Depression (manischen Depression) verschrieben, an der ich nicht leide. Allerdings ist ein Forschungsteam aus den Vereinigten Staaten der Ansicht, dass Lithium, zusätzlich zu einer Megadosis eines SSRIs (Selektiver Serotonin-Wiederaufnahmehemmer) oder SNRIs verabreicht, in manchen Fällen den Widerstand brechen kann.

Bei mir bewirkt es nichts, außer dass ich körperlich so krank werde, dass ich glaube, ich könnte sterben. Ich zittere so heftig, dass ich mich kaum auf den Beinen halten kann. Ich habe einen säuerlichen Geschmack im Mund, der so abstoßend ist, dass ich nichts essen kann. Selbst Wasser schmeckt faulig. Aber an meiner Depression ändert sich nichts.

Es geht mir schlechter als je zuvor, und es ist zwei Jahre her, seit ich mein erstes Antidepressivum eingenommen habe, verschrieben von meiner Hausärztin. Sie hat wahllos in ein Buch getippt. »Versuchen wir's damit«, sagte sie. Zehn Monate später wurde ich mit einer schweren klinischen Depression in eine Klinik eingewiesen. Dort warf der Arzt nur einen Blick auf die Menge an Antidepressiva, die ich nahm, und lachte laut auf.

Meine Hausärztin traf keine Schuld. Sie tat, in einem begrenzten zeitlichen Rahmen und mit einem begrenzten Wissen über die neuen Medikamente, die ständig auf den Markt kommen, ihr Bestes. Ein voll ausgelasteter Hausarzt wird in jeder Sprechstunde mit einem neuen Fall von Depression konfrontiert. Jeder Dritte, der in eine Hausarztpraxis kommt, hat schwerwiegende psychologische Symptome. Und dennoch ist unser Wissen über ernste depressive Störungen so begrenzt, dass sie nur bei sechzig Prozent derjenigen, die damit zum Arzt gehen, entdeckt werden, und nur zehn Prozent derjenigen, bei denen sie diagnostiziert werden, an Spezialeinrichtungen überwiesen werden.

Es ist nicht so, dass die Wissenschaft uns im Stich lässt. Es ist nur so, dass die Lösung ebenso komplex und vielschichtig ist wie die Krankheit selbst. Für jede Theorie hinsichtlich ihrer Ursachen gibt es eine andere, die ihr widerspricht; für jede neue Behandlungsmethode gibt es eine andere, die sie als unwirksam abtut. Das ist kein absichtliches Behindern. Eine depressive Krankheit ist nicht nur komplex, sondern auch in hohem Maße individuell. Was dem einen hilft, hilft nicht unbedingt auch dem anderen. Und oft gibt es keine Erklärung dafür, warum dem so ist. Die Wissenschaftler wissen nicht, warum manche Methoden oder Medikamente helfen und andere nicht. Sie wissen, dass SSRI-Antidepressiva manchen Leuten helfen, aber sie haben weder eine Ahnung, wie, noch wissen sie, wie die Langzeitwirkungen aussehen könnten.

Aber es gibt Hoffnung. Wir müssen nur in mehr als einer Hand voll Pillen danach suchen. Wir müssen die Depression ganzheitlich betrachten, als eine Krankheit von Geist, Körper und Seele (ich zögere, dieses Wort zu verwenden, aber mir fällt kein anderes ein), und sie entsprechend behandeln.

John F. Greden, Rachel-Upjohn-Professor für Psychiatrie und Klinische Neurowissenschaft an der Medizinischen Fakultät der University of Michigan, nennt die Depression die »Unter«-Krankheit – wie in unterdiagnostiziert, untertherapiert und unterdiskutiert. Zu ihrer Behandlung hat er sich wie folgt geäußert:

Wenn Sie mit »Heilung« die vollständige Eliminierung der Erkrankung für immer meinen, dann würde ich sagen, dass wir sie nicht in dieser Weise betrachten sollten. Tatsächlich trifft es vermutlich auf die meisten Leute nicht zu. Wenn Sie mich fragen, ob man Leute mit einer Depression in einen Zustand der Remission, des Wohlbefindens und normalen Funktionierens bringen kann und sie dort bleiben können, dann ist die Antwort ein entschiedenes Ja.[5]

Das glaube ich gern, wie ich auch glaube, dass es nicht nur eine einzige Theorie oder Therapie oder Arznei gibt, die Ihnen – oder mir – helfen kann, gesund zu werden. Oder gesund zu bleiben. Es gibt keine einfache Heilung und keine Wundermittel, und es gibt keine Glückspillen, so gern wir auch an sie glauben würden. Und wir glauben ja so gern. Ich weiß schon gar nicht mehr, wie viele Leute zu mir gesagt haben: »Ich denke, ich sollte besser Antidepressiva nehmen.« Als sei es ein Eingeständnis ihrer Niederlage und das Ende all ihrer Probleme zugleich.

Na ja, warum auch nicht? Wenn sie helfen, dann ist es ja wunderbar. Jede Waffe im Kampf gegen die Depression ist eine Betrachtung wert, und es könnte einmal der Tag kommen, an dem eine tägliche Pille das Einzige ist, was man braucht. Bis dahin müssen Leute wie ich, die feststellen, dass Antidepressiva ihnen kaum oder gar nicht helfen, einen anderen Weg nehmen.

Dieser Weg ist nicht leicht, aber er ist möglich. Er umfasst die unterschiedlichen Gesprächstherapien und die tagtäglichen Disziplinen, wie Spazierengehen, Yoga und Meditation. Er greift auf Liebe, Vertrauen und Glauben zurück – nicht rein spirituellen Glauben, sondern Glauben an das Leben selbst. Er erfordert Akzeptanz, Demut und eine Bereitschaft zu Offenheit, ständiger Selbstprüfung und tief verletzender Ehrlichkeit. Das sind all die Instrumente, auf die ich selbst zurückgegriffen habe, um gesund zu werden, und ich weiß, dass sie helfen. Nicht nur mir, sondern auch den anderen, die ebenfalls auf sie zurückgreifen. Selbst diejenigen, die der Ansicht sind, dass Antidepressiva eine Antwort auf ihre Gebete sind, werden manche der in diesem Buch geschilderten Methoden vielleicht hilfreich finden.

Die Rückfallquote unter den Depressiven, die sich ausschließlich auf Medikamente verlassen, liegt bei achtzig

Prozent. Niemand weiß genau, warum. Manche Wissenschaftler vertreten die Ansicht, dass sich das Gehirn an ein bestimmtes Medikament gewöhnt, das dann allmählich seine Wirksamkeit verliert. Wieder andere glauben, dass die Krankheit mutiert oder zumindest nicht aufgrund eines einzelnen Symptoms diagnostiziert werden kann, sondern aufgrund eines Bündels von Beschwerden, die zu ihrer Zeit jeweils unterschiedliche Behandlungen erfordern. Die Krankheit, wie auch die Heilung, bleibt ein Mysterium. Als ich zu meinem Psychiater sagte, ich hätte den Eindruck, wir seien immer noch nicht über Irrenhäuser und Blutegel hinaus, sagte er, bei Blutegeln wüssten wir zumindest, was sie täten.

Das war es vor allem, was mich veranlasst hat, dieses Buch zu schreiben. Ich habe vielleicht, wie es die Wissenschaftler ausdrücken, »eine dauerhafte, schwächende Krankheit«, aber ich selbst betrachte sie lieber als eine Krankheit, die uns niemals wirklich verlässt, die aber, bei aller Kenntnis und Aufmerksamkeit, mit einer gewissen Würde bewältigt werden kann.

Nigel bekam seine Testergebnisse, und sie waren okay. Seine Leber ist noch immer empfindlich, nach jahrelanger umfassender Medikation. Im Gegensatz zu mir schwört er noch immer darauf, um die Depression in Schach zu halten, an der er leidet, seit er ein Teenager war. Aber alles, was ihn von diesen scharfen Kurven fernhält, soll mir recht sein.

KAPITEL 3

Kehlenmonster und andere Grauen

»Wo bin ich? Was heißt denn das: die Welt?
Was bedeutet dieses Wort? (...) Wer bin ich?
Wie bin ich in die Welt hineingekommen;
warum hat man mich nicht vorher gefragt? (...)
Warum soll ich Teilhaber sein? Ist das nicht Sache
freien Entschlusses? Und falls ich genötigt sein soll,
es zu sein, wer ist denn da der verantwortliche Leiter –
ich habe eine Bemerkung zu machen –?«

Søren Kierkegaard

Ich gehe den Flur in meiner Wohnung hinunter. Das Monster sitzt mir an der Kehle, hat seine Klauen tief in mich gegraben. Ich kann nichts essen. Ich bekomme kaum Luft. Es ist zehn Monate her, seit bei mir eine schwere klinische Depression diagnostiziert wurde, Monate ohne Anfang oder Ende. Die Zeit bewegt sich wie Melasse, verläuft dick und schwer durch meine Tage.

Ich hasse diese Wohnung. Sie ist schön, eine Altbauwohnung im zweiten Stock, mit hohen Decken und prunkvollen Kaminen, aber ich weiß, dass hinter der Fassade Tränen über die Wände strömen. Meine Tränen. Der Schmerz ist in den Verputz eingedrungen.

Die Wohnung ist zweigeteilt, mit einem langen, schmalen Flur, der die beiden Teile miteinander verbindet. An einem Ende befinden sich ein großes, lichtdurchflutetes Wohnzimmer und zwei Schlafzimmer, Mollys und meines. Die Zimmer sind beige und weiß gestrichen, Zeugen einer Vergangenheit, in der ich versuchte, mich durch Renovieren aus der Dunkelheit herauszuholen.

Mein Schlafzimmer ist klein; verdunkelt von den Leinenvorhängen, die ich selbst angefertigt habe und zum Schutz gegen das Tageslicht zugezogen lasse. Auf dem weißen Bettzeug sind Brandspuren von den Zigaretten, die ich mitten in der Nacht rauche, wenn ich von einem unbekannten, unsichtbaren Grauen aus dem Schlaf gerissen werde, aber zu benommen von Schlaftabletten bin, um zu wissen, was ich tue.

Am anderen Ende des Flurs befinden sich die Küche und mein Arbeitszimmer, das ich nur selten aufsuche. Manchmal wage ich mich hinein und setze mich an meinen Computer, vor den ausgeschalteten schwarzen Bildschirm, und gehe lustlos meine Bücherstapel durch. Sie sehen verstaubt und trostlos aus und scheinen seit einiger Zeit vernachlässigt. Ich bleibe nie lange.

Die Küche ist riesig und halb fertig, als hätte jemand voller Verzweiflung aufgegeben. So ist es auch. Ich war dieser Jemand. Ich habe die halbe Wohnung renoviert und dann einfach aufgegeben. Die Küche hat keine Einbauelemente, nur ein paar einfache Küchenschränke; der Kühlschrank ist uralt, und die meisten Fächer darin sind kaputt. Der Heißwasserhahn klemmt, aber ich habe nicht die Energie, einen Klempner zu rufen. Ich bin mir nicht sicher, ob ich überhaupt wüsste, wie. Manchmal erscheint mir das merkwürdig. Ich hatte einmal vierzig Mitarbeiter unter mir und ein Millionenbudget zu verwalten. Jetzt kann ich nicht einmal mehr einen Klempner rufen, daher mache ich mir das Abwaschwasser mit dem Wasserkocher heiß. Inzwischen finde ich das nicht mal mehr seltsam. Ich finde es normal. Wenn meine Freunde zu Besuch kommen, sehe ich, wie sie erst den Wasserkocher und dann mich ansehen. Dann weiß ich nicht, wie ich es erklären soll, und sage nichts.

Während ich den Flur hinuntergehe, halte ich mich mit den Händen an den Wänden fest, da ich so heftig zittere, dass ich mich kaum auf den Beinen halten kann. Im nächsten Augenblick liege ich schon ausgestreckt auf dem Boden, das Gesicht in den Teppich gepresst. Ich denke, wie konnte das passieren? Bin ich gestolpert und gestürzt? Ich kann mich nicht erinnern. Es war, als hätte mich eine riesige Hand an der Kehle gepackt und zu Boden geworfen. Hätte ich es nicht selbst erlebt, hätte ich mir nicht geglaubt. Ich reiße an meiner Kehle, ohne Erfolg, versuche, das Monster wegzuzerren. Ich denke, jetzt werde ich sterben. Es gibt keinen anderen Weg.

Oder nur einen. Wodka. Wenn der Schmerz so schlimm ist, dann weiß ich kein besseres Betäubungsmittel als Wodka. Kein verschriebenes Beruhigungsmittel hilft mir annähernd so gut. Und glauben Sie mir, in den letzten Monaten habe ich sie alle genommen, mit dem Segen meines Psychiaters.

Für den Alkohol gibt er nicht seinen Segen, aber schließlich ist er auch nicht in dem Zustand, in dem ich bin. Und er, der Glückliche, ist auch nie darin gewesen. Manchmal glaube ich, nur wer selbst einmal an einer schweren Depression gelitten hat, sollte andere mit einer schweren Depression behandeln dürfen. Ich bin die ganze Theorie gründlich leid. Ich habe in sechs Wochen über sechs Kilo zugenommen. Mein Körper kommt mir schwammig und schwer und seltsam fremd vor. Es ist, als ob mein Fleisch mit einer dicken, zähen Flüssigkeit vollgepumpt wurde. Ich beklage mich darüber bei meinem Psychiater.

»Speziell bei diesen Pillen sollten Sie eigentlich nicht zunehmen.«

»Das habe ich aber. Und dabei esse ich kaum etwas.«

»Es gibt keinen Beweis dafür, dass diese Medikation den Stoffwechsel beeinflusst.«

Ich sage: »Ich bin der Beweis.«

Genau wie ich der Beweis dafür bin, dass Antidepressiva nicht helfen. Zumindest mir nicht. Wir haben es mit vier verschiedenen Sorten versucht; nichts scheint diese dunkle Verzweiflung aufhellen zu können. Von dem jetzigen Medikament muss ich so heftig zittern, dass ich manchmal nicht einmal eine Tasse Tee oder einen Stift in der Hand halten kann. Ich kann nicht einmal meinen eigenen Namen schreiben. Und es macht, falls das überhaupt möglich ist, das Kehlenmonster nur noch schlimmer.

»Es könnte die Krankheit sein, die sich zurückmeldet«, sagt mein Psychiater.

»Vielleicht sind es die Medikamente«, vermute ich. »Ich glaube, sie vergiften mich.« Ich zeige ihm meine Zunge nicht, die von all den Chemikalien, die ich tagtäglich schlucke, mit einer dicken dunkelbraunen Schicht belegt ist.

Mein Psychiater legt die Stirn in Falten. Paranoia ist ein Symptom extremer Depression. Ich hasse meine Medikamente. Ich bin nie glücklich.

Es gab einmal eine Zeit, da hätte ich über die Ironie dieses Gedankens lachen müssen.

Er sagt: »Das Zittern und das mit der Kehle könnten Symptome von Angst sein, die oft mit einer Depression einhergeht.«

»Ich leide nicht an Angst. Das sind die Nebenwirkungen der Medikamente.«

Ich bin in zwei psychiatrischen Kliniken gewesen. Ich habe schwere Angststörungen aus nächster Nähe gesehen. Wenigstens das ist mir erspart geblieben.

Er sagt nichts.

»Das ist doch alles Blödsinn«, sage ich.

Ich bin keine geduldige Patientin.

Ich rappele mich auf und taste mich weiter den Flur hinunter, die Hände fest an die Wand gedrückt, um nicht den Halt zu verlieren, und stoße gegen ein gerahmtes Foto, sodass es jetzt schief hängt. Ich sammele Schwarz-Weiß-Fotografien: Norman Parkinsons Frauen, gelassen, frostig und unbeschreiblich chic, Andrew Macphersons moderne Mädchen, lächelnd und sexy, und Matt Dillon, von einem frühen Fotoshooting, das ich mit ihm für die *Vogue* gemacht habe, als er einfach nur ein gut aussehender Junge war und noch kein berühmter Filmstar. Schließlich Bruce Weber, Fotograf, bei Filmaufnahmen in Cannes.

Ich liebe sie. Sie sind wunderschön. Und jetzt taumele ich unbeholfen an ihnen vorbei, als ob sie mir völlig egal sind.

Meine Küche sieht seltsam aus, als wäre sie mir sehr vertraut und doch ein Raum, den ich kaum kenne. Ich wühle im Kühlschrank, finde eine Flasche mit eiskaltem Wodka und schenke mir ein Glas ein. Meine Hände zittern heftig. Ich verschütte etwas Wodka auf dem Holztisch, den ich früher einmal wöchentlich poliert habe, mit Bienenwachs und weichem Lappen. Ich kümmere mich nicht um die nasse Pfütze, lasse das Ethanol in das Holz eindringen. Ich habe nicht die Energie, nach einem Lappen zu suchen.

Der Wodka brennt mir in der Kehle, aber allmählich dringt die Wärme in mich ein, und die Klaue lockert ihren Griff ein klein wenig. Wie spät ist es? Kurz nach zehn Uhr morgens. Ich versuche, mich zu erinnern, was zehn Uhr morgens heißt, wie es sich anfühlt. Aber ich kann es nicht. Die Zeit hat keine Bedeutung mehr für mich. Ich taumele zurück ins Bett und versuche zu schlafen. Versuche, bewusstlos zu werden. Ich will nicht schlafen. Ich will vergessen.

Es hämmert in meinen Ohren. Ein gedämpftes Hämmern, als hätte mir jemand einen Sack über den Kopf gestülpt. Ich öffne die Augen. Mein Schlafzimmer ist dunkel, die Vorhänge sind zugezogen, um die Sonne nicht hineinzulassen, die fröhlich scheint. Ich hasse die Sonne. Wenn die Sonne scheint, sollte ich glücklich sein. Ich sollte. Ich sollte.

Dunkelheit braut sich in meinem Kopf zusammen. Er ist schwarz, dieser Tag. Schwärzer als schwarz, schwer und erdrückend. Und das Monster ist noch immer an meiner Kehle. Es hat die Form einer Schlange, mit einem dicken, muskulösen, schuppenbedeckten Schwanz, der sich immer wieder um meinen Hals wickelt und fest zudrückt. Sein Kopf hat weder Maul noch Augen, nur eine einzige Vogelkralle, eine schwarze Klaue mit scharfen silbernen Spitzen. Die Klaue gräbt sich vorn in meine Kehle und krallt sich fest. Ich versuche, ihm etwas von seinem Grauen zu nehmen, indem ich ihm einen Namen gebe: das Kehlenmonster. Verschiedene Therapeuten schlagen vor, ich sollte noch einen Schritt weiter gehen und versuchen, mich mit ihm anzufreunden. Ich denke, sie machen es sich zu einfach, und ignoriere ihre Vorschläge. Ich will keine niedliche Karikatur, keinen Hundewelpen, der in meiner Kehle lebt. Ich will nicht, dass es mein Freund ist. Ich hasse es. Ich will, dass es verschwindet. Ich will Medikamente, damit es aufhört. Wo ist die moderne Wissenschaft, wenn ich sie brauche? Warum weiß man so wenig über Geisteskrankheiten? Was ist das, woran ich leide?

Schmerz, sagte ein Therapeut. Unausgesprochener Schmerz. Der hat Sie an der Kehle gepackt.

Seien Sie nicht albern, sagte ich damals. Sie haben zu viel Fantasie.

Aber wenn ich allein bin und das Monster an meiner Kehle zerrt, dann denke ich, dass es, was immer es ist, mich umbringen wird.

Meinem Psychiater zufolge ist das Monster nicht echt. Er sagt es entschuldigend, als ob ich es bereits wüsste. Natürlich weiß ich das. Natürlich ist es nicht echt. Es ist nicht einmal ein Monster, sondern eine somatische Manifestation meiner Krankheit, ein bloßes klinisches Symptom einer ernsten depressiven Störung. Das Kehlenmonster hat sogar einen richtigen psychiatrischen Namen, sagt er, aber keinen Namen, der mir gefallen wird. Es heißt *Globus hystericus*, ein psychologischer Fachausdruck für »Klumpen in der Kehle«, den Freud ihm gegeben hat. Natürlich, es musste Freud sein. Natürlich, es musste am häufigsten bei Frauen auftreten. Die Miene meines Psychiaters ist ernst. Er weiß, dass ich diese Assoziation von Hysterie und Frauen hasse.

Trotzdem finde ich Trost in dem Wort »Symptom« und seinem kühlen, empirischen Klang. Die Realität, selbst wenn der Klumpen in meiner Kehle tatsächlich nicht echt ist, ist nicht tröstlich. Er tut weh und fühlt sich an wie ein verknoteter Strick um meinen Hals, bei dem der Knoten hart gegen meine Luftröhre drückt. Und er will einfach nicht verschwinden. Es ist das Gefühl, das man bekommt, wenn man versucht, Tränen zurückzuhalten, dieser feste, schmerzhafte Kloß, der immer weiter wächst, während man versucht, ihn hinunterzuschlucken. Irgendwo habe ich gelesen, Weinen könne die Symptome lindern. Das kann nicht sein, jedenfalls nicht bei mir. Ich weine und weine. Ich weine so viel, dass ich mich manchmal wundere, dass überhaupt noch Wasser in meinem Körper ist.

Ich schließe die Augen. Die Zeit verstreicht. Ich weiß nicht, wie viel Zeit. Ist es Tag oder Nacht? Ich höre Kinder auf der Straße rufen: »Scheiß Wichser!« Die Schule muss aus sein. Die Rufe sind zu laut, sie hämmern in meinem Kopf. Ich lege mir ein Kissen aufs Gesicht und drücke es nach unten, um mir die Ohren zuzuhalten. Ich glaube zu ersticken. Das Monster tobt in meiner Kehle. Ich nehme das Kissen wieder weg.

Die Rufe schwächen sich allmählich ab. Es ist so dunkel. Warum ist es so dunkel? Bin ich wach? Bin ich am Leben? Ich bin es. Scheiße. Ich will mehr Wodka, ich will eine Schlaftablette, ich will irgendetwas, was mich davon abhält, wach zu sein, oder am Leben, aber ich zwinge mich, das Bett zu verlassen, um mir eine Tasse Tee und ein Gurkensandwich zu machen. Das ist das Einzige, was ich essen kann. Das heißt, falls ich überhaupt etwas esse.

Ich schneide die Gurke in dünne Scheiben, schabe Butter von einem kalten Block ab und lege sie auf schwammige quadratische Weißbrotscheiben. Ich hasse Weißbrot. Oder nicht? Früher habe ich es gehasst. Ich schneide die Kruste ab, teile das Sandwich in ordentliche Dreiecke und lege es auf einen weißen Teller.

Sobald ich mir das Sandwich gemacht habe, weiß ich nicht mehr, was ich damit anfangen oder wohin ich gehen soll. Ich stehe eine Weile in der Küche, starre auf den Teller, den dampfenden Becher mit Tee. Ich kann mich an diesen Becher erinnern, kann mich erinnern, wann ich ihn gekauft habe und dass er unbedingt weiß sein musste und das Porzellan eine bestimmte Dicke haben und der Griff genau so geschwungen sein musste.

Ich war bei Heal's, während des Schlussverkaufs, und ich kaufte sechs Becher zum halben Preis. Sie wurden in einem dicken braunen Pappkarton verkauft, der mit breiten schwarzen Heftklammern verschlossen war. Ich brauchte Stunden, um diese Klammern zu entfernen.

Eine Freundin rief mich neulich an.

»Wie geht es dir?«, fragte sie.

Die Sonne schien, der Himmel war erbarmungslos blau. Es war erst elf Uhr vormittags, aber ich war seit drei Uhr zwanzig wach. Ich war im Bett, da ich, wie üblich, nicht wusste, wohin ich sonst gehen sollte. Ich sagte, ich sei niedergeschlagen. Niedergeschlagen ist der Euphemismus des Depressiven für Verzweiflung.

Sie sagte: »Wie kannst du an einem solchen Tag depressiv sein?«

Ich wollte sagen: »Wenn ich Grippe hätte, würdest du mich dann fragen, wie ich an einem solchen Tag krank sein kann?«

Ich sagte nichts. Sie meinte es gut.

Leute schicken mir Karten. Die Bilder auf den Vorderseiten sind harmlose Aquarelle von Blumen oder nüchterne, abstrakte Kunst. In den Karten schreiben sie, dass es ihnen leidtut zu hören, dass es mir nicht gut geht. Dass sie mich immer für »so stark« gehalten haben. Meine Krankheit hat einen moralischen Beigeschmack. Ich werde herabgesetzt, als schwach hingestellt. Ich denke, na ja, es ist etwas Wahres dran. Ich bin nur noch ein Schatten meiner selbst.

Auf einmal fühle ich mich gefangen, unvorstellbar rastlos. So geht das, erst Trägheit und dann heftige Erregung. Ich muss irgendetwas tun. Aber was? Meine Tochter, Molly, ist noch für drei Tage bei Jonathan, ihrem Dad. Sie lebt die Hälfte der Zeit bei ihm.

Ich vermisse sie so.

Ich bin so froh, dass sie nicht da ist. Die Anstrengung, diese Person sein zu wollen, die sie als Mummy kennt, ist überwältigend.

Ich will ihr sagen, dass es mir leidtut, dass es mir leidtut, dass ich es bin, die den Platz ihrer Mutter eingenommen hat. Ich will ihr sagen, dass sie etwas Besseres verdient hat, dass sie eine Mutter haben sollte wie die, die ich früher einmal war, die lacht und backt und mit Anstand verliert, wenn ihre Tochter beim Monopoly schummelt. Aber das kann ich nicht. Ich kann ihr nicht sagen, dass ihre Mutter verschwunden ist, dass ihre Mutter verloren ist.

Es würde ihr das Herz brechen.

Und so kämpfe ich weiter. Ich trinke etwas Tee, würge aufgrund des Geschmacks, während sich das Monster in meiner Kehle anspannt, als würde es sich unter demselben Schmerz winden. Ich nehme das Sandwich in die Hand, um davon abzubeißen, aber mittendrin gebe ich es auf.

Es muss doch irgendetwas geben, was ich tun kann. Tun sollte. Ich habe immer irgendetwas getan. Ich war nie still. Es gab immer Arbeit zu erledigen, einen Termin einzuhalten, ein Kind zu versorgen, einen Haushalt zu führen, einen Garten zu pflegen, Bücher zu lesen, Filme zu sehen, Freunde zu treffen. Es gab nie genug Zeit.

Jetzt gibt es zu viel davon. Und es gibt zu wenig Leute. Und ich habe das Gefühl, dass sie nichts mehr mit mir zu tun haben.

Ich sehe das Sandwich an, den perfekten Halbkreis, den meine Zähne hinterlassen haben. Ich muss essen, ich weiß, aber es erscheint mir als ein solch mühsamer Prozess, das Sandwich in die Hand zu nehmen, abzubeißen, zu kauen, zu schlucken.

Ich stehe auf und sehe aus dem Fenster. Leute laufen zügig die Straße hinunter. Ich versuche, mir vorzustellen, was ich tun würde, wenn ich draußen auf der Straße wäre. Wohin würde ich gehen? Mir fällt nichts ein. Zum Zeitungskiosk vielleicht, um mir eine Zeitung zu kaufen. Habe ich heute schon eine Zeitung gelesen?

Früher habe ich für die Zeitungen geschrieben. Für fast alle überregionalen Zeitungen, um genau zu sein. Was hatte ich zu sagen? Ich sehe mich, wie ich mit gebeugtem Kopf an meinem Computer sitze, die Hände fliegen über die Tasten, ich tippe wie wild. Ich kann mir nicht vorstellen, was mir durch den Kopf gegangen sein muss, damit sich meine Hände so schnell bewegten.

Ich sehe auf das Bett. Keine Zeitung. Nicht dass ich sie je lese. Ich kann nicht mehr lesen. Das ist die schlimmste Tragödie meiner gegenwärtigen Existenz. Bis ich das Ende eines Satzes erreiche, habe ich den Anfang vergessen. Worte sind nicht mehr als Muster auf einer Seite. Manchmal geht es besser. Manchmal schaffe ich ein paar Absätze, aber später kann ich mich nie erinnern, was darin stand.

Es ist, als ob man einen plötzlichen Verlust erleidet, dieser Lesemangel, als ob man einen alten, innig geliebten Freund verliert. Einen lebenslangen Freund. Früher habe ich vier oder fünf Bücher die Woche gelesen.

Ich kann mich erinnern, etwas von Goethe gelesen zu haben, über den Verlust des Lesens und den Verlust seiner selbst, und wie es mich damals bewegt hat.

Meine tätigen Kräfte sind zu einer unruhigen Lässigkeit verstimmt, ich kann nicht müßig sein und kann doch auch nicht nichts tun. Ich habe keine Vorstellungskraft, kein Gefühl an der Natur, und die Bücher ekeln mich an. Wenn wir uns selbst fehlen, fehlt uns doch alles.[6]

Genauso ist es, denke ich. Die Depression ist der große Dieb.

Als ich ein Kind war, sagte meine Mutter immer zu mir, ich solle nicht ständig die Nase in Bücher stecken, sondern raus an die frische Luft gehen. Molly ist wie ich. Sie liest die ganze Zeit, und ich sage ihr nie, sie soll damit aufhören. Ich kenne die Freude, das Gefühlskarussell, das pure Vergnügen, das das Lesen mit sich bringt. Bevor ich krank wurde, war ich oft besorgt, ich würde zu viel Zeit mit Büchern verbringen, zu sehr im Leben anderer Leute leben. Ich dachte, der Grund sei vielleicht der, dass ich mein eigenes nicht besonders mochte. Vielleicht ist es ja das: Vielleicht richtet sich die Depression einfach in deinem eigenen Leben ein. Oder vielleicht ist es einfach zu viel Realität.

Nein, das sind doch verrückte Gedanken. All meine Gedanken sind verrückte Gedanken, heutzutage. Sie bewegen sich ständig im Kreis, verschwinden immer wieder aus meinem Blickwinkel, sind aber stets gegenwärtig, niemals still.

Dieser Tage kaufe ich eine Zeitung nur, weil ich normal sein will. Ich will ein Mensch sein, der eine Zeitung liest. Außerdem habe ich dann etwas zu tun, etwas, wohin ich gehen kann. Jeden Morgen gehe ich aus dem Haus, um meine Zeitung und Zigaretten zu holen. Heute Morgen habe ich es nicht getan. Heute Morgen war ein schlechter Morgen. Oder war das gestern? Ich versuche, mich zu erinnern. Nein, es war heute Morgen. Ich habe gebadet. Das habe ich noch geschafft, aber dann habe ich von den Medikamenten so heftig gezittert, dass ich mich hinlegen musste. Zumindest glaube ich, dass es an den Medikamenten liegt. Ich kann es schwer sagen.

Warum nennt man es eine »Geistes«-Krankheit? Der Schmerz ist nicht nur in meinem Kopf; er ist überall, aber hauptsächlich in meiner Kehle und in meinem Herzen. Vielleicht ist mein Herz gebrochen. Könnte es das sein? Meine ganze Brust fühlt sich an, als ob sie zusammengequetscht wird. Ich kann nur schwer atmen.

Ich liege in meinem Schlafzimmer auf dem Boden, zusammengerollt an den Schränken. Das Bett habe ich aufgegeben. Ich hasse das Bett und seine weiche, erdrückende Umarmung. Ich würde dieses Zimmer gern verlassen, aber das kann ich nicht. Hier drinnen fühle ich mich sicher. Oder besser: so sicher, wie ich mich überall sonst fühle, das heißt, nicht sehr sicher.

Wie verdammt idiotisch ist das? Ich kann mein eigenes Schlafzimmer nicht verlassen. Ich, die früher durch die ganze Welt geflogen und ohne einen Augenblick des Zögerns in ein Flugzeug gestiegen ist. Ich fliege allein mit dem Flugzeug, seit ich zehn war. Ich bin unbändig unabhängig. Ich bin unbändig. Zumindest sagen das die Leute zu mir. Sagten es zu mir. Früher hatte ich nie solche Angst. Als ich eine von Rupert Murdochs Redakteurinnen war, habe ich ihm immer die Meinung gesagt, habe mich mit ihm gestritten. Ich war so tapfer. Ich war jemand.

Ich bin noch immer jemand.

Oder etwa nicht?

Aber wer?

Ich bin jemand, der sein Schlafzimmer nicht verlassen kann, jemand, der nicht die Straße überqueren kann, um sich eine Zeitung zu kaufen. Ich beginne zu weinen. Ich hasse Weinen. Ich hasse diese Tränen, die ungebeten kommen, wann immer sie wollen.

Mein Kater, Bert, kommt und kauert sich neben mich und schnurrt. Als ich nicht reagiere, tätschelt er meine nassen Wangen sanft mit seiner Pfote, erst die eine Seite und dann die andere. Er lässt die Krallen eingezogen, sodass sich seine Pfote wie eine samtige Puderquaste anfühlt.

Kluger Kater.

Früher, als wir einen Garten hatten, war er ein Jäger, ein fantastischer Mäusefänger. Jetzt folgt er mir durch die Wohnung, schlägt Purzelbäume zu meiner Belustigung oder stupst mit dem Kopf meine untätigen Hände an und verlangt nach Aufmerksamkeit. Er weint ebenfalls viel, und seine Rufe hallen durch die Wohnung.

Früher habe ich eigentlich nie geweint. Ich habe fast nie eine Träne vergossen. Ich habe ein ganzes Leben ohne Tränen verbracht. Und genau das ist, einem Therapeuten zufolge, mein Problem. Ist es also nicht mehr als das? Sind es einfach nur über vierzig Jahre angesammelte Tränen?

»Weinen Sie sich aus. Dann geht es Ihnen besser.«

Dumm, denke ich wütend. So dumm.

Ich erinnere mich an eine Krankenschwester in der psychiatrischen Klinik. Sie war Jamaikanerin, trug ihr Haar in Zöpfen, von funkelnden Glasperlen zusammengehalten. Sie hingen wie ein glänzender Vorhang über den steifen Schultern ihrer gestärkten weißen Schwesternuniform. Ihre Nase war vollkommen, ebenmäßig und schön, und sie hatte ein strahlendes, weißes Lächeln.

Sie hielt um vier Uhr morgens meine Hand, als ich weinte. Man hatte mir Schlaftabletten gegeben, genug, sagte man mir, um einen Ochsen zu Fall zu bringen. Ich musste sie im Bett sitzend einnehmen, so stark waren sie. Man sagte mir, ich könnte umkippen, wenn ich sie stehend einnehmen würde. Zwei Stunden später war ich noch immer hellwach, lief die leeren Korridore auf und ab und versuchte, die Tränen durch Laufen zu vertreiben.

Die Schwester kam und holte mich, führte mich zurück zu meinem Zimmer und brachte mich zu Bett; dann setzte sie sich zu mir und hielt meine Hand.

»Weinen Sie sich aus«, sagte sie, »dann geht es Ihnen besser.«

Ich schrie sie an. Ihr strahlendes Lächeln schwand und erlosch. Ich hasste mich selbst für mein Schreien, aber es schien mir so wichtig, verstanden zu werden.

»Das wird es nicht!«, schrie ich. »Es wird mir nicht besser gehen, wenn ich weine. Ich weine und weine, und nie geht es mir besser. Warum versteht das denn niemand?«

Warum versteht niemand, dass diese Tränen weder Anfang noch Ende haben? Ich dachte, Traurigkeit hätte einen Anfang und ein Ende. Und eine Mitte. Eine Geschichte, wenn Sie so wollen. Ich hatte mich getäuscht.

Sie sagte: »Ist irgendetwas passiert?«

Ich zog den Kopf ein, zupfte an der Bettdecke. »Nein«, antwortete ich. »Nichts ist passiert.«

Sie tätschelte meine Hand.

Ich muss damit aufhören, denke ich. Ich muss mit diesen Tränen aufhören, mit diesen Gedanken aufhören. Wenn ich aufstehe, vielleicht hören sie dann auf. Wenn ich mich anziehe, wenn ich versuche, ich selbst zu sein, vielleicht verschwinden sie dann.

Ich ziehe mein Nachthemd aus. Es ist aus altem, weichem weißen Leinen. Altes Leinen habe ich immer geliebt. Jetzt ist das Nachthemd zerschlissen, fleckig und trostlos. Ich wasche, bügele und stärke es nicht mehr. Um vier Uhr nachmittags bin ich noch immer im Nachthemd. Es ist schockierend, und schockierenderweise ist es mir egal.

Ich schlüpfe in einen alten Cashmerepullover und Leggings. Sie sind schwarz. Der Pullover ist weit und tröstlich. Die Leggings sind ausgeleiert und bequem. Ich trage seit Wochen, sogar Monaten, dieselbe Kleidung. Früher habe ich in der Modebranche gearbeitet, habe wöchentlich über Mode geschrieben. Ich liebe schöne Kleider. Mein Kleiderschrank war einmal voller Designerlabels. Ein paar davon habe ich noch immer. Ich sehe sie an und denke, wenn ich es nur schaffen könnte, diese Kleider anzuziehen, dann könnte ich vielleicht wieder ich selbst werden.

Manchmal versuche ich es, aber ich sehe seltsam unbeholfen darin aus, fühle mich unbehaglich, als hätte ich die Kleider einer Fremden angezogen. Daher ziehe ich sie wieder aus.

Auf einmal bin ich verängstigt. Nein, entsetzt. Es ist keine Angst. Es ist ein schwarzes, lähmendes Entsetzen.

»Worauf freuen Sie sich tagsüber?«, hat mein Therapeut mich mal gefragt.

»Darauf, abends meine Schlaftabletten zu nehmen«, antwortete ich. »Zu vergessen.«

Nicht dass es sehr lange anhält. Um drei Uhr zwanzig bin ich wieder wach. Immer drei Uhr zwanzig, nie drei Uhr zehn oder sogar drei Uhr dreißig. Meine Augen gehen auf, und mein Verstand schaltet sich ein, als hätte irgendjemand auf einen Schalter gedrückt. Und schon geht es wieder los, immer weiter und weiter. Und er wiederholt immer dasselbe, immer und immer wieder: Ich will sterben. Ich will nur noch sterben.

Ich liege in meinem Schlafzimmer auf dem Boden und schreie, als ob die Wände mich hören könnten.

»Kann mir jemand helfen? Kann mir bitte jemand helfen?«

Aber es ist niemand da. Ich will niemanden dahaben. Ich will nicht, dass irgendjemand mich so sieht. Ich will niemanden dahaben, bis das Entsetzen zu viel wird, bis ich weiß, dass ich eine Gefahr für mich selbst bin.

Jetzt ist einer dieser Augenblicke. Besser, ich rufe jemanden an. Sarah, meine engste Freundin. Wir sind seit über dreißig Jahren befreundet. Wir haben unsere Erfolge und Misserfolge miteinander geteilt, zerbrochene Liebschaften und unsägliches Glück. Sie hat mich zu meinen besten und zu meinen schlimmsten Zeiten gesehen.

Daher rufe ich sie an. Arme Sarah. Meine arme, süße Sarah. Sie bekommt wöchentlich, manchmal täglich Anrufe von mir. Sie bekommt Anrufe, wenn ich den Schmerz oder die Traurigkeit allein nicht mehr aushalten kann. Sie muss so gelangweilt von mir sein. Ich bin selbst so gelangweilt von mir.

»Wie läuft's?«, fragt sie. Sie ist stellvertretende Herausgeberin einer Zeitschrift und arbeitet in einem Großraumbüro. Dort kann sie nicht gut reden. Manchmal rufe ich sie an und weine einfach nur, weil ich nicht sprechen kann.

Ich stelle mir vor, wie sie an ihrem Schreibtisch sitzt, das Telefon fest an ein Ohr gepresst, während sie nach Worten sucht, die sie zu mir sagen könnte, Worten, die in der geschäftigen, unpersönlichen Arbeitswelt keine von uns verraten werden. Ich kann das Stimmengewirr um sie herum hören, das schrille Klingeln von Telefonen, das schöne Geräusch von Leben, das seinen Gang geht.

Einen Augenblick lang kann ich nicht sprechen. »Nicht gut«, stoße ich schließlich hervor.

Ihr Tonfall ist sanft, besorgt. Ich hasse diese Besorgnis. Ich hasse die Tatsache, dass ich es bin, die diese Besorgnis in ihr auslöst. »Wie nicht gut?«

Ich höre meine Stimme, eingerostet, da ich sie kaum noch benutze. Sie klingt langsam, als würde ich unter Wasser sprechen. »Schlecht«, sage ich.

Sie hört meiner Stimme an, wie kurz vor dem Zusammenbruch ich bin. »Ich muss hier nur noch eine Sache klären. Ich bin in einer Stunde bei dir, schneller, wenn ich es schaffe.«

»Okay«, sage ich, denn das ist alles, was ich zustande bringe. Ich kann nicht einmal Danke sagen.

Ich liege in meinem Schlafzimmer auf dem Boden und warte. Warum sollte sie bei mir sein wollen? Was könnte sie schon für mich tun? Ich kann es mir nicht vorstellen. Sie hat noch weniger Macht über dieses Ding als ich. Heute kann ich ihm keine Ehre erweisen, indem ich es eine Krankheit nenne. Heute ist es einfach nur ein Ding, das keine von uns beiden kennt oder versteht.

Ich hoffe, dass sie bald kommt; allein schon ihr Anblick tröstet mich. Ich brauche sie bei mir, selbst wenn es nichts gibt, was sie sagen könnte. Gleichzeitig habe ich schreckliche Angst, dass sie mich aufgeben könnte, dass dieses Ding sie verscheuchen könnte. Jeder Depressive hat diese Angst. Warum sollte uns irgendjemand wollen? Wir wollen uns ja nicht einmal selbst. Manchmal versuchen wir, die Leute, die uns lieben, zu verscheuchen. Nicht weil wir sie nicht bei uns haben wollen, sondern weil wir es nicht ertragen können, dass sie sehen, was aus uns geworden ist.

Sie kommt, bringt Leben mit sich. Ich kann es an ihrem Mantel riechen, kräftig und klar. Dann, ebenso plötzlich, ist es wieder verschwunden, verschluckt von der trostlosen, toten Welt der Depression. Mein Schlafzimmer riecht wie ein Krankenzimmer, traurig und schal. Ich frage mich, ob Sarah es ebenfalls riechen kann. Auf dem Kaminsims brannten einmal Duftkerzen, ein Feuer war entfacht, Lichter strahlten in jedem Zimmer. Jetzt wirft eine einsame Lampe einen fahlen Lichtkegel auf den Tisch neben dem Bett. Der Rest der Wohnung liegt im Dunkeln.

Sarah sieht entzückend aus, mit rosa Wangen und leuchtenden, strahlenden Augen. Ihr Haar ist dicht und rotbraun, ihr Mantel schwarz, aus weichem Leder. »Hallo, meine Freundin«, begrüßt sie mich und hockt sich hin, um mich zu umarmen. Ich sitze noch immer auf dem Boden.

Sie wirft ihre Handtasche hin und setzt sich auf mein Bett. »Ist irgendetwas passiert?«, fragt sie. Ihr Tonfall ist sanft vor Besorgnis.

Ich ziehe den Kopf ein. Auf einmal wird mir bewusst, dass ich noch immer dieselben schmuddeligen Sachen trage, die Leggings und den Pullover, dass mein Haar vom Schlaf verfilzt ist, mein Gesicht glänzend von halb getrockneten Tränen, und dass die Ringe unter meinen Augen wie brutale bläuliche Blutergüsse aussehen.

»Nichts.« Ich schüttele den Kopf. »Nichts ist passiert.« Und das ist die Wahrheit. Überhaupt nichts ist an diesem Tag in meiner Welt passiert. Nur ich. Ich bin passiert.

»Also nur ein schlechter Tag«, sagt sie.

Ich nicke stumm. Ich habe sie von ihrer Arbeit zu mir bestellt, den ganzen Weg hierher, um ihr nichts zu sagen. Es ist unverzeihlich. Ich bin unverzeihlich.

»Ich schaffe das nicht, Sarah. Ich schaffe das nicht mehr.« Ich meine, am Leben zu bleiben. Ich kann nicht länger am Leben bleiben, wenn das das Leben ist. Ich beginne zu weinen. Sie legt mir sanft eine Hand auf den Kopf, streichelt mein Haar. Sie ist es inzwischen gewohnt, dass ich weine. Sie weiß, dass sie nichts tun kann.

Ich schlinge die Arme um mich selbst, um den Schmerz zu vertreiben, die Tränen zu vertreiben. Mein ganzer Körper ist gequält davon; ich zittere vor Tränen. Das Monster sitzt mir an der Kehle.

»Wenn ich ein Tier wäre«, schluchze ich, »dann würde man mich erschießen, um mich von meinem Elend zu erlösen.«

»Nein, Sal«, sagt sie, »das würde man nicht. Wirklich, das würde man nicht.«

Ich sehe hoch in ihr Gesicht, sehe das Entsetzen und die Liebe darin.

Ich muss noch immer weinen, wenn ich heute daran zurückdenke.

Später hat sie mir erzählt, dass sie selbst oft weinte, wenn sie von mir wegfuhr. Sie fuhr nach Hause, während ihr die

Tränen übers Gesicht liefen und sie sich laut immer wieder dasselbe sagte: »Es ist nicht lebensbedrohlich. Sie wird nicht sterben. Meine beste Freundin wird nicht sterben.«

Ich stelle mir vor, wie sie durch die dunklen Straßen fährt, weinend, laut vor sich hin sprechend, um den schwarzen Mann fernzuhalten.

KAPITEL 4

Ichbezogenheit und Symptome

Das Leben ist kurz, und wir haben nie genug Zeit,
die Herzen unserer Weggenossen zu erfreuen.
Drum säume nicht, Liebe zu spenden! Eile dich, deinen
Mitmenschen Freundlichkeit zu spenden.

Henri-Frédéric Amiel

Bevor ich krank wurde, ahnte ich nicht, dass eine schwere Depression eindeutige Symptome hat, genau wie jede andere Krankheit auch. Fast niemand ahnt das. Und das ist genau der Punkt, an dem das Stigma, das der Geisteskrankheit anhaftet, gefährlich wird. Unsere mangelnde Bereitschaft, offen darüber zu sprechen, schafft eine schädliche Unwissenheit. Wir kennen die offenkundigen Symptome einer körperlichen Krankheit und suchen entsprechende Hilfe, aber wir messen nur selten unsere emotionale Temperatur oder überprüfen das Gleichgewicht unserer geistigen Gesundheit.

Im Allgemeinen handeln wir erst dann, wenn unsere Situation unerträglich geworden ist. Bis dahin sind wir mitunter bereits kränker, als wir hätten werden müssen, und oftmals zu verloren, um uns selbst zu helfen. Viele Depressive sagen, dass ihnen der Umgang mit einem Wiederauftreten ihrer Krankheit leichter fällt, einfach weil sie die Symptome dann schon kennen und sich früher Hilfe holen.

Wie bei den meisten anderen Krankheiten kann man, wenn die Frühwarnsignale rechtzeitig erkannt und entsprechend behandelt werden, eine voll ausgebrochene Störung möglicherweise abwenden. Oder zumindest einige ihrer verheerendsten Auswirkungen verhindern. Eine reaktive (d.h. als Reaktion auf Lebensereignisse auftretende) oder mittelschwere Depression ist weitaus leichter zu behandeln als eine ernste Depression, die, wenn sie erst einmal aufgetreten ist, ein unabhängiges, brutales Eigenleben entwickeln kann. Niemand weiß genau, warum.

Die Ursprünge der Depression sind unklar und komplex zugleich. Die Symptome hingegen sind es nicht, und es ist für uns alle gut, sie zu kennen, damit wir uns möglichst früh um Hilfe kümmern.

Das Standardwerk der amerikanischen Psychiatrie, auf das die meisten Psychiater und Fachleute für psychische Gesundheit zurückgreifen, um eine depressive Störung zu diagnostizieren, ist das *Diagnostische und Statistische Manual Psychischer Störungen, DSM-IV* (4. Auflage)[7]:

Eine leichte bis mittelschwere Depression beinhaltet die ersten beiden Symptome und mindestens ein weiteres, eine schwere Depression die ersten beiden Symptome und mindestens fünf weitere. Um eine Depression diagnostizieren zu können, müssen die Symptome gemeinsam und über mindestens zwei Wochen ohne deutliche Besserung auftreten.

1. *Fast ganztägige und fast tägliche depressive Verstimmung, entweder nach Auskunft des Betroffenen (z.B. ich fühle mich traurig oder leer) oder nach Beobachtungen anderer (z.B. scheint immer den Tränen nahe zu sein). Bei Kindern und Jugendlichen kann sich dies in einer gereizten Stimmung äußern.*

2. *Fast ganztägiges und fast tägliches deutlich verringertes Interesse oder Vergnügen an allen oder fast allen Aktivitäten (entweder nach Auskunft des Betroffenen oder nach Beobachtungen anderer).*
3. *Deutlicher Gewichtsverlust (ohne Diät) oder deutliche Gewichtszunahme (d. h. eine Veränderung um mehr als fünf Prozent des Körpergewichts innerhalb eines Monats) oder eine fast tägliche Ab- oder Zunahme des Appetits. Bei Kindern könnte sich dies darin zeigen, dass sie die zu erwartende Gewichtszunahme nicht erreichen.*
4. *Fast täglich auftretende Schlaflosigkeit oder Hypersomnie (übermäßiges Schlafen).*
5. *Fast tägliche psychomotorische Erregung oder Verzögerung (erkennbar durch andere, nicht nur subjektive Gefühle von Rastlosigkeit oder Verlangsamung).*
6. *Fast tägliches Gefühl von Erschöpfung oder Energielosigkeit.*
7. *Fast tägliches Gefühl von Wertlosigkeit oder übermäßiger oder unangebrachter (möglicherweise eingebildeter) Schuld (nicht nur Selbstvorwürfe oder Schuldgefühle, weil man krank ist).*
8. *Fast tägliche verringerte Fähigkeit zu denken oder sich zu konzentrieren oder Unentschlossenheit (entweder nach Auskunft des Betroffenen oder nach Beobachtungen anderer).*
9. *Wiederkehrende Gedanken an den Tod (nicht nur Angst vor dem Sterben), wiederkehrende suizidale Ideation (ständige Beschäftigung damit) ohne konkreten Plan oder ein Suizidversuch oder ein konkreter Plan zu einem Suizid.*

Ich wünschte, ich hätte dringender Hilfe gesucht, wünschte, ich hätte die Symptome gekannt oder sogar verstanden.

Ich wartete – ein Jahr lang – darauf, dass meine Stimmung sich bessern würde, sagte mir, dass ich nur ein bisschen niedergeschlagen oder erschöpft war, und wachte Tag für Tag mit der Überzeugung auf, dass es mir bald wieder gut gehen würde. In diesem Zustand passiver Unwissenheit hatte ich keine Ahnung von den Dämonen, die auf mich warteten, und dass sie mich, wenn sie mich erst einmal im Griff hatten, nicht ohne katastrophalen Kampf wieder loslassen würden.

Sie packten mich schließlich im Januar 2001. Zu diesem Zeitpunkt war ich bereits verloren. Jeder Tag schmerzte mich, jeder Atemzug, jeder Schritt, den ich tat. Ich wollte nur noch tot sein. Das war das Einzige, woran ich denken konnte.

Manchmal wird die letztendliche Erkenntnis, dass man nicht mehr funktionieren oder sein Leben weiterleben kann, Zusammenbruch genannt. Das ist ein Ausdruck, den Fachleute nur selten verwenden; er wird als zu herablassend oder erniedrigend angesehen. Es sind die Betroffenen selbst, die diesen Ausdruck am häufigsten verwenden, vielleicht, weil er diesen Zustand des völligen Kollapses am besten beschreibt. Man hat nichts mehr im Griff: Gedanken, Emotionen, Schlaf, Appetit. Man ist im wahrsten Sinne des Wortes zusammengebrochen. Für mich selbst war es wie der völlige Zerfall von allem, was ich je über mich gewusst hatte.

Jemand hat mich einmal gefragt, wie es sich anfühlte. Ich habe mein Gleichgewicht verloren, sagte ich. Es fühlte sich an, als ob ich mein Gleichgewicht verloren hätte. Ich fiel der Länge nach hin und konnte nicht wieder aufstehen. Und wenn sich das nach einer gewissen Anmut anhört, nach einem langsamen und leichten freien Fall, dann haben Sie mich falsch verstanden. Es war brutal und schmerzhaft, und es war vor allem demütigend.

Die Leute reden nur selten über die absolute Demütigung einer schweren Depression, die quälende Hilflosigkeit, die erschreckende, kindliche Machtlosigkeit. Wenn wohlmeinende Freunde und Angehörige dem Depressiven sagen: »Reiß dich zusammen«, dann könnten sie es genauso gut zu dem Baby sagen, das in seinem Bettchen weint.

Wir können es nicht. Es ist nicht so, dass wir es nicht wollen. Wir können es einfach nicht. Aber im Gegensatz zu dem Baby in seinem Bettchen ist unser erwachsenes Gehirn ausreichend beteiligt, um zu wissen, dass wir es können sollten, um zu glauben, dass wir es, wenn wir uns nur genügend anstrengen würden, tatsächlich könnten. Und dann bringt jeder Versuch und jedes Scheitern seine eigene, zusätzliche Depression mit sich, seine eigene tiefe und hoffnungslose Verzweiflung. Und jeder verächtliche Blick, jeder ärgerliche Seufzer von Angehörigen und Freunden treibt uns weiter hinaus in die kalte, schwarze Nacht.

Die Depression hat ihre eigene Pathologie. Ichbezogenheit ist ein Teil davon. Jemandem, der von einer schweren Depression betroffen ist, zu sagen, er sei selbstsüchtig und bemitleide sich selbst, ist, als würde man jemandem mit Asthma sagen, dass er Atemprobleme hat. Es ist bedeutungslos, es sei denn, es dient der Feststellung einer Tatsache oder dem Ausdruck der Symptome, an denen sie leiden. Sie sind verloren an einem Ort ohne Schranken oder Grenzen, wo der Begriff des Selbst keine Bedeutung hat. Sie haben genau dieses Selbst verloren.

Wie verloren ich damals war, begriff ich zum ersten Mal wirklich, als es mir wieder besser ging und ich mit einer Freundin spazieren ging. Es war ein schöner, sonniger Tag, und wir hatten uns seit einer ganzen Weile nicht gesehen. Ich redete schnell, verhaspelte mich, versuchte, all meine Neuigkeiten in die kurze Zeit zu stopfen, die wir uns von der Arbeit und den Kindern abgeknapst hatten. Als wir uns verabschiedeten, drückte sie mich in einer innigen Umarmung an sich. »Du bist wieder da«, sagte sie, »du bist wirklich wieder da. Willkommen zu Hause.«

Bis dahin war mir gar nicht bewusst gewesen, wie weit ich mich entfernt hatte oder wie lange ich fort gewesen war. Ich verstehe es, wenn Leute sagen, sie wollen, dass wir »einfach wieder unser altes Selbst« sind, und wie schrecklich verwirrt sie sind, wenn sie auf einmal dem Fremden begegnen, der an unsere Stelle getreten ist. Ich habe genügend Depressive erlebt, mich selbst eingeschlossen. Es gab Zeiten, da wollte ich sie (mich) schütteln oder anschreien, sie sollten sich wieder einkriegen. Ich verstehe diese unbeholfenen, linkischen Versuche, uns zur Vernunft zu bringen; ich weiß, dass sie aus Angst und Frustration entstehen. Aber vor allem weiß ich, wie diese Emotionen uns alle ungewollt zu Tyrannen machen.

Sogar die Depressiven selbst.

Ein Beispiel. Ich nehme an einer Gruppentherapie auf einer psychiatrischen Station teil. Wir sind zu zwölft. Von jedem von uns wird erwartet, dass wir etwas sagen; ein Therapeut ist anwesend, um den Prozess zu lenken, um zu verhindern, dass einer von uns die Gruppe beherrscht, und um andere zu ermutigen, die sich schweigend zurückziehen.

Wir sitzen auf grauen Plastikstühlen im Kreis, dem Therapeuten zugewandt. Die Wände sind mit einem beigen Glanzlack gestrichen, mit einer grünen Borte, der abgewetzte Teppich ist in einem funktionalen Grauton gehalten. Der Raum ist kalt, leer bis auf ein Flipchart. Es gibt keine Topfpflanzen, um die Leere auszufüllen, keine Bilder, um den Wänden Farbe zu geben. Die Atmosphäre ist klinisch.

Nichts deutet darauf hin, dass wir zu mehr als nur Arbeit hier sind.

Wir sind im wahrsten Sinne des Wortes ein bunt gemischter Haufen; eine Gruppe unterschiedlichster Leute, die nichts gemeinsam haben als ihre Krankheit. Wir sehen seltsam aus, ein paar von uns schäbig, ein paar chic, entsprechend unserem Status in der Klinik. Manche von uns tragen Kittel. Andere tragen Anzüge, die Frauen strenge Röcke und hohe Absätze. Das sind die ambulanten Patienten, die zu der so genannten »Nachsorge« kommen, die aus einer täglichen zweistündigen Gruppentherapiesitzung besteht, die ihnen helfen soll, den Übergang von der psychiatrischen Klinik zurück in ein normales Leben so nahtlos wie möglich zu gestalten. Sie sehen geschniegelt und herausgeputzt aus, als ob sie gar nicht hierher zu uns, den stationären Patienten, gehören. Würde man ihnen auf der Straße begegnen, würde man sie nicht als psychisch kranke Menschen erkennen.

Neben ihren Stühlen stehen Handtaschen oder Aktenmappen, Plastiktüten mit Papierkram und Sandwiches, Wasserflaschen, Coladosen. Das ist ihr Mittagessen, das sie nach der Therapiesitzung unterwegs schnell hinunterschlingen müssen, bevor sie am Nachmittag zur Arbeit gehen. Während der Gruppensitzung dürfen wir nichts essen oder trinken; nichts darf uns von der Aufgabe, die vor uns liegt – uns selbst – ablenken.

Sie sind die Gruppenältesten; sie wissen, wie der Hase läuft, sie haben ihre Zeit abgesessen und sich so gut geführt, dass ihnen gewisse Privilegien eingeräumt wurden. Ihnen wurde es gestattet, einen Schritt hinaus in die Welt zu wagen.

Die stationären Patienten beäugen die ambulanten Patienten mit einer Mischung aus Neid, Respekt und Angst –

davor, diese behütete, abgeschiedene Gemeinschaft zu verlassen und wieder dort hinaus zurückzukehren, an jenen Ort, an dem die Schrecken und Belastungen des Lebens sich gegen uns verschworen haben. Wie würden wir dort draußen zurechtkommen? Wie kommt dort überhaupt jemand zurecht? Manche von uns sind vielleicht selbstständig gewesen, manche von uns sind Ehemänner oder Ehefrauen oder Eltern. Wir sind alle irgendwann einmal mit unserem Leben zurechtgekommen. Jetzt haben wir zu viel Angst davor, allein eine Straße hinunterzugehen.

Ich bin eine stationäre Patientin, in einer alten Jeans und einem Kapuzenshirt, die nackten Füße achtlos in alte, ausgetretene Turnschuhe gesteckt. Für die stationären Patienten in dieser Klinik gilt eine strenge Kleiderordnung: Morgenmäntel und Pantoffeln sind nicht gestattet. Wir reißen Witze darüber; irgendjemand schlägt ein Schild für die Tür vor: »Schlafanzüge verboten.« Man darf so verrückt sein, wie man will, aber man muss sich morgens anziehen.

Ein paar von uns haben sich gekämmt. Das ist oft das erste Anzeichen von Leben oder einer Rückkehr zum Leben: ein Kamm, der durchs Haar gezogen wird, oder eine unsichere Lippenstiftlinie. An manchen Tagen schaffe ich es nicht einmal, mir die Zähne zu putzen, an anderen bringe ich sogar einen flüchtigen Anschein von Mascara und Eyeliner zustande. Es bleibt nicht unbemerkt.

»Sie haben sich geschminkt! Gut so! Dann geht es Ihnen bestimmt besser.«

Das Make-up ist halb über mein Gesicht verlaufen, bevor wir mit der Gruppentherapie fertig sind. Niemanden kümmert es. Tränen sind normal an einem Ort, an dem »normal« so viele unterschiedliche Interpretationen hat.

Susie redet. Sie ist schwach und extrem dünn, und sie leidet an einer Angststörung, die so heftig ist, dass sie sich an ihrem Arbeitplatz – einer Bank – in Papierkörbe übergeben hat. Sie ist jung und hübsch, mit leuchtend rot gefärbtem Haar. Sie hat ein manisches Lachen und einen Hang zu neonfarbenen Turnschuhen, flauschigen rosa Pullis und falschen, glitzernd malvenfarben lackierten Fingernägeln. Susie macht sich Sorgen um alles: ihre Mum, ihren Bruder (mit gutem Grund: er ist Soldat, im Irak stationiert), ihre Schwester, ihre Nichte, den Hund ihrer Mum, ihre Zukunft, ihre Vergangenheit. Vor allem macht sie sich Sorgen um ihre Klugheit.

Eines Tages hält sie mich auf dem Flur an. »Ich bin nicht so wie du, Sal. Ich kenne mich mit Wörtern nicht aus. Ich weiß nicht, wie ich sagen soll, was in meinem Kopf vorgeht.«

Ich sage, obwohl ich mich mit Wörtern auskenne, könnten alle Wörter auf der Welt trotzdem nicht erklären, was in meinem Kopf vorgeht. Susie lacht so laut, dass ich glaube, sie steht kurz vor einer neuen Panikattacke.

»Wir sind schon zwei richtige Spinner, was«, meint sie schließlich. »Richtige scheiß Knalltüten.«

»Es geht darum, was in deinem Herzen ist, Susie. Darauf kommt es an«, sage ich.

Ihre blauen Augen füllen sich mit Tränen. »Da ist auch nichts richtig«, schluchzt sie. »Mein Herz ist im Augenblick nicht richtig.«

»Doch, Susie«, antworte ich. »Das ist es.«

Und ich weiß, dass es so ist, denn nachdem wir die Klinik verlassen haben, nehme ich sie bei mir zu Hause auf, manchmal für Tage, manchmal für Wochen. Ich habe sie gern bei mir, und ihr gefällt es bei mir. »Es ist wie Urlaub«, sagt sie, »von meinem Leben.«

Sie nimmt kaum Platz ein, und ich habe kein Gästebett, das ich ihr anbieten könnte, daher rollt sie sich einfach in einer Ecke des Sofas zusammen wie eine kleine, geschmeidige Katze. Auf dem Tisch vor ihr steht ein Becher mit Tee, daneben eine Packung kalorienreiches Teegebäck, das sie liebt und von dem sie ausschließlich zu leben scheint, dazu eine ständige Zigarette, die im Aschenbecher vor sich hin qualmt.

Sie scheint nachts nie zu schlafen, obwohl sie Tabletten hat, die sie umhauen. Ich bin im Allgemeinen ebenfalls wach, trotz der Tabletten, die ich nehme, um mich zu betäuben, und oft taumele ich nachts benommen aus meinem Zimmer und sehe das tiefblaue Licht eines Fernsehers unter der Tür flackern. Dann weiß ich, dass Susie auf den Bildschirm starrt, den Ton so leise gestellt (sie will mich oder Molly nicht stören), dass es ein Wunder ist, dass sie überhaupt etwas hören kann.

Ihre Lieblingsbeschäftigung ist Putzen. Daran kann ich auch erkennen, wenn Susie niedergeschlagen ist. Dann taucht ihr Kopf in meiner Tür auf, und sie sagt: »Sal, ist es okay, wenn ich staubsauge?«

Die Wohnung ist blitzblank, aber wir finden nie, was wir suchen. Susie hält alle Oberflächen gern von allem sauber, nicht nur von Staub.

»Hat Susie wieder geputzt?«, fragt Molly, wenn sie von der Schule nach Hause kommt und vergeblich nach einem Buch oder einem frischen T-Shirt sucht.

»Ja.«

Molly nickt mitfühlend. »Muss ein schlimmer Tag gewesen sein.«

Susies Verstecke sind sehr kreativ. Aber ihr erscheinen sie logisch. Ihre Mum ruft oft an, um zu sagen: »Kannst du Susie fragen, wo sie das Shampoo hingetan hat? Ich habe den ganzen Tag danach gesucht und kann es nirgends finden.«

Susie und Molly hängen sehr aneinander. Ich treffe sie oft zusammengerollt auf dem Sofa an, die Köpfe zusammengesteckt, während sie ohne Ende miteinander schwatzen oder sich prustend vor Lachen aneinanderklammern.

»Ich kann nicht glauben, dass Susie eine Erwachsene ist«, sagt Molly.

In der Gruppentherapie sprudeln Susies Worte wild durcheinander, oft von Tränen unterbrochen. Manchmal siegen die Tränen, und sie schluchzt nur noch hilflos, außerstande, zu sprechen. Nach einer Weile beginnt sie zu schreien, sich selbst anzuschreien.

»Halt den Mund, halt den Mund, du Jammerlappen«, schluchzt sie dann. »Hör auf zu heulen, das ist doch lächerlich.« Jeder neue Ausbruch bringt eine neue Flut von Tränen mit sich, bis sie schließlich, frustriert und gedemütigt, beginnt, sich zu ohrfeigen, erst sanft, und dann immer fester.

»Hör auf! Hör auf!«, brüllt sie.

Klatsch, klatsch.

»Halt den Mund!«

Klatsch, klatsch.

Schließlich sagt der Therapeut zu Susie: »Warum tun Sie das?«

Susie weint noch immer, aber sie hört auf, sich zu ohrfeigen. Niemand rührt sich, um sie zu trösten oder ihr ein Taschentuch anzubieten. Das heißt, ein paar versuchen es, aber der Therapeut hält sie mit einem warnenden Blick davon ab. In der Gruppentherapie heißt jemanden trösten, dafür zu sorgen, dass er den Mund hält. Ziel ist es aber, dafür zu sorgen, dass die Leute ihre Gefühle ausdrücken, so schmerzhaft das auch ist. Das soll erreicht werden, indem man sie allein lässt. Das klingt hart. Und es ist hart. Unser Instinkt sagt uns, dass wir jemanden trösten müssen, der leidet. Es ist schwer, ihm nicht zu gehorchen.

Nach langer Zeit sieht der Therapeut den Rest von uns an. »Möchte einer von Ihnen vielleicht etwas zu Susie sagen?«

Ich sehe Susie an, die sich die Hände vors Gesicht gepresst hat, sehe ihre weißen Fingerknöchel, während sie gegen den Drang ankämpft, sich zu ohrfeigen. Früher habe ich genau dasselbe getan, habe mich geohrfeigt, um meine eigenen Tränen zu unterdrücken.

»Wenn ich weinen würde«, sage ich, »würdest du mir dann sagen, ich soll den Mund halten?«

Sie nimmt erstaunt ihre Fäuste vom Gesicht. »Nein, natürlich nicht.«

»Warum sagst du es dann zu dir selbst?«

»Weil ich mich hasse, wenn ich so bin. Ich will, dass ich damit aufhöre.«

Das verstehe ich. Ich wollte auch, dass ich damit aufhöre.

Wir haben es alle schon gehört. Wir haben es von Freunden, von Angehörigen, von bedeutungslosen Fremden gehört. Aber vor allem haben wir es von uns selbst gehört.

Reiß dich zusammen.
Vielen Leuten geht es noch viel schlechter.
So schlimm ist es doch gar nicht.
Lass dich nicht hängen.
Gib dir einen Ruck.

Ich habe es niemandem verübelt, der mir solche Ratschläge erteilt hat. Das konnte ich nicht. Es war nichts anderes als das, was ich mir selbst täglich, sogar stündlich, sagte. Ich habe schreckliche Schmerzen im Gesicht bekommen. Ich habe (zusammen mit einem Zahnarzt) lange gebraucht, um zu begreifen, dass der Grund der war, dass ich meinen Kiefer ständig zusammenpresste. Ich habe die Zähne zusammengebissen, um die Tage zu überstehen.

Nur einmal habe ich etwas erwidert. Es war ein Typ auf einer Baustelle, der nur versuchte, fröhlich zu sein, der nur normal war.

Er rief: »Kopf hoch, Mädchen, so schlimm wird's schon nicht kommen.«

Ich habe mich umgedreht und ihn angefahren: »Na ja, verdammt, es *ist* aber so schlimm gekommen. Und was willst du jetzt dagegen unternehmen?«

Ich hätte ihn genauso gut schlagen können. Er war kahl rasiert und gebaut wie ein Kleiderschrank, aber er breitete nur beschwichtigend die Hände aus und errötete. Er sagte nichts. Ich auch nicht. Ich versuchte allzu angestrengt, nicht in Tränen auszubrechen.

Männer wie ihn gab es auch in der Klinik. Einer war ein Taxifahrer, riesengroß und stämmig. Er sah nach einem harten Mann aus, aber seine Miene erzählte eine andere Geschichte. Er hatte schreckliche Angst, seine Kumpel könnten herausfinden, dass er in der Klapsmühle war. Er wollte seine Gefühle nicht mit uns teilen oder uns sagen, wie ihm zumute war, nämlich schlecht. Sehr, sehr schlecht. Er spielte mit dem Gedanken, zu sterben, sich zu erhängen. »Ich verstehe das nicht« war alles, was er sagte.

Die Gruppe murmelte beipflichtend. Wir verstanden es ebenfalls nicht.

Niemand von uns verstand, warum die Depression sich ausgerechnet uns ausgesucht hatte. Niemand von uns wusste, wie es dazu kommen konnte, dass wir in eine psychiatrische Klinik weggesperrt wurden, dass wir gezwungen wurden, vor völlig Fremden unser Herz auszuschütten. So haben wir uns selbst nie gesehen. So wollten wir von anderen nie gesehen werden.

KAPITEL 5

Ich verliere mein Gleichgewicht

Die größte Gefahr, die, sich zu verlieren,
kann in der Welt so ruhig vor sich gehen,
als wäre es nichts. Kein Verlust kann so stille
hingehen; jeder andere Verlust, ein Arm, ein Bein,
fünf Reichsbanktaler, eine Hausfrau und so weiter,
ist doch zu merken.

Søren Kierkegaard

Wenn es eine Sache gibt, über die sich alle Fachleute einig sind, dann die, dass es nicht *die* Ursache für eine Depression gibt, sondern vielmehr eine Reihe beteiligter Faktoren, die zusammenkommen und bei Leuten, die verletzlich sind, einen depressiven Schub auslösen könnten.

Ich sage »könnten«, da niemand weiß, welche Kombination von Auslösern vermutlich explosiv sein wird oder warum der eine Mensch davon betroffen sein sollte, während ein anderer mit genau derselben Zusammensetzung von Faktoren unbeeinträchtigt bleiben sollte.

Es ist jedoch allgemein anerkannt, dass eine ernste Depression die Folge einer Reihe schwieriger Ereignisse (bekannt als Stressoren) ist, die, wenn sie in rascher Folge auftreten, das chemische Gleichgewicht des Gehirns beeinflussen. Die Depression verändert im wahrsten Sinne des Wortes die Denkweise.

Solche Stressoren können das Scheitern einer Beziehung sein, der Verlust eines Arbeitsplatzes, der Tod eines geliebten Menschen oder auch finanzielle Probleme. Ein Verlust welcher Art auch immer scheint ein entscheidender Auslöser zu sein. Oft findet sich ein Hang zur Depression in der Familie, sodass es dafür auch eine genetische Empfänglichkeit geben könnte – es ist aber eher eine Prädisposition als eine Prädetermination. Nicht jeder, in dessen Familie bereits jemand an einer Depression erkrankt ist, ist dazu verurteilt, die Krankheit selbst zu entwickeln. Ebenso wenig muss jeder, der schwierige Ereignisse in seinem Leben zu verkraften hatte, damit rechnen, ernsthaft depressiv zu werden.

Mein Abrutsch in die Depression verlief gleichmäßig, stetig, beispielhaft. Ich begann jeden Morgen um zwanzig nach drei aufzuwachen. Mein Kopf war ein Wecker, auf die Minute genau gestellt; auf eine nicht ganz so angenehme Zeit.

Frühmorgendliches Aufwachen ist eines der klassischen Symptome der Depression, aber davon hatte ich keine Ahnung, daher achtete ich kaum darauf. Ich hatte so viele Dinge im Kopf, und außerdem leide ich schon seit meiner Kindheit an Schlaflosigkeit, auch wenn es mir damals eher schwerfiel, abends einzuschlafen.

Das war nun eine neue Form. Ich schlief ein, als hätte ich einen Schlag auf den Kopf bekommen, allzu schnell, allzu brutal. Und dann, wenige Stunden später, war ich wieder wach, und immer zur selben Zeit. Ich begann Angst vor der Uhr zu haben, und meine verblüfften, auf einmal wachen Augen starrten auf diese Leuchtzeiger, die stets auf die Drei und die Vier zeigten und mir, wie ich mir bald einzubilden begann, den Weg in die Hölle wiesen.

Auch in anderer Hinsicht fühlte ich mich seltsam. Das Essen schmeckte seltsam, oder trocken, wie Staub. Ich nahm rasch ab, etwa sechs Kilo in wenigen Wochen. Auf eine unbestimmte, unbeteiligte Art war ich froh darüber, auch wenn ich manchmal dachte, ich sollte glücklicher darüber sein, dass ich abnahm, ohne es überhaupt zu versuchen. In diesen seltsamen Augenblicken der Klarsicht wunderte ich mich über meinen Mangel an Freude. Ich war dünn, und in meiner Welt galt dünn als gut. Ich arbeitete für Zeitschriften. Ich ging zu Modenschauen. Leute sagten mir, wie toll ich aussähe, während ich mich die ganze Zeit fragte, wer eigentlich diese Fremde war, die in meine hautenge Earl-Jeans geschlüpft war.

Außerdem verlor ich das Interesse an allem, wofür ich mich einmal begeistert hatte. Mein Garten ließ mich im Stich. Er wucherte wild, ohne dass ihn irgendjemand ansah oder würdigte. Er war mir gleichgültig, und ich schien ihm ebenfalls gleichgültig zu sein. Es schien keine Rolle zu spielen, ob ich anwesend war oder nicht. Nach einer Weile ärgerte ich mich darüber, hatte das Gefühl, dass die Blumen sich über mich lustig machten, meinem trägen Elend zum Trotz blühten.

Ich achtete kaum darauf. Ich hatte andere, wichtigere Dinge im Kopf. Wenn ich nicht schlafen oder essen oder gärtnern konnte, dann hatte das einen Grund. Meine zehnjährige Ehe lag in den letzten Zügen und kroch unter Schmerzen ihrem Ende entgegen. Mein Mann, Jonathan, und ich hatten angefangen, uns auf eine selbstzerstörerische Weise zu zanken.

»Ärgerst du dich eigentlich über alles, was ich tue?«, fragte er.

»Ja.«

Er wandte sich ab.

Ich stemmte die Hände in die Hüfte, wandte mich an seinen vorwurfsvollen Rücken. »Na ja, genau das wolltest du doch hören, oder?«

Er sagte nichts, aber aus seinem Schweigen konnte ich die ätzende Schärfe meiner Worte heraushören.

Wir hatten unser eigenes trauriges Muster entwickelt. Ich griff an, er zog sich zurück. Es gab keinen Krieg, eher ein leeres Gefühl von Niederlage. Unser Elend spielte sich im Niemandsland eines Heckenschützen ab, und offenbar konnten wir nichts tun, um die Sichtweise zu ändern. Oder vielleicht war es auch nur so, dass keiner von uns beiden es wollte.

Mein Leben hatte sich auch in anderer Hinsicht verändert. Ich hatte wieder angefangen, im Zeitschriftenbereich zu arbeiten, als Herausgeberin von *Red*, nachdem ich ein Jahrzehnt lang in völliger Stille und Abgeschiedenheit als Autorin gearbeitet hatte. Ich war so viel Lärm nicht gewohnt, auch nicht die ständigen, dringenden Anfragen von dreißig Mitarbeitern, und das fiel mir, offen gestanden, schwer.

Ich hatte schon früher für Zeitschriften gearbeitet; ich liebte das damit verbundene Drama und Chaos, und ich kam nicht auf die Idee, dass es diesmal anders sein würde. Vielleicht war es einfach so, dass ich inzwischen älter war, oder vielleicht lag es auch nur an meiner psychischen Verfassung, aber ich empfand die ständige, aufreibende Beschäftigung mit Shoppen und Prominenten als banal und ärgerlich. Es war okay, solange es sich in Grenzen hielt; aber die Grenzen sollten, meiner Meinung nach, eng sein.

Außerdem glaubte ich, die machiavellistische Politik des Bürolebens begriffen zu haben. Ich glaubte sogar, Spaß an ihr zu haben. Ich ignorierte die Tatsache, dass sie mir, wie das Essen, das ich zu mir nahm, in der Kehle stecken blieb.

Meine Ehe ging schließlich zu Ende. Es gab keinen wirklichen Widerstand, nur ein gelegentliches Aufflackern von Emotionen; aus Höflichkeit ebenso wie aus Gewohnheit oder Bedauern. Ich fand eine Wohnung und zog aus. Jonathan sah sich, wie er sagte, zu einem Umzug nicht imstande. Es fällt ihm schwer. Mir nicht, nachdem ich meine ganze Kindheit über immer wieder umgezogen bin; oder zumindest dachte ich, es würde mir nicht schwerfallen, aber diese Erkenntnis kam erst später, als ich bereits im Begriff war, an den emotionalen Nachwirkungen zu ersticken, die ich weder in den Griff bekommen noch verstehen konnte.

Ich fand eine Wohnung in der Nähe unseres Hauses, sodass Molly leicht zwischen uns pendeln konnte. Es war schwer, aber zugleich seltsam leicht. Wir redeten viel darüber und blieben enge Freunde.

Jonathan ging zu einem Therapeuten, wegen des Scheiterns unserer Ehe und noch anderer Dinge. Ich kam nicht auf die Idee, dass ich selbst auch einen brauchte. Ich dachte, eine Therapie sei nur etwas für andere Leute, aber ich steckte bis zum Hals im Zustand jenes Leugnens, das ich, wie so viele Therapeuten mir mittlerweile gesagt haben, so vollendet beherrsche.

Jonathan berichtete mir von seinen Therapiesitzungen: »Er sagt, wir gehen so höflich und rücksichtsvoll miteinander um, dass wir wie aus dem *Guardian* sind.«

Ja, dachte ich, leidenschaftslos. Tot. Ohne Hoffnung.

»Er will wissen, warum wir uns nicht anschreien oder mit Geschirr um uns werfen.«

Ich lachte. Jonathan auch.

»Hat er denn gar nichts verstanden?«, fragte ich.

Jonathan zuckte mit den Schultern.

Etwa zur selben Zeit verliebte ich mich. Verliebte mich absurd, krankhaft und katastrophal in jemanden, in den ich mich nicht hätte verlieben sollen. Ich hatte die Anziehung seit Monaten gespürt, aber nichts deswegen unternommen. Ich dachte sogar, ich sei vielleicht dabei, den Verstand zu verlieren, dachte, ich würde mir das alles nur einbilden. Erst als wir schließlich zusammenkamen, begriff ich, dass ich die ganze Zeit über recht gehabt hatte, dass das Ausmaß der Emotion, die ich empfand, für sich allein nicht existierte.

Es half nichts. Ich fühlte mich noch verrückter, ein Wahnsinn, der durch Schuldgefühle und die Unmöglichkeit der Liebe verschlimmert wurde. Liebe, sagen uns die Wissenschaftler, kann bei jedem ausreichen, um die Chemie des Gehirns zu verändern. Und ich war verliebt, nicht nur mit meinem Kopf und meinem Herzen, sondern auch mit meinem Körper und meiner Seele. Die Verbindung war unerklärlich, selbst für mich. Und daher versuchte ich auch gar nicht erst, sie zu erklären.

Ich fühlte mich verlorener als je zuvor. Sein Name war Tom. Er ist es noch immer. Als wir uns kennenlernten, war er mit einer anderen zusammen, steckte in einer, wenn auch emotionslosen, Beziehung. Wir unternahmen nichts. Es war, als würden wir bei einem Autounfall zusehen. Es waren Kinder beteiligt. Wir redeten, wir küssten uns, wir schmiedeten keine Pläne. Es gab keine Pläne zu schmieden. Es gab nur uns, diese Sache, mit der wir nichts anfangen und an der wir nichts ändern konnten. Wir konnten sie nicht einmal ignorieren. Er schickte mir eine E-Mail:

```
Auf einmal erscheint diese verrückte E-Mail,
die ich dir geschickt habe, gar nicht mehr so
verrückt und zusammenhangslos, oder?
Ich werde das Zitat finden …
```

»Doch sein zerspaltnes Herz — ach schon zu
schwach, den Kampf noch auszuhalten zwischen
Schmerz und Freud — im Übermaß der Leidenschaft brach lächelnd.«

Was immer wir tun, egal was, wird völlig FALSCH
sein.
Eine Sache. Ich bin froh, nein, nicht froh,
überglücklich, dass das hier passiert ist,
passiert, passieren wird.
Liebe, komme, was da wolle.

Ich ging zu meiner Ärztin, um ein paar Schlaftabletten zu
bekommen. Sie sagte mir, frühmorgendliches Aufwachen
sei ein Anzeichen von Depression, und verschrieb mir Antidepressiva. Ich glaubte ihr nicht, sagte ihr, ich sei nicht
depressiv, sondern lediglich erschöpft, da ich kaum Schlaf
bekam, und ich hätte ein paar Dinge zu viel im Kopf.

Ich war leicht empört von ihrer Unterstellung, ich sei
depressiv. Ich habe mit Depressionen nichts am Hut. Ich
habe immer alles im Griff. Ich bin stark. So oder so ähnlich
dachte ich damals.

Sie hörte mir geduldig zu und schlug mir dann einen
Therapeuten vor. Auf der Warteliste des staatlichen Gesundheitsdienstes stand man mindestens ein halbes Jahr.
Ich ließ sie meinen Namen auf die Liste setzen, obwohl ich
wusste, dass es mir in einem halben Jahr schon besser gehen
würde. Ich beharrte noch einmal auf Schlaftabletten. Sie
lehnte ab, verschrieb mir Antidepressiva, erklärte mir, sobald sich die Depression legte, würde auch mein Schlafmus-
ter wieder normal werden.

Ich nahm die Pillen. Ich wachte nach wie vor jeden Morgen um drei Uhr zwanzig auf. Ich dachte, sie hätte sich in

ihrer Diagnose geirrt. Die Antidepressiva halfen mir überhaupt nicht, also konnte ich ja wohl nicht depressiv sein. Ich hatte einfach zu viele Dinge im Kopf.

Zwei Monate später begann ich zu weinen. Ich wachte weinend auf, und ich schlief weinend ein. Dazwischen wusch ich mir das Gesicht, zog mich an und ging zur Arbeit. Ich kam noch immer nicht auf die Idee, dass ich depressiv war. Ich war nur traurig, traurig über das Ende meiner Ehe, traurig darüber, jemanden zu lieben, den ich nicht lieben sollte.

Vier Monate nachdem wir uns getrennt hatten, ging Jonathan eine neue Beziehung ein. Ich freute mich für ihn. Ich wollte, dass er glücklich war. Da ich weder Eifersucht noch Schmerz empfand, wusste ich, dass unsere Ehe wirklich zu Ende war. Dennoch trug ich die Schuld an ihrem Scheitern wie eine Gewitterwolke in mir. Ich war diejenige, die ausgezogen war. War alles meine Schuld? Hatte ich es nicht genug versucht?

»Du hast es versucht«, versicherte Jonathan. »Du hast immer wieder versucht, darüber zu reden, aber ich wollte nicht. Ich hatte einfach gehofft, es würde sich legen. Ich wusste, dass es aus war, dass wir seit Langem unglücklich waren. Ich war nicht imstande, etwas dagegen zu unternehmen; ich war nicht einmal imstande, den Tatsachen ins Auge zu sehen. Daher bin ich dir dankbar, dass du die Kraft hattest, es zu tun.«

»Keine Ursache.«

Er grinste mich an. »Ohne dich hätte ich das nicht geschafft.«

Wir sind noch immer gute Freunde, selbst heute noch. Wir sehen uns oft, und das nicht nur, weil wir ein gemeinsames Kind haben. Ich rufe Jonathan in schweren Zeiten an, oder wenn es einen Grund zum Feiern gibt. Und er ruft mich an. Das verwirrt manche Leute. Sie finden es seltsam, dass wir so glücklich getrennt sind. Sie fragen sich, was das Ganze dann überhaupt sollte. Wir uns nicht. Wir wissen beide, dass wir die Art Beziehung haben, die eine Trennung überlebt, aber keine Intimität.

Ebenso wenig verhinderte unsere Freundschaft den Schmerz über das Scheitern unserer Ehe. Sie linderte nicht die Qual, eine zehnjährige Ehe, ein Haus und ein Leben zu zerreißen. Vielleicht machte unsere Freundschaft es sogar noch schlimmer.

»Warum tun wir das eigentlich?«, fragte ich eines Tages, während wir unseren Haushalt zusammenpackten.

Jonathan blickte traurig. »Weil es keine andere Möglichkeit gibt. Das wissen wir doch beide.«

»Ja«, sagte ich und packte weiter Gläser und Porzellan in Kisten.

Wir zerlegten unsere Ehe nur langsam; wir brauchten über ein Jahr, um das Haus zu verkaufen. In dieser Zeit zog ich zweimal um, in unterschiedliche Wohnungen, und zog auch zweimal zurück in unser Haus. Es war aufwühlend, aber aufgewühlt war ich ohnehin schon.

Ich nahm weiterhin Antidepressiva. Sie halfen mir nicht, aber schließlich war mein Leben ja auch ein Chaos. Keine Medizin besitzt die Macht, Ordnung in ein solches Chaos zu bringen.

Auch körperlich ging es mir nicht gut; ich hatte eine unteraktive Schilddrüse, einen Hypothyroidismus, wie es heißt, der ein Jahr zuvor diagnostiziert worden war. »Sie ist nur leicht unteraktiv«, sagte meine Hausärztin. »Im Grenzbereich. Kein Grund zur Besorgnis.«

Daher war ich nicht besorgt.

Psychologen und Psychiater hingegen nehmen eine schlecht funktionierende Schilddrüse sehr ernst, und das aus gutem Grund. Die Schilddrüse, die vom Stoffwechsel bis hin zur Steuerung der Stimmung alles regelt, war früher einmal als die Emotionsdrüse bekannt. Sie steht in einem engen Zusammenhang mit der Depression. Einem Bericht zufolge leiden fünfundzwanzig Prozent der Frauen in psychiatrischen Kliniken an einer unteraktiven Schilddrüse. Häufig liegt sie im Grenzbereich, weshalb ihre Auswirkungen hinsichtlich einer schweren Depression von Hausärzten oft übersehen werden, die eine leicht unterfunktionale Schilddrüse gern als lästig, aber nicht ernst ansehen. Und es besteht eine enorme Schwankung in der Funktion.

Wie mein eigener Psychiater später zu mir sagte: »Normal heißt gar nichts. Was für den einen normal ist, erscheint bei einem anderen gar nicht auf dem Diagramm. Und die Bluttests auf Thyroxin, die der staatliche Gesundheitsdienst durchführt, sind dafür bekannt, dass sie ungenau sind.«

Zu der Zeit wusste ich noch nichts von alledem, folgte dem Beispiel meiner Hausärztin und nahm die Auswirkungen nicht ernst, obwohl es mir extrem schlecht ging, bevor die Diagnose gestellt wurde. Ich war ständig müde. Es war keine normale Schläfrigkeit, sondern eine abgrundtiefe Erschöpfung. Ich schlief, als hätte man mich bewusstlos geschlagen, kämpfte morgens damit, aufzuwachen, und schleppte meine bleiernen Gliedmaßen durch den Tag. Mir war ständig kalt; meine Finger waren weiß und taub, selbst im Sommer, wenn ich in meinem Arbeitszimmer die Heizung voll aufgedreht hatte. Wenn mir allzu kalt wurde, war es mir fast unmöglich, mich wieder aufzuwärmen, sodass ich mich schließlich bei laufendem Heißwasser in die Badewanne legte. Meine Arme und Beine taten mir ständig weh, so sehr, dass ich bisweilen alle vier Stunden ein Schmerzmittel nahm. Und ich nahm immer mehr zu, obwohl mein

Gewicht mein Leben lang konstant gewesen war und ich kaum etwas aß. Noch seltsamer war, dass meine Augenbrauen auszufallen begannen und meine Haut so trocken war, dass ich fast in Feuchtigkeitslotion badete. Ich fühlte mich ständig niedergeschlagen und depressiv, aber ich arbeitete zu hart, und ich hatte ein kleines Kind, das mich brauchte. Ich war zerrissen von Schuldgefühlen. Natürlich war ich depressiv und erschöpft.

»Das ist Ihr Alter«, sagte ein Vertreter meiner Hausärztin. »Vermutlich sind Sie in den Wechseljahren.«

Er war ein junger Mann mit abstehenden Ohren, die so rot und glänzend waren, dass es aussah, als würde er sie täglich schrubben.

»Ich bin in den Vierzigern«, sagte ich mit so viel empörter Würde, wie ich angesichts seiner ausdruckslosen, jungen Gleichgültigkeit aufbringen konnte.

Er sah nicht von seinen Unterlagen auf. »Eben.« Sein Blick huschte über die Seiten. »Und Sie haben ein kleines Kind, und Sie sind berufstätig.« Er sah zu mir hinüber, als wollte er sagen: »Was haben Sie denn erwartet?«

Schließlich verschrieb mir meine eigene Hausärztin eine niedrige Dosis Thyroxin, fünfzig Milligramm täglich. »Um zu sehen, ob es irgendeine Wirkung hat«, schlug sie vor. Meine Körpertemperatur schoss in die Höhe. Mein Gewicht sackte ab. Meine Energie kehrte zurück. Aber dennoch konnte ich die Stimmung nicht abschütteln, dieses Gefühl, niedergeschlagen zu sein, das mich ständig wie ein kaltes graues Tuch zu umhüllen schien.

Als ich schließlich mit einer schweren Depression in eine Klinik eingewiesen wurde, wurde die Thyroxindosis auf hundertfünfzig Milligramm täglich verdreifacht. Die Höchstdosis liegt bei zweihundert Milligramm täglich. Die Menge, die ich eingenommen hatte, war bei Weitem zu wenig, obwohl die Blutuntersuchungen, die meine Hausärztin durchgeführt hatte, zeigten, dass die verfügbaren Thyroxinwerte wieder normal waren.

Meine zerstörerische Liebesaffäre ging weiter. Wir verliebten uns immer mehr, rannten aufeinander zu und wieder voneinander weg. Wir waren so intim und so entfremdet, wie man es nur sein kann. Wir sahen uns wochenlang nicht und kamen dann mit verheerender Leidenschaft wieder zusammen.

Tom wurde immer unglücklicher, bis er schließlich fast sprachlos vor Schmerz war; er versuchte, mit seinen Problemen fertig zu werden, indem er sich emotional verschloss oder tagelang verschwand. Ich wusste, dass er es nicht ertragen könnte, seine Kinder zu verlassen oder die Familie zu zerstören, auch wenn, wie er sagte, die Beziehung, die sie hätte zusammenhalten sollen, bereits zerbrochen war. Nur die Oberfläche blieb intakt. Ich wollte nicht, dass er seine Kinder verließ, und gleichzeitig wusste ich auch, dass ich es nicht ertragen könnte, wenn er mich verließ. Aber das musste er, und so einigten wir uns darauf, uns zu trennen, wieder einmal, nur um später wieder zusammenzukommen, als der Schmerz und die Sehnsucht für uns beide unerträglich wurden. So ging es immer weiter.

Das Weinen wurde schlimmer. Ich schlief kaum noch. Ich begann, an unerwarteten Orten zu weinen, zu unpassenden Zeiten. Eines Tages weinte ich im Büro. Ich war tief beschämt. Ich weine nie am Arbeitsplatz. Deshalb kam ich zu dem Schluss, dass ich einfach erschöpft war, und nahm mir eine Woche frei. Es war Ende Juni. Ich verbrachte die Tage damit, durch London zu laufen, mit einer dunklen Sonnenbrille, während mir die Tränen übers Gesicht strömten. Ich ging stundenlang spazieren, jeden Tag. Rückblickend betrachtet, ist mir klar, dass ich durch das Spazierengehen versuchte, meinen Weg aus der Depression zu finden.

Ich konnte keine Farben mehr sehen, ich konnte nur noch in Schwarz-Weiß sehen. Ich hielt das für seltsam, aber zu Unrecht. Später fand ich ein Zitat des amerikanischen Humoristen Art Buchwald, in dem er seine Depression schilderte: »Alles war schwarz. Die Bäume waren schwarz, die Straße war schwarz. Man würde nicht glauben, wie sich die Farben verändern, bis man es selbst gesehen hat. Es ist unheimlich.« Und ich dachte, dann bin ich also nicht die Einzige.

Damals achtete ich nicht auf meine monochrome Welt. Alles war seltsam. Mein Leben war seltsam. Es gab keine Fixpunkte mehr.

Nach dieser Woche des fast völligen Kollapses ging ich wieder zur Arbeit. Ich saß in Meetings, flog nach Mailand und Paris, versuchte, meine Mitarbeiter in Schwung und bei Laune zu halten. Herausgeber sind nichts, wenn sie keine Inspiration vermitteln können, Führungskraft, ein Gefühl von Zugehörigkeit, und eine Zeitschrift ist nichts ohne ihre Mitarbeiter; ohne die Leute, die sie machen, existiert sie nicht. Mein Job war es, dafür zu sorgen, dass diese Leute zufrieden waren, und überhaupt waren sie mir sehr ans Herz gewachsen. Ich erzählte nichts von meinem eigenen Elend. Ich hoffte inständig, dass man es mir nicht ansah.

Ich war so verzweifelt, dass ich eine Freundin, die sich in solchen Dingen auskannte, bat, mir einen Therapeuten zu empfehlen. Damals gehörte ich noch nicht zu den Leuten, die Therapien machten, Therapien wollten, über Therapien redeten. Ich verachtete die Vorstellung vielmehr, glaubte, das sei nur etwas für emotional schwer geschädigte oder einfach narzisstische Leute.

Ich ging hin, aber widerstrebend, und ich sagte niemandem etwas davon. Die Therapeutin praktizierte in einem schäbigen kleinen Raum, der in beigen und graugrünen Tönen gehalten war, den gnadenlos trostlosen Farben der Analyse. Ich sah eine Vase mit verstaubten Trockenblumen, eine Schachtel Kosmetiktücher und eine Frau mit ungekämmtem Haar, die – in meinen zynischen und erschöpften Augen – eine Reihe überflüssiger Schals trug. Später stellte ich fest, dass dieser affektierte Bohemestil offenbar die Uniform von Therapeutinnen dieser Art war.

Noch während ich vor meiner Umgebung und dieser Frau mittleren Alters in mich zusammenschrumpfte, musste ich weinen. Ich hatte keine Ahnung, warum.

Noch während ich weinte, beantwortete ich Fragen. Was machte ich beruflich? Hatte ich Kinder? Wie war mein Verhältnis zu meiner Mutter? Ich hatte das surreale Gefühl, als würde ich auf einer Dinnerparty von einer aufdringlichen Fremden in Beschlag genommen werden. Noch schlimmer, einer Fremden, über die ich selbst, nach ihrer kalten, unpersönlichen Art zu urteilen, vermutlich nichts in Erfahrung bringen würde. Sie war durchdrungen von Freud, von den analytischen Methoden, die dem Therapeuten eine nüchterne, anonyme Gegenwart abverlangen und den Patienten (seine Probleme ebenso wie jegliche Lösungen) in den Vordergrund rücken. Es war die falsche Art von Therapie für mich, aber da ich nichts über Therapien oder die unterschiedlichen Formen, die es gab, wusste, stellte ich sie oder ihre Methoden nicht infrage. Ich fand es einfach hassenswert; genau wie ich viele andere Therapeuten hassen lernte, vor denen ich in den darauf folgenden Monaten und Jahren saß. Aber ich ging weiterhin zu ihr, wie ich auch weiterhin die Antidepressiva nahm, von denen ich nicht glaubte, dass sie mir halfen. Ich tat es, weil ich nicht wusste, was ich sonst tun sollte. Ich tat es widerstrebend, ohne den Wunsch, mich überhaupt darauf einzulassen. Ich tat es, da ich dachte, wenn ich mein Elend zum Ausdruck brächte, würde es vergehen.

Wenig später, an einem grauen Sonntagnachmittag, saß ich allein in meiner Mietwohnung und fühlte mich niedergeschlagen. Ich schaltete den Fernseher ein, um etwas Gesellschaft zu haben. Ein Foto von Paula Yates tauchte auf dem Bildschirm auf, und eine Stimme sagte: »Paula Yates ist tot.« Ich schaltete den Fernseher aus und wieder ein, als hätte ich versehentlich auf irgendeinen unbekannten, außerirdischen Sender geschaltet. »Paula Yates ist tot. Man fand sie heute in den frühen Morgenstunden«, sagte die Stimme

Ich konnte es nicht glauben. Ich liebte Paula. Wir waren seit zwanzig Jahren Freundinnen gewesen. Wir lernten uns kennen, als ich eine junge Journalistin war, die zu ihr geschickt wurde, um sie über ihr Buch, *Rock Stars in Their Underpants*, zu interviewen. Sie war bekannt, aber nicht besonders berühmt. Das war ein paar Jahre vor LiveAid und bevor Bob, wie sie es ausdrückte, »ein Heiliger« wurde. Und bevor sie selbst, wie sie es ebenfalls ausdrückte, »der Antichrist« wurde.

Wir fingen an zu reden, und dann redeten wir einfach weiter, jahrelang. Ich verbrachte sogar Wochenenden mit Paula und Bob auf dem Land, nur damit wir reden konnten. Sie brachte mich mehr zum Lachen als irgendjemand sonst, den ich je gekannt habe, außer vielleicht Nigel. Depressive sind, wenn sie nicht gerade depressiv sind, oft die witzigsten Leute mit dem schwärzesten Humor.

Sie war den Sommer über fort gewesen, war voller Leben und Pläne für die Zukunft. Wie konnte sie tot sein? Wir hatten erst tags zuvor miteinander telefoniert und uns für die Woche darauf verabredet. Außerdem hatten wir im vergangenen Jahr viel Zeit damit verbracht, über unsere jeweiligen

Probleme zu reden, und wie wir versuchten, sie in den Griff zu bekommen. Und obwohl Paula an einem noch weitaus dunkleren Ort war als ich, versuchte sie dennoch immer wieder, mich bei der Stange zu halten. »Wir müssen stark sein«, sagte sie immer wieder, »wir schaffen das schon. Ich weiß, dass wir das schaffen.«

Und jetzt war sie nicht mehr da. Ich schrie ihr Gesicht an, das auf dem Fernsehbildschirm lachte. »Du hast es versprochen! Du hast mir versprochen, dass wir beide es schaffen!«

Miss Marigold, so nannte ich sie, da Paula, genau wie Susie, so gern putzte. Und sie liebte ihre rosa Gummihandschuhe. Sie trug sie zu Diamanten, einem Cocktailkleid und hohen Stilettos. Sie trug sie so, wie man es von Paula erwarten würde. Sie trug sogar sonntagmorgens, im Garten, Cocktailkleider.

Sie liebte ihre rosa Gummihandschuhe von Marigold, da sie so gern putzte, so gern versuchte, wieder Ordnung in ihr etwas chaotisches Leben zu bringen. Als sie mit einer schweren Depression in die Priory-Klinik eingewiesen wurde, setzten sie sie in den Klinikgarten und füllten ihr Zimmer mit Zeitungsfetzen. Dann wurde sie wieder in ihr Zimmer geführt und gezwungen, dort zu sitzen, zwischen den Zeitungsfetzen, ohne sauber zu machen.

Sie fand das wahnsinnig komisch. »Die Presse behauptete ständig, ich sei wegen Drogen- und Alkoholsucht weggesperrt worden. Tatsächlich haben sie mich weggesperrt, weil ich eine Hausfrau bin.«

Mit eingestreuten Geschichten verlangte sie ihrem Aufenthalt in der Priory-Klinik einige hübsche und witzige Seiten ab. Ich kann mich erinnern, wie sie beim Mittagessen saß und mich unterhielt. Ihr Gesicht war ungeschminkt, und sie trug die Hornbrille, die sie in der Öffentlichkeit so selten aufsetzte. Sie sah hübsch aus, und so lebendig.

»Ich bin in der Priory-Klinik den Korridor auf und ab gelaufen«, sagte sie, »mit meiner Tochter Tiger in meinen Armen, und habe ihr ins Ohr geflüstert: ›Du bist meine Heldin, meine Heroine.‹ Und auf einmal wurden alle Türen im Korridor aufgerissen, und die ganzen Junkies haben den Kopf rausgestreckt und gesagt: ›Heroin? Hat hier jemand was von Heroin gesagt?‹«

Und dann warf sie ihren blonden Kopf zurück und lachte auf diese hicksende, ansteckende Art, die sie hatte.

Ich wechselte die Therapeutin, in der Hoffnung auf Besserung. Die zweite konnte ich noch weniger leiden als die erste. Sie arbeitete in einem größeren Raum, aber er war in denselben beigen und graugrünen Tönen gehalten. Sie trug ihr Haar in einer steifen Föhnfrisur, wie einen Helm. Ich wollte es am liebsten durcheinanderbringen, wollte es zerzausen. Sie trug kamelhaarfarbene Kostümröcke und saß steif da, die Hände im Schoß umklammert, und sagte kaum etwas.

Damals wusste ich noch nicht, dass es viele Therapieformen gibt oder dass speziell die Art, die sie praktizierte, falsch für mich war. Ebenso wenig wusste ich, dass sie allein schon deswegen falsch für mich war, weil ich sie als Person nicht mochte und keinen Zugang zu ihr finden konnte.

Ich dachte, eine Therapie sei eine Art Zauber; ich dachte, man würde einfach immer nur reden, und allein schon der Akt des Redens würde irgendeinen verrosteten Schlüssel lösen. Ich wusste nicht, dass es gute Therapeuten und schlechte Therapeuten gibt und schon gar nicht, dass ein Therapeut für den einen Menschen gut sein kann und für einen anderen schlecht. Ich wusste nichts, nur dass ich Schmerzen litt und dass ich irgendetwas, egal was, tun musste, um sie loszuwerden.

Sehr bald nach Paulas Tod wurde ich als Herausgeberin von *Red* gefeuert. Fast das Letzte, was ich tat, bevor ich ging, war der Nachruf, den ich auf sie schrieb. Das Management wollte mehr Prominente, mehr Shoppen, mehr Make-up-Geheimnisse. Sie wollten weniger Worte. Ich stritt mich nicht mit ihnen. Ich wusste, schon bevor sie es sagten, dass ich die Falsche für ihren Job war. Ich hatte es immer gewusst. Die Zeitschrift, die ich machen wollte, und die Zeitschrift, die sie verkaufen wollten, das waren zwei verschiedene Paar Schuhe.

Ich hätte schon Monate zuvor gehen sollen; hätte mich geschlagen geben und einen würdevollen Abgang machen sollen. Ich hätte zugeben sollen, dass es falsch von mir war, dass es schon immer falsch von mir gewesen war, den Job auch nur in Betracht zu ziehen, mit dem sie mir ein halbes Jahr lang in den Ohren lagen, bevor ich mich bereit erklärte, ihn zu übernehmen. Ich hätte auf meinen Instinkt hören und begreifen sollen, dass ich niemals würde tun können, was sie wollten.

Nur dass ich es nicht zugeben konnte. Ich konnte und wollte nichts zugeben. Selbst als sie mich feuerten, sagte ich nur, na schön. Ich sagte, das sei eben der Lauf der Welt. Es sei die Unternehmenskultur. Es sei die Art, wie Zeitschriften waren. Ich sagte alles Mögliche, was es sei – nur nicht die Wahrheit.

Die Wahrheit war, dass ich glaubte, wenn ich irgendetwas wirklich gut beherrschte, dann die Herausgabe einer Zeitschrift. Ich hatte es jahrelang geglaubt, seit dem Erfolg von *Elle*. Ich hatte es jahrelang gesagt bekommen. Daher war das Scheitern meiner Herausgeberschaft von *Red* nicht nur das Scheitern in einem Job. Es war die Zerstörung einer absoluten Wahrheit über mich selbst.

Damit ging ein Großteil meiner Identität verloren. Hinzu kam ein überwältigendes Gefühl von Verlust, zusätzlich zu allem anderen. Ich war beschissen in meinem Job, ich war beschissen in meiner Ehe, ich war beschissen in der Liebe. Ich hatte sie alle verloren. Eine gute Freundin war gestorben. Ich hatte auch sie verloren. Und in der Depression, haben viele Fachleute erklärt, geht es fast immer um Verlust.

Damals wusste ich das noch nicht.

Ich gab den Job sehr schnell auf, zum Ende der Woche. Am nächsten Montag wachte ich, wie immer, um drei Uhr zwanzig auf. Ein Sturm tobte, Regen peitschte gegen die Fenster der trostlosen Mietwohnung, in der ich lebte. Sie war kalt und feucht. Ich hatte keine Zigaretten mehr, und die Geschäfte hatten geschlossen. Ich wollte nach Hause, in das Haus, das ich zehn Jahre lang gekannt und geliebt hatte. Aber ich war schon zu Hause. Zur Arbeit konnte ich nicht fahren. Ich hatte keine Arbeit. Ich wollte mein Kind, aber ich wusste, dass ich in diesem Zustand keine gute Mutter war. Ich wollte meine Freunde, aber ich wusste nicht, wie ich ihnen sagen sollte, wie mir zumute war.

Wenn mein Job mein einziger Verlust in jenem Jahr gewesen wäre, ich glaube, dann wäre ich nicht so hart gefallen oder so tief gesunken. Ein Verlust, oder eine plötzliche und unerwünschte Veränderung, verursacht Stress, und extremer Stress verändert Wissenschaftlern zufolge die Chemie des Gehirns. Diese chemischen Veränderungen findet man immer bei Leuten, die an einer schweren Depression leiden. Die Depression verursacht die Veränderungen nicht. Die Depression spiegelt sie wider. Und mein Gehirn veränderte sich rasch.

Es war Oktober. Das war die Zeit, als es richtig schlimm wurde. Ich sagte niemandem etwas davon. Ich wusste nicht, was ich sagen sollte. Ich war zu beschämt, zu verwirrt. Ich hatte noch immer ein Dach über dem Kopf, Geld von einer Abfindung, ein Kind, das ich über alles liebte, Freunde, die ich schätzte, Arbeit, wenn ich welche wollte. Welches Recht hatte ich, depressiv zu sein?

Ich dachte, wenn ich den Mund aufmachen würde, um zu reden, würden mir die Tränen kommen und nie mehr aufhören. Daher vermied ich es, zu reden, egal mit wem. Ich feuerte die Therapeutin mit einem Brief. In dem Brief log ich. Ich sagte, es ginge mir besser, ich bräuchte ihre Hilfe nicht mehr. Sie schrieb zurück. Sie sagte, ich bräuchte eine Therapie dringender als jeder, der ihr bisher begegnet sei.

Ich dachte, sie sei verrückt oder geldgierig, aber inzwischen glaube ich, dass sie den Stress erkannte, den ich innerhalb eines Zeitraums von zehn Monaten durchgemacht hatte. Sie sah die Gefahr in dieser Anhäufung von Verlusten und vielleicht sogar, dass ich am Rande eines Zusammenbruchs war. Es war nur so, dass sie es mir nicht sagte. Oder vielleicht wusste sie auch, dass ich es nicht hören wollte.

Drei Monate später wurde ich mit einer schweren klinischen Depression in eine Klinik eingewiesen. Im Laufe all dieser Verluste hatte ich mich selbst verloren.

KAPITEL 6

Zusammenbruch

Ich bin der unglücklichste Mensch, der lebt.
Wenn das, was ich empfinde, in der gesamten
menschlichen Familie gleich verteilt wäre,
gäbe es vielleicht nicht ein fröhliches Gesicht auf Erden.
Ob ich je gesund werde, vermag ich nicht zu sagen;
ich ahne grausam, dass ich es nicht sein werde.
So zu bleiben, wie ich bin, ist mir unmöglich.
Ich muss sterben oder gesund werden.

Abraham Lincoln

Die Leute halten einen Nervenzusammenbruch im Allgemeinen eher für ein plötzliches, katastrophales Ereignis als für die allmähliche Erosion einer Person, den langsamen und traurigen Zerfall eines Menschen. Natürlich gibt es immer irgendwo eine Geschichte in der Zeitung von einem Mann, der auf einmal mit einer Schrotflinte durchgedreht ist, oder einer Frau, die mit ihren kleinen Kindern im Wagen über eine Klippe gerast ist.

Das ist Wahnsinn in Reinkultur; das ist ein Zusammenbruch von dramatischer Wucht, aber bei den meisten ereignet er sich nicht mit einem Knall, sondern mit einem Wimmern.

An dem Tag, an dem ich schließlich den Kontakt zur Realität, zu meinem eigenen Leben, verlor, war ich zu unserem

Haus gefahren, um Jonathan und Molly zu besuchen. Ich war, wie üblich, seit drei Uhr zwanzig wach und hatte seit dem Aufwachen geweint. Ich konnte keine Zukunft sehen, und ich wollte auch keine.

Aber ich hatte ein Kind, dem ich versprochen hatte, es zu besuchen. Daher zog ich mich an, was mir als eine solch übermenschliche Leistung erschien, dass ich vor Erschöpfung zitterte, als ich schließlich fertig war. Ich taumelte die Straße hinunter, hielt mich dicht an die niedrigen Gartenmauern, da ich kaum sehen konnte, wo der Gehsteig aufhörte und die Straße anfing. Der Lärm der Autos war ohrenbetäubend und brutal. Jedes Mal, wenn eines vorbeischoss, zuckte mein ganzer Körper davon zusammen und ließ mich erschüttert und zerbrechlich zurück.

Ich sagte Jonathan nichts von meinem Zustand, als ich das Haus erreichte. Ich hoffte nur, den Tag zu überstehen, genau wie ich gehofft hatte, alle anderen zu überstehen. Es war Januar, aber die Sonne strahlte, unsere Küche war erfüllt von dem kalten, harten Licht des winterlichen Sonnenscheins. Das Licht erschien mir zu grell; ich sehnte mich nach der abgeschiedenen Düsterkeit meines Schlafzimmers, in dem die Vorhänge vor der Sonne fest zugezogen waren. Außerdem verspürte ich ein ausgeprägtes Gefühl von Unwirklichkeit, aber ich führte es auf die Seltsamkeit unserer Situation zurück: verheiratet, aber unverheiratet, Freunde, verbunden durch einstige Intimität und das Kostbarste, was es gab, unser Kind.

In der Küche sah alles noch genauso aus, und doch völlig anders. Die Kaffeekanne war von ihrem üblichen Platz verstellt worden, und ich konnte auf den ersten Blick sehen, dass niemand die Kühlschranktür abgewischt hatte. Sie war von einem matten gelblichen Schimmer überzogen. Ich wandte den Blick ab. Das hier war nicht mehr mein Zuhause.

Es war ein Sonntagmorgen, der während unserer Ehe stets nach einer festen Routine abgelaufen war. An diesem Morgen war es nicht anders. Jonathan saß an seinem üblichen Platz am Küchentisch, mit dem Rücken zum Fenster. Ich saß ihm gegenüber, ebenfalls an meinem üblichen Platz. Molly sah, wie üblich, in ihrem Spielzimmer fern. Die Zeitungen lagen ausgebreitet auf dem Tisch, und wir unterhielten uns, wie üblich.

Es war alles so normal, und doch war alles anders. Vielleicht war das der Grund, weshalb ich keine Verbindung herstellen konnte. Für mich sah es aus wie eine Szene aus einer Theateraufführung, der ich beiwohnte. Ich konnte nicht sagen, dass ich mich überhaupt genug darauf einließ, um sie mir anzusehen. Jeder Blickwinkel fehlte. Ich verspürte eine schreckliche klaustrophobe Umklammerung von Entsetzen und Schmerz. Entsetzlichem Schmerz.

Jonathan war am Ende einer Geschichte angelangt, die er erzählte. »Jedenfalls«, sagte er, »wie geht es dir?«

Ich starrte durch die Verandatür auf meinen geliebten Garten, den ich im Laufe von zehn Jahren geschaffen hatte. Ich liebte diesen Garten, ich verbrachte früher jeden freien Augenblick in ihm. Ich wusste, in welchen Ecken die Schneeglöckchen blühen würden, die weißen Christrosen aus ihren Knospen hervorbrechen und der weiße Schneeball seinen süßlichen Duft verströmen würde. Ich kniete früher oft dort draußen, sah zu, wie die Schneeglöckchen ihre spitzen grünen Nasen aus der harten, kalten Erde reckten. Ich begrüßte den Frühling, feierte jedes Mehr an Licht, sah zu, wie die Tage länger wurden. Jetzt erschien mir das alles bedeutungslos.

»Was?«, sagte ich.

Er lachte. »Ich sagte, wie geht es dir?«

»Ich schaffe das nicht mehr.«

Jonathan runzelte die Stirn. »Was schaffst du nicht mehr?«

»Alles. Egal was. Ich kann nicht zu mir zurückfinden. Ich kann in nichts einen Sinn erkennen.«

»Sal, wovon redest du denn?«

Ich ließ den Kopf hängen.

»Sal?«

Und so sagte ich das Einzige, von dem ich wusste, dass es die Wahrheit war. Ich sagte: »Ich weiß nicht, wie ich mich um Molly kümmern soll. Ich weiß nicht, wie ich dafür sorgen soll, dass sie sicher ist. Ich weiß nicht, wie ich für sie da sein soll.«

»Aber du bist eine wirklich gute Mutter. Sie himmelt dich an.«

»Das ist es nicht. Es ist nicht sicher. Ich bin nicht sicher. Ich will sterben.«

Es war das erste Mal, dass ich es zu jemandem gesagt hatte. Das erste Mal, dass ich es laut gesagt hatte. Ich hatte neun Monate lang hart gekämpft, und jetzt wusste ich, dass es vorbei war.

Jonathan wurde sehr still. »Was hast du da gesagt?«

Ich sah auf meinen Garten hinaus. »Ich will sterben. Das ist alles, was ich will. Jeden einzelnen Tag will ich nur noch sterben.«

»Wie lange geht das schon so?«

Ich sagte nichts.

»Sal? Wie lange?«

Ich wandte den Kopf ab, damit er meine Tränen nicht sehen konnte. Warum? Ich hatte früher schon vor ihm geweint. Wir waren zehn Jahre verheiratet gewesen. »Wochen, Monate. Ich weiß es nicht. Lange.«

»Warum hast du nichts gesagt?«

Ich schüttelte den Kopf. »Ich fühle mich nicht sicher.«

»Wo fühlst du dich nicht sicher? In deiner Wohnung? Draußen auf der Straße? Hier?«

Ich hob die Hände, hielt sie an meinen Kopf gedrückt. »Hier.«

Keiner von uns wusste, was zu tun war. Es war offensichtlich, selbst für mich, dass ich Hilfe brauchte, aber ich hatte keine Ahnung, wie ich es anstellen sollte, Hilfe zu bekommen. Keiner von uns kannte einen Psychiater. Keiner von uns wusste irgendetwas über Psychiater, und auch wenn ich für kurze Zeit zu diesen beiden Therapeutinnen gegangen war, war mir doch klar, dass ich nichts über Geisteskrankheit wusste. Ich wusste nicht einmal, was eine Geisteskrankheit war. Ich wusste nur, dass mit mir etwas nicht stimmte.

Zum Glück ist Jonathan kein Mann, der sich durch Unwissenheit von irgendetwas abhalten lässt. »Du legst dich ins Bett«, sagte er, »und ich hänge mich ans Telefon.«

Als ich aufwachte, war es dunkel. Jonathan hatte, über den Freund eines Freundes, Kontakt zu einer psychiatrischen Klinik aufgenommen. Ich sollte am nächsten Morgen zu einer Einschätzung kommen.

»Was heißt das?«, fragte ich.

»Offenbar müssen sie dich einschätzen, um zu sehen, ob du mit einem Psychiater sprechen musst.«

»Okay«, sagte ich, obwohl ich bei dem Wort zusammenzuckte.

Jonathan sorgte dafür, dass ich im Bett blieb, und machte mir Rührei zum Abendessen, obwohl ich protestierte, ich sei schließlich nicht körperlich krank.

»Ich denke, das ist das Beste«, sagte er.

Und das war es auch. Ich war so erschöpft, dass ich mich kaum aufsetzen konnte. Die Eier waren perfekt, aber der

Teller war glühend heiß. Ich sah zu, wie die Eier vor meinen Augen brutzelten.

»Der Teller ist zu heiß«, sagte Jonathan.

Ich lächelte. Er verbrennt nie Essen, nur Teller. Ich aß die Eier, um ihm eine Freude zu machen. Sie schmeckten wie verbrannter Gummi.

Der nächste Morgen, ein Montag, war grau von Regen. Die Klinik war ein Ort, den ich in den kommenden Jahren gut kennenlernen sollte, aber in dem Moment war ich so verwirrt und verängstigt, dass ich mich kaum an meine Umgebung oder das, was gesagt wurde, erinnern kann, nur dass da ein Pfleger war, der meine Einschätzung vornahm. Er hatte ein Klemmbrett in der Hand, und der Raum war grün. Daran kann ich mich erinnern. Grün ist angeblich die Farbe, die psychologisch am besten besänftigt, vermutlich da sie in der Natur vorkommt. Alle psychiatrischen Kliniken sind auf die eine oder andere Weise grün gestrichen. Inzwischen hasse ich grüne Räume.

Der Pfleger stellte mir Fragen. Über das Essen. Über den Schlaf. Über Freude und über Schmerz. Und dann legte er sein Klemmbrett beiseite. »Sie müssen so bald wie möglich mit einem Psychiater sprechen«, sagte er. »Ich werde sehen, wer verfügbar ist.«

Ich traf den Pfleger ein Jahr später wieder, aber ich erkannte ihn nicht. »Keine Sorge«, sagte er. »Das passiert ständig. Sie waren nicht ganz da, als wir uns das erste Mal begegneten. Wie geht es Ihnen?«

Ich sah mich um. Ich war wieder in der Klinik.

»Nicht gut«, sagte ich.

Der Psychiater erwartete die unmittelbar bevorstehende Geburt seines vierten Kindes. Er ließ sein Handy eingeschaltet. »Für alle Fälle«, sagte er. Es verlieh dem Verfahren eine etwas surreale Art; dieses Kind, das zur Welt kommen wollte, und diese Frau, die sterben wollte.

Der Psychiater war klein und ein wenig stämmig, mit dunklen Haaren und Augen, die ein bisschen zu eng zusammenstanden. Er trug einen dunklen Anzug, ein weißes Hemd und eine nüchterne Krawatte. Seine Miene war weder gleichgültig noch mitfühlend; sie war einfach nur klinisch. Es war, als hätte er sich vorgenommen, fast völlig anonym zu sein. Was er, nehme ich an, auch war. Ich stand im Mittelpunkt unseres Interesses, nicht er.

»Es geht Ihnen offenbar nicht sehr gut«, begann er.

Ich war in Tränen aufgelöst; langsames, graues kaltes Wasser. Sie liefen mir still übers Gesicht. Ich nahm sie kaum wahr. Wir redeten eine Weile. Oder vielmehr, er stellte mir Fragen, und ich beantwortete sie. Nach meinem unruhigen Schlaf, meinem gleichgültigen Essverhalten, meiner gescheiterten Ehe, meiner zerstörerischen Liebesaffäre, meinem Karriereknick; nach meiner Familie, meinen Freunden, meinem Kind. Nach Vergnügen (keines), Schmerz (zu viel) und Hoffnung (nicht existent). Es war kein Gespräch, sondern eher eine Art Auflistung von Situationen und Symptomen.

»Denken Sie über den Tod nach?«, fragte er.

»Nein, nicht über den Tod an sich. Ich denke, dass ich nicht mehr am Leben sein will.«

»Haben Sie über bestimmte Methoden des Sterbens nachgedacht?«

»Das ist mir egal. Solange ich es tue.«

Er nickte, als sei es das Natürlichste auf der Welt, dass jemand so etwas sagte. Was es, nehme ich an, für ihn auch war. »Wie lange haben Sie diese Gedanken schon?«

Wie lange? Zwei Monate? Sechs? Ein Jahr? Die Zeit schien alle Bedeutung verloren zu haben.

»Ich weiß nicht. Ich kann mich nicht erinnern. Ich versuche immer wieder, einen klaren Kopf zu bekommen, durch Nachdenken aus dieser Sache herauszukommen, aber ich kann es nicht. Im Grunde fehlt mir gar nichts. Mein Leben ist schön. Ich habe ein schönes Zuhause, viele Freunde, Arbeit, wenn ich welche will. Ich verstehe nicht, wieso ich mich da nicht herausziehen kann.«

Er sagte, das Scheitern einer Ehe, drei Umzüge und eine Entlassung, alles innerhalb eines Jahres, erschienen ihm nicht als schön.

»Trotzdem«, sagte ich. »Nichts von alledem ist schlimm genug, um sterben zu wollen. Menschen machen ständig so etwas durch.«

»Es ist genug«, sagte er, »um Sie in eine Depression zu stürzen. Sie können im Augenblick nicht klar denken, und schon gar nicht durch Nachdenken aus der Depression herausfinden.«

Ich zuckte mit den Schultern. »Die meisten Menschen werden depressiv, wenn eine Ehe zerbricht.«

Er sah mich einen Augenblick schweigend an. »Nein«, sagte er. »Nicht so. Sie haben eine schwere klinische Depression.«

»Oh.«

»Ich werde Ihnen jetzt etwas sagen, was Ihnen nicht gefallen wird.«

Ich dachte, das hätte er bereits getan. »Was denn?«

»Ich denke, Sie sollten in eine Klinik gehen«, sagte er, »und zwar so bald wie möglich.«

Die Leute reagieren schlecht auf psychiatrische Kliniken. Eine Freundin erzählte mir kürzlich, als ihr Mann hörte, ich würde in eine psychiatrische Klinik eingewiesen, sei er entsetzt gewesen. »Aber«, hatte er gesagt, »das ist doch sicher nicht nötig. So schlimm kann ihr Zustand doch nicht sein.«

Nein, nicht schlimm, oder auch nur verrückt. Nur traurig.

Was mich selbst betraf, so war ich weder bestürzt noch entsetzt. Zum ersten Mal seit Monaten verspürte ich Hoffnung. Ich würde in eine Klinik gehen. Ich würde geheilt werden. Ich dachte, sie würden mir meinen Schmerz nehmen, einen Gipsverband um meinen gebrochenen Kopf legen. Ein paar Tage im Bett, ein bisschen Medizin, und ich würde wieder so gut wie neu sein.

Es war nicht ganz so. Es war überhaupt nicht so, wie auch die psychiatrische Klinik überhaupt nicht so war, wie ich sie mir vorgestellt hatte. Nicht, dass ich je viel Zeit damit verbracht hatte, mir eine vorzustellen. Es war, um ganz ehrlich zu sein, der letzte Ort, an dem ich glaubte, mich je wiederzufinden.

Die erste Station, auf der ich war, nahm eine Etage in einem großen Londoner Krankenhaus ein. Mein Psychiater wählte sie aufgrund des guten Essens aus. Wenn das willkürlich klingt, dann deshalb, weil es so war. Zwischen psychiatrischen Kliniken gibt es nicht viel zu wählen, nicht einmal zwischen schicken Privatkliniken. Das Essen ist ein ausreichend guter Grund, auch wenn es, wie sich herausstellte, ausreichte, um jeden in den Wahnsinn zu treiben. Alle Essensbestellungen mussten zwei Tage im Voraus aufgegeben werden. Da sich nur wenige von uns auch nur erinnern konnten, wer sie waren, geschweige denn, welchen Tag wir hatten, war das Essen, das wir am Dienstagabend für Donnerstagmittag bestellt hatten, eine ständige und nicht immer erfreuliche Überraschung.

Was eine psychiatrische Klinik betraf, interessierte mich im Grunde nur eines.

»Ich muss rauchen dürfen«, sagte ich. »Wenn ich das nicht darf, werde ich verrückt.« Ich stockte einen Augenblick. »Noch verrückter«, fügte ich hinzu.

Er lächelte nicht. Psychiater mögen keine Witze über Verrücktheit. Sie haben sie alle schon gehört.

»Ich bin sicher, Sie dürfen rauchen«, meinte er.

Natürlich durfte ich rauchen. Die meisten Depressiven, stellte ich später fest, rauchen.[8] Es gibt sogar wissenschaftliche Untersuchungen, die behaupten, von den mehreren tausend chemischen Bestandteilen von Zigaretten könnten einer oder mehrere die Stimmung ähnlich beeinflussen wie eine Gruppe Antidepressiva mit dem Namen Monoaminoxidase-Hemmer (MAO-Hemmer). Diese MAO-Hemmer erhöhen deutlich die Menge spezifischer Neurotransmitter, die an der Regulierung der Stimmung beteiligt sind. Rauchen kann daher eine Art sein, wie Depressive versuchen, ihre Symptome selbst zu behandeln. Wenn die privaten psychiatrischen Kliniken ein Rauchverbot erlassen würden, würde die Hälfte der Zimmer leer bleiben.

Die psychiatrische Klinik war modern und hell, aber die Zimmer hatten Krankenhausbetten und einen scharfen, düsteren Krankenhausgeruch. Die Fenster waren fest verschlossen und die Türen zur Station aus verstärktem Flachglas mit Automatikschlössern. Es gab keinen Ausgang. Aber ich hatte ein Zimmer für mich allein und eine Tür, die man schließen konnte, wofür ich dankbar war. Nicht dass sie sehr lange geschlossen blieb. Eine endlose Flut von Ärzten, Krankenschwestern und hauseigenen Psychiatern strömte immer wieder ins Zimmer, maß meinen Puls, hörte meine Lunge ab, nahm mir Blut ab, füllte Formulare aus, stellte endlose Fragen. Ich hatte keine Ahnung, dass eine Depression so medizinisch war.

Am ersten Abend stellten sich drei Krankenschwestern am Fußende meines Betts auf. Sie waren alle aus der Karibik; ihr schwarzes Haar war zu festen wippenden Zöpfen geflochten, ihr Lächeln war strahlend und weiß, und sie sahen einfach so sehr nach einer Hip-Hop-Version der Three Degrees aus, dass ich nicht anders konnte, als zurückzulächeln.

Und sie redeten in einem synkopischen Rhythmus; sobald eine mit dem Reden fertig war, übernahm die nächste.

»Wir sind die Nachtschicht.«

»Wenn Sie uns brauchen, müssen Sie nur auf die Klingel drücken oder zum Schwesternzimmer kommen.«

»Aber wir werden die ganze Nacht über alle Viertelstunde nach Ihnen sehen«, führte die Dritte zu Ende. »Nur um sicher zu sein.«

»Um sicher zu sein, dass was?«, fragte ich, während ich bereits begriff, dass ich unter Suizidbeobachtung stand. Sie würden nach mir sehen, um sicher zu sein, dass ich mir nicht das Leben genommen hatte.

»Um sicher zu sein, dass Sie glücklich sind, Süße«, sagte die Erste.

Molly, damals neun, kam mich besuchen und war entzückt, als sie feststellte, dass sie mein Bett hoch- und runterfahren konnte, wenn sie auf einen kleinen roten Knopf drückte. Wir saßen eine ganze Weile auf dem Bett und fuhren hoch und runter, hoch und runter.

»Bist du krank?«, fragte sie.

»Na ja, jetzt bin ich es«, sagte ich. »Ich bin seekrank.«

Sie lachte ein bisschen. »Aber richtig krank«, ließ sie nicht locker. »Bist du richtig krank?«

Ich sagte ihr, was mein Psychiater zu mir gesagt hatte, dass die Depression eine Krankheit ist, wie eine Lungenentzündung. Wenn sie richtig schlimm wird, braucht man Ärzte und Schwestern und ein Krankenhausbett, um sie zu heilen.

Sie dachte eine Weile darüber nach. »Okay«, sagte sie.

Eines Tages, bald nachdem ich in die Klinik eingewiesen worden war, tauchte sie auf und erklärte, die Kinder in ihrer Schule seien dumm.

»Warum denn?«, fragte ich.

»Weil sie, als ich gesagt habe, dass meine Mummy im Krankenhaus ist, gesagt haben, ich soll nicht so dumm sein, und dass man mit einer Depression nicht ins Krankenhaus kommt. Sie haben gesagt, all ihre Mummys werden depressiv.«

»Und was hast du gesagt?«

»Ich habe gesagt, es ist nicht dumm, bei einer richtigen Depression ist man nicht nur ein bisschen traurig, es ist eine Krankheit, und manchmal muss man ins Krankenhaus, um gesund zu werden.«

»Und was haben sie gesagt?«

Sie zuckte mit den Schultern. »Sie haben's cool genommen.«

Es gelang mir immer, fröhlich zu sein, wenn Molly zu Besuch kam. Erst nachdem sie gegangen war, brach ich zusammen. In die Klinik zu gehen war der leichte Teil. Dort zu bleiben und allmählich zu begreifen, wie krank ich tatsächlich geworden war und wie ernst eine schwere Depression wirklich ist, das war entsetzlich.

KAPITEL 7

Es ist kein Zuckerschlecken

*»Zum Beispiel: man wäre imstande zu sehen,
dass die Dinge hoffnungslos liegen, und dennoch
fest entschlossen, sie zu ändern.«*

F. Scott Fitzgerald

Als ich das erste Mal an der Gruppentherapie teilnehmen sollte, weinte ich. Ich heulte. Ich klammerte mich schluchzend an mein Bett, während drei Schwestern versuchten, mich aus meinem Zimmer zu zerren und zum Therapieraum zu bringen, wo all die anderen Patienten versammelt waren.

»Nein, nein«, flehte ich. »Ich will da nicht rein. Zwingen Sie mich nicht.« Ich hatte den Therapieraum noch nicht gesehen, hatte die Sicherheit meines eigenen Zimmers in den zwölf Stunden, seit ich in die Klinik eingewiesen worden war, nicht verlassen. Die Schwestern gaben schließlich auf, ließen mich als ein feuchtes Häuflein Elend zitternd vor Angst auf meinem Bett zurück. Ich könnte es, sagten sie, am Nachmittag noch einmal versuchen.

Mein Psychiater wurde gerufen.

»Sie wirken ziemlich bekümmert«, sagte er.

Bekümmert? Bekümmert ist man, wenn man sein Portmonee verliert, nicht wenn man im Irrenhaus eingesperrt ist. Rein instinktiv hätte ich ihm einen Faustschlag versetzen, ihm einen schnellen linken Haken verpassen wollen.

So fühlte ich oft gegenüber meinem Psychiater. Seine Sprache war immer so gemäßigt, so bedächtig.

Notwendig, nehme ich an, im Angesicht der Verrücktheit. Aber trotzdem zum Verrücktwerden.

»Ich will da nicht rein.«

»Es wäre schon sehr hilfreich, wenn Sie es tun würden«, sagte er.

Ich seufzte. Mit dem, was von meinem rationalen Verstand noch übrig war, wusste ich, dass ich die Wahl hatte. Nur dass es inzwischen kaum noch eine Wahl zu sein schien. Ich konnte entweder nicht an der Gruppentherapie teilnehmen und weiterhin depressiv sein, oder ich konnte teilnehmen und entsetzt sein.

Ich hatte das Gefühl, wieder im Internat zu sein. Mir graut vor solchen Einrichtungen, davor, weggesperrt zu werden. Und doch war ich es selbst, die sich aus freien Stücken bereit erklärt hatte, sich wegsperren zu lassen. So lag ich nun schluchzend auf meinem Bett, während der Mann im dunklen Anzug redete. Und während er redete, wusste ich, dass ich die Wahl hatte. Ich wusste aber auch, dass es keine Wahl war.

Ich war, wie es so schön heißt, am Arsch.

Es ist kein Zuckerschlecken, eine psychiatrische Station. Sie füllen deine Zeit mit Gruppentherapie aus, jeden Vormittag und jeden Nachmittag, für jeweils zwei oder manchmal auch drei Stunden. Jeder kommt irgendwann mit Reden an die Reihe, aber nicht jeder tut es. An manchen Tagen will man nicht, will man nur still sein und zuhören. An anderen Tagen will man nicht mal zuhören. Oder vielleicht ist es auch eher so, dass man gar nichts hören will.

In unserer Gruppe gab es eine junge Frau – nennen wir sie Sophie, auch wenn sie nicht wirklich so hieß. Sophie war

Ende zwanzig; hübsch, mit rosigen Wangen und rotbraunen Locken. Man würde vielleicht lächeln, wenn man ihr auf der Straße begegnet. Ihre Mum und ihr Dad haben sie seit ihrem achten Lebensjahr sexuell missbraucht und geschlagen. Sie lief von zu Hause weg, als sie vierzehn war. Kürzlich hat sie erfahren, dass ihre Mum in einem Krankenhaus im Sterben liegt. Sie will hingehen und sie besuchen, aber sie hat zu viel Angst. Nicht nur vor ihrer Mutter, sondern vor ihrer eigenen Wut.

Sie sagt, dass ihre Mutter total durchgeknallt war, eine echte Irre. Als Sophie zwölf war, baute sie sich vor ihr auf und riss sich mit bloßen Händen die eigenen Schneidezähne aus dem Mund. Sophie erzählt die Geschichte mit ausdrucksloser Miene.

»Kommt einem doch idiotisch vor«, sagt sie, »vor einer zahnlosen alten Hexe Angst zu haben.«

Ihr Dad hat sie an allen Stellen gevögelt, in den Po, in den Mund.

Er starb vor zwei Jahren. Sophie fällt es schwer, damit umzugehen. Sie sagt, jetzt wird sie nie erfahren, warum er getan hat, was er getan hat.

Danach fragt uns die Therapeutin, ob wir irgendwelche Kommentare dazu haben. Was sie tatsächlich sagt, ist, ob wir Sophies Schmerz gern teilen würden. Niemand könnte das, nicht einmal Sophie. Sie hat ihn fest verschnürt und versteckt, weil er zu entsetzlich ist, um sich damit zu befassen. Die Therapeutin will ihn hervorholen, will ihn auf einen Klotz legen wie ein Stück blutiges Fleisch. Sie sagt, dass das der Grund ist, weshalb Sophie von Depression wie gelähmt ist.

Als sie das sagt, kann man die Angst in Sophies Augen sehen.

Als sie das sagt, komme ich mir wie eine Betrügerin vor. Welches Recht habe ich, hier zu sein? Ich habe nicht so gelitten wie Sophie. Wie kann ich es wagen, ihren Schmerz für mich in Anspruch zu nehmen? Oder sonst irgendeinen Schmerz?

Ich höre den anderen zu. Ein Mann hat seinen Job verloren. Er kommt nicht darüber hinweg. Ohne seinen Job weiß er nicht, wer er ist.

Eine Frau hat schreckliche Angst vor ihren Kindern, die noch sehr klein sind. Sie sagt, sie weiß nicht, wie sie eine Mutter sein soll, und dass sie ihr auf die Schliche kommen werden.

Ich habe eine Weile gebraucht, um zu begreifen, dass es keinen direkten Weg in die Depression gibt, auch wenn eine Missbrauchsgeschichte ein direkterer Weg ist als fast jeder andere. Ansonsten hat sie keinen Ursprung, keine anderen deutlichen Kennzeichen als das schwammige Gerede von Genetik und Prädisposition, Stressoren und Reaktoren. Was den einen Menschen zugrunde richten könnte, wird ein anderer völlig unbeschadet überstehen. Es ist alles erschreckend verschwommen. Ungefähr so wie mein Kopf.

Und dann ist da noch Jane. Sie ist sehr witzig, sehr schlau und sehr, sehr traurig. Sie weint fast die ganze Zeit. Da ist nichts dabei. Wir alle weinen fast die ganze Zeit.

Wir wurden nicht auf Anhieb Freundinnen, auch wenn sie mir sofort auffiel. Es war vor allem ihr Gesicht. Es ist eines dieser Gesichter, die man in jedem anderen Leben als offen und freundlich bezeichnen würde. Die Fältchen um ihre Augen sagen, dass sie ständig lacht. Oder gelacht hat. Die Depression stellt seltsame Dinge mit Gesichtern an; es ist, als ob sie fest mit Frischhaltefolie umwickelt sind, sodass sie ein blasses, plastikartiges Aussehen annehmen. Manchmal glitzern sie. Und dann sind da die Schatten unter unseren Augen, hart wie violette Prellungen. Jeder hat sie.

Janes Haut ist grün. Nicht erbsensuppengrün, sondern von jenem zarten Ton, der verrät, dass jemand krank ist. Das passiert nicht nur, wenn man einen kranken Magen hat. Es passiert auch, wenn man eine kranke Seele hat.

Und Jane ist krank. Richtig krank. Sie ist seit vier Jahren so, obwohl sie sagt, dass sie keinen Grund hat, depressiv zu sein. In ihrem Leben ist nichts Schlimmes passiert. »Wenn etwas Schlimmes passiert wäre«, sagt sie, »dann wäre es vielleicht leichter. Zu verstehen«, fügt sie nachträglich hinzu.

Jane ist gefährlich. Nicht für andere Leute, nur für sich selbst. Wirklich gefährlich in körperlicher Hinsicht sind wir nur für uns selbst. Ansonsten sind wir für all die Leute gefährlich, die uns lieben. Wir zerstören ihr Glück, ihren Seelenfrieden, ihre Sicherheit. Die Depression zerstört nicht nur diejenigen, die sie unmittelbar berührt.

Jane versucht immer wieder, sich das Leben zu nehmen. Ihre Mum ist so besorgt um sie, dass sie nichts essen kann, aber Jane, die ihre Mum liebt, sagt, dass sie nicht anders kann. Sie will einfach nur sterben. Sie steht rund um die Uhr unter Suizidbeobachtung. Tag und Nacht sitzt jemand vor ihrer Tür, die immer offen bleiben muss.

Sie sehen nicht nur nach den Suizidgefährdeten. Sie schauen bei jedem herein, irgendwann, mitten in der Nacht. Sie klopfen nie an, was mir nicht gefällt. Ich bin vielleicht depressiv, aber ich bin immer noch ein Mensch.

»Sie glauben, wenn sie klopfen, gibt dir das Zeit, die Rasierklinge verschwinden zu lassen«, hat jemand gesagt. Ich habe keine Rasierklingen; sie haben meine ganzen Sachen durchgesehen, als ich hierherkam. Sie haben mir sogar meinen Einwegrasierer abgenommen. Sie waren beeindruckt, dass ich genügend Energie hatte, um mich um meine Beinenthaarung zu kümmern. Ich hatte sie nicht wirklich. Aber jetzt habe ich sie.

Wenn sie in mein Zimmer kommen, sagen sie immer dasselbe: »Sie sind ja wach!« Als ob das um vier Uhr morgens in einer psychiatrischen Klinik überraschend ist. Ich antworte, dass ich um diese Zeit immer wach bin. Sie sagen etwas davon, dass sie meinen Psychiater bitten werden, meine Schlafmitteldosis zu erhöhen, und dann sehen sie auf ihren Krankenblättern nach und stellen fest, dass ich bereits die Höchstdosis bekomme.

»Versuchen Sie einfach, sich zu entspannen«, sagen sie, »lassen Sie die Seele baumeln.«

Entspannen? Seele baumeln lassen? Haben die überhaupt eine Ahnung, wie es in meinem Kopf aussieht? Aber ich sage nichts. Sie versuchen ja nur, freundlich zu sein.

Jane findet den Ausdruck Suizidbeobachtung witzig. »Können die das nicht etwas anders formulieren? Das hört sich doch an wie: ›Hey, Leute, beobachtet mich beim Sterben.‹«

Ich frage: »Warum willst du sterben?« Ich bin fasziniert. Bevor ich hierherkam, hatte ich keine Ahnung, dass es noch andere Leute gibt, die sterben wollen.

»Ich will nicht sterben. Ich will nur nicht mehr hier sein. Ich meine nicht diesen Ort hier«, sagt sie und weist mit einer Handbewegung über die Station. Sie deutet auf ihren Kopf. »Ich meine diesen Ort hier.«

Am zweiten Tag kommt ein Arzt mit einem offiziell aussehenden Formular vorbei, dem Beck'schen Depressionsinventar[9]. Es ist eine Liste mit Fragen, mit deren Hilfe versucht werden soll, die Schwere der Depression zu messen.

Ich erziele zweiunddreißig Punkte.

»Ist das schlimm?«, frage ich.

»Alles über neunzehn ist eine schwere Depression. Darunter ist sie mittelschwer bis leicht.«

»Oh.«

»Aber es gibt hier auch Leute mit fünfzig«, sagt der Arzt. Ich denke, er will mich aufmuntern. Meine Kehle verkrampft sich bei dem Gedanken an so viel Schmerz.

»Ich sehe, Sie haben angekreuzt, dass Sie sterben wollen.«

»Ja.«

»Wie würden Sie gern sterben? Krebs, Aids, Autounfall?« Ich sehe ihn an. »Ich bin vielleicht depressiv, aber ich bin nicht verrückt. Tabletten natürlich.«

Er lächelt. »Manchen Leuten ist Krebs lieber. Er lässt ihnen keine Wahl. Er nimmt ihnen die Verantwortung ab.«

O mein Gott.

Achtzehn Monate später kann ich es verstehen, nachdem ich zweimal erfolglos versucht habe, mir das Leben zu nehmen. Na ja, natürlich erfolglos. Sterben ist schwerer, als Sie glauben, auch wenn jede Faser Ihres Wesens auf den Tod ausgerichtet ist. Die Reha-Abteilungen sind voll von Leuten mit zertrümmerten Beinen, die versucht haben, sich das Leben zu nehmen, indem sie sich von hohen Gebäuden gestürzt haben.

Inzwischen will ich den unheilbaren Krebs nicht nur. Ich sehne mich danach. Nicht nach dem Mitleid. Ich will keine Aufmerksamkeit. Davon habe ich schon jetzt zu viel. Ich will einfach nur nicht existieren.

Jane ist schon fünfmal in dieser Klinik gewesen. Sie ist ständig, chronisch, unaufhörlich suizidgefährdet. Aber wie die meisten Depressiven versteht sie es gut zu verbergen. So gut, dass sie, als sie das letzte Mal hier war, zu einem Spaziergang hinausdurfte.

Sie ging spazieren, und dann ging sie in einen Pub, wo sie fünf doppelte Gins trank. Nicht weil sie etwas trinken wollte, sondern weil sie ein Betäubungsmittel wollte. Psychiater nennen depressives Trinken »Selbstmedikation«. Dann kaufte sie sich vierhundert Stück Paracetamol, alle von unterschiedlichen Drogerien. Sie riss die Packungen auf und versteckte die Tabletten in ihren Socken, ihren Manteltaschen und in ihrer Jeans. Sie brauchte zwei Stunden, um die Tabletten aus den weißen Plastikstreifen zu drücken. Als sie auf die Station zurückkehrte, war bei jedem Schritt ein rasselndes Geräusch zu hören.

»Wahre Hingabe«, sagt sie.

»Du bist ja durchgeknallt«, erwidere ich.

Sie lacht. »Nein!«, sagt sie. »Wirklich?«

»Das ist der schlimmste Tod. Er zieht sich über Wochen hin, und dann gibt deine Leber irgendwann den Geist auf.«

»Ich weiß. Das haben sie mir gesagt, als sie die Tabletten gefunden haben.«

Sie will jetzt einen Spaziergang unternehmen, aber ihr Psychiater lässt sie nicht. »Ich werde Hausschuhe tragen«, fleht sie, »dann kann ich nicht schnell rennen. Ich werde langsam schlurfen, wie eine Verrückte. Eine Schwester kann mir folgen. Ich werde ein Nachthemd und einen Mantel ohne Taschen tragen.«

Die Antwort ist immer noch Nein.

»Bitte. Ich brauche einfach etwas frische Luft.«

Sie versucht es anders. »Ich könnte auf die Terrasse gehen. Sally könnte mich begleiten. Sie ist verantwortungsbewusst.«

Ich weiß, was der Psychiater denkt. Die Terrasse ist im dritten Stock. Sally ist ebenfalls klinisch depressiv.

»Ich wollte doch gar nicht springen«, knurrt Jane mir später zu. »Ich will tot sein, nicht querschnittsgelähmt.«

Ihr Psychiater nimmt an, dass dies jetzt die letzte Chance ist, Janes unbewegliche Depression zu knacken. Knacken: Das ist das Wort, das er verwendet. Als ich es höre, stelle ich mir die Depression als Schale um eine Nuss vor. Wir sind tief in ihr eingeschlossen.

Jane ist für zehn EKT-Behandlungen vorgesehen. Die erste ist morgen früh um zehn. »Wenn das nationale Stromnetz ausfällt«, sagt sie, »dann weißt du, dass ich dran bin.«

Es wird auf ihrem Zimmer stattfinden; sie werden einen Apparat hineinrollen und Elektroden an ihrem Kopf befestigen. Sie zeigt mir, wo. Sie müssen dich festschnallen, damit dein Körper nicht zu heftig zuckt und du dir keine Knochen brichst. Oder das Genick. Das Verfahren dauert nur zwei Minuten.

»Was, wenn es nicht klappt?«

Sie fährt sich mit einem Finger über den Hals und zuckt mit den Schultern.

Ich habe eine Stalkerin. Sie heißt Grace. Sie ist eine winzig kleine Spanierin in den Sechzigern. Sie trägt eine große, runde dunkle Brille und folgt mir überallhin, während sie leise vor sich hin wimmert.

Sie zupft mich ständig am Ärmel. »Warum bin ich hier? Warum bin ich hier?«

»Weil du traurig bist«, sage ich. »Genau wie alle anderen.«

»Aber ich werde nie gesund.«

»Doch, das wirst du.«

»Woher weißt du das?«

»Weil jeder gesund wird.« Ich lüge. Nicht jeder wird gesund. Aber ich will es glauben, daher sage ich es laut.

»Nein!«, schreit sie und schlägt mit ihrer winzigen Faust auf meinen Arm. »Das werde ich nicht, das werde ich nicht. Ich werde nicht gesund werden.«

Das denkt natürlich jeder. Niemand glaubt, dass er je gesund werden wird. Alle glauben, dass sie bis in alle Ewigkeit weinen werden.

Ich will Jane Blumen kaufen, um sie vor ihrer EKT ein bisschen aufzumuntern. Eine Art grimmige Vernunft liegt in diesem Gedanken. Daher gehe ich zum Schwesternzimmer und bitte um die Erlaubnis, die Klinik verlassen zu dürfen, um zu Sainsbury's zu gehen, ein Stück die Straße hinunter.

Sie blicken zweifelnd.

»Ich bin nicht verrückt«, will ich sagen. »Nur traurig.« Stattdessen sage ich: »Es ist nur ein Stück die Straße hinunter, ich werde nicht lange weg sein.« Es ist seltsam, sich erklären zu müssen, um Erlaubnis bitten zu müssen, um zu einem Supermarkt zu gehen. Das habe ich seit meiner Kindheit nicht mehr getan. Ich bin nicht mehr eingesperrt gewesen, seit ich als Kind in einem Internat war.

Sie sagen, dass sie meinen Psychiater rufen müssen. Ich brauche seine Erlaubnis, um die Station zu verlassen.

Ich setze mich in mein Zimmer und warte.

Grace sitzt bei mir. Sie zieht ein zerknittertes Blatt Papier aus der großen Plastikhandtasche, die sie immer bei sich trägt.

»Was bedeutet das?«, fragt sie.

Ich werfe einen Blick auf das Blatt Papier.

»Das sind die Medikamente, die du nimmst«, erkläre ich.

»Aber was bedeuten sie? Wofür sind sie? Warum muss ich so viele nehmen?«

Warum? Warum? Warum? Ich weiß genau, was sie meint, aber ich habe keine Antworten. Seit ich hier bin, haben sie die Menge der Antidepressiva, die ich genommen habe, verdoppelt und dann noch einmal verdoppelt. Meine ursprüngliche Dosis, sagten sie, sei nicht ausreichend gewesen. Ich denke, dass ich inzwischen tatsächlich viel nehme, aber ich kann es unmöglich wissen. Ich schlucke meine Pillen mit blinder Unterwürfigkeit. Genau wie ich die Tranquilizer und die Schlaftabletten schlucke, die sie mir geben.

Ich zucke mit den Schultern und gebe Grace das Blatt Papier zurück. »Mit deinen Medikamenten kenne ich mich nicht aus. Ich bin kein Arzt.«

Sie sackt auf dem Stuhl neben meinem Bett zu einem zitternden Häuflein Elend zusammen. Ich liege auf dem Bett und starre an die Decke, spüre Grace neben mir zucken. Selbst wenn sie still ist, ist sie erregt. Sie leidet an schwerer Angst und an einer Depression.

Eine Schwester steckt den Kopf zur Tür herein. »Sie können gehen«, sagt sie zu mir.

Ich schwinge die Beine vom Bett, suche nach meinen Schuhen. Ich habe seit einer Woche keine richtigen Schuhe mehr getragen. Ich schlüpfe hinein. Meine Füße sind steif, unsicher.

Auch Grace hat sich mit einem Ruck aufgesetzt. »Wohin gehst du?«

»Ein paar Blumen für Jane kaufen. Sie hat morgen ihren ersten EKT-Termin.«

Grace umklammert aufgeregt ihre Handtasche. »Kann ich mitkommen?«

Ich sehe sie an. Ich habe ihr in der Gruppentherapie jeden Tag zugehört, zweimal täglich, eine Woche lang. Ich weiß alles über ihre tote Tochter und ihren kalten, gefühllosen Ehemann. Ich weiß, dass sie die ganze Nacht weint, dass sie halb blind vor Tränen ist. Ich weiß sogar, welche Schuhgröße sie hat: 34. Aber ich weiß nicht, wie verrückt oder geistig gesund sie ist. Ich versuche, sie mir in der Frischwarenabteilung bei Sainsbury's vorzustellen. Sie ist so winzig, dass ich sie in einen Einkaufswagen setzen könnte, wie ein Kleinkind. Und dann stelle ich mir vor, einen verrückten spanischen Zwerg in einem Supermarkt zu verlieren.

Ich bin mir nicht sicher, ob ich damit klarkommen würde. Ich bin mir nicht einmal sicher, ob ich mit mir selbst klarkomme. Ich bin seit einer Woche nicht mehr draußen in der wirklichen Welt gewesen. Es könnte ein Schock sein. All diese Leute, diese Lichter, die harte, kalte Luft der Wirklichkeit.

»Ich glaube nicht«, sage ich.

Sie ist empört. »Warum nicht?« Sie trommelt mit den Fäusten auf den Stuhl. »Warum nicht?«

Ich schlüpfe in meinen Mantel, flüchte mich in Regeln und Vorschriften. »Du brauchst die Erlaubnis deines Psychiaters.«

Grace beginnt zu wimmern. Ich fühle mich erschöpft. Meine ungewohnten Schuhe drücken. »Wir werden die Schwestern fragen«, lenke ich ein.

Wir gehen zum Schwesternzimmer. »Grace will mit mir mitkommen«, sage ich, wobei ich über ihren Kopf hinweg wilde Bitte-sagen-Sie-Nein-Grimassen schneide.

Sie sehen Grace an. »Na ja, Grace«, sagen sie, »Sie wissen doch, dass Sie das nicht dürfen. Sie wissen doch, was das letzte Mal passiert ist.«

Ich gehe, ohne mich noch einmal umzudrehen. Ich will nicht wissen, was das letzte Mal passiert ist. Ich will nicht mit verrückten Leuten zusammen sein.

Die Luft ist kalt und schneidend nach der behüteten Wärme der Station. Alles kommt mir groß und laut vor, viel zu grell. Autos schießen an mir vorbei, Haufen aus gezacktem Metall. Ich ducke mich in meinen Mantel. Noch während ich mich ducke, denke ich, wie seltsam. Eigentlich bin ich doch gar kein Duckmäuser.

Die Leute im Supermarkt sehen seltsam aus, als hätte man sie in einem größeren Maßstab neu gegossen, in kräftigeren Farben gemalt. Ich wähle einen Blumenstrauß aus, gehe an eine Kasse, nehme mein Portmonee aus meiner Handtasche, zähle Geld ab, reiche es der Kassiererin. Während ich das tue, staune ich, dass ich imstande bin, etwas so Normales zu tun. Mit dem Unterschied, dass ich es nicht bin. Meine Hände zittern. Schweiß läuft mir über den Rücken. Die Anstrengung, unter Leuten zu sein, zwischen Lärm und Lichtern, ist überwältigend. Ich will mich setzen, gleich hier an der Kasse. Früher habe ich das jede Woche getan, mit einem Einkaufswagen voller Zeug und einer Welt von Rezepten im Kopf. Ich kaufte ein und habe gleichzeitig über zwanzig andere Dinge nachgedacht. Jetzt erfordert es meine ganze Konzentration, etwas Geld aus meiner Handtasche zu nehmen. Ich staune über mich selbst, staune darüber, wie kompetent ich einmal war.

Ich will weinen. Ich will mich den Leuten erklären, die um mich herumstehen. Ich will sagen: »Das bin nicht wirklich ich. Ich bin nicht so. Ich bin wie ihr. Ich bin keine Patientin aus einer psychiatrischen Klinik. Ich bin nur eine gewöhnliche Frau, deren Verstand vorübergehend ausgesetzt hat.«

Das ist der Augenblick, als ich begreife, dass ich nichts weiter sein will als das: eine gewöhnliche Frau in einem gewöhnlichen Supermarkt, die ihren gewöhnlichen, alltäglichen Einkauf erledigt. Und ich begreife, wie unsäglich wundervoll das gewöhnliche, alltägliche Leben ist und wie sehr ich mich danach sehne, wieder dorthin zurückzukehren.

Allmählich finde ich Gefallen an der Gruppentherapie. Es ist tröstlich, mit Leuten zusammen zu sein, denen es genauso geht wie mir. Manchmal, wenn sich die Schwärze in meinem Kopf etwas aufhellt, ist mir sogar langweilig. Eine der Therapeutinnen, nennen wir sie Meg, langweilt mich besonders. Sie trägt Mary Janes mit Kreppsohlen, Kleinkindschuhe mit kleinen Riemen zum Zuknöpfen, und bauschige Baumwollröcke. Sie spricht sehr leise, fast im Flüsterton, sodass die Gruppe sich vorbeugen muss, um sie zu verstehen.

»Sehnt sich nach Aufmerksamkeit«, denke ich. Ich schnappe den Therapiejargon schnell auf.

Megs Haar ist rostrot, leuchtend vor lauter Henna. Sie ist dünn; eine magere, hauchzarte Frau mit einer piepsigen Art und einer banalen Wortwahl. Würde ich ihr in einer anderen Welt begegnen, würde ich über ein Hallo nicht hinauskommen. Jetzt muss ich jedem ihrer Worte meine ungeteilte Aufmerksamkeit schenken. Sie behandelt uns wie Kinder, tadelt und ermuntert uns abwechselnd. Ich will ihr am liebsten mit der Faust ins Gesicht schlagen. Baumwollröcke können das bei mir auslösen. Und Depression. Ich spüre, wie ich von einer plötzlichen, fast mörderischen Wut erfasst werde. Ich kann nicht still sitzen, ich bin von einer heftigen, rastlosen Erregung erfüllt. Dann, ebenso plötzlich, bin ich hoffnungslos und hilflos vor Verzweiflung und Apathie. Ich finde keinen Mittelweg. Ich verstehe, was mit psychisch labil gemeint ist.

Später, als es mir gut genug geht, um meiner Krankheit auf den Grund zu gehen, stelle ich fest, dass ich vielleicht an einer Form von Depression leide, die als erregte Depression bekannt ist. Das Spektrum, ernste depressive Störung, deckt eine Vielzahl von Erkrankungen ab. Die Erscheinungsformen der Depression sind nicht immer passiv und träge.

Nachdem ich wieder einmal versucht habe, mir das Leben zu nehmen, stoße ich auf die folgende Passage von Kay Redfield Jamison aus ihrem Buch *Wenn es dunkel wird. Zum Verständnis des Selbstmordes*:

Die Schwere einer Depression ist – besonders wenn sie mit körperlichen Erregungszuständen, Alkohol- oder Drogengebrauch und schweren emotionalen Erschütterungen, Verlusten oder Enttäuschungen verbunden ist – ein deutlich signifikanterer Indikator für einen möglichen Selbstmord als die Diagnose einer Depression allein.[10]

Ich kann alle Kästchen ankreuzen: »Erregungszustände, Alkohol, schwere emotionale Erschütterungen, Verluste.« Auf einmal verstand ich und hielt es ebenso plötzlich für möglich, mir selbst zu verzeihen. Die Monate nach meinen Suizidversuchen verbrachte ich mit quälenden Schuldgefühlen, da ich versucht hatte, mir das Leben zu nehmen und damit meine Tochter im Stich gelassen hätte. Aber als ich schwarz auf weiß deutlich über mich selbst las, begriff ich, dass ich keine schreckliche, selbstsüchtige und unfähige Mutter war. Ich war ein wandelndes Symptom einer Krankheit.

Jane, die ihre EKT schlecht verkraftet und sich zwei Tage lang übergeben hat, geht es besser. Sie kann sich, sagt sie, an kaum etwas erinnern – oder zumindest kaum etwas im Kurzzeitgedächtnis. Wer hat ihr diese Blumen gebracht? Sie sind sehr hübsch.

Dieser Verlust des Kurzzeitgedächtnisses legt sich nach ein paar Wochen. Das Langzeitgedächtnis ist nicht betroffen. Zumindest nicht im Allgemeinen. Allmählich hasse ich diese ungenauen Erläuterungen der psychiatrischen Behandlung, die nichtssagenden Daumen-drücken-Erklärungen. Die Behandlung psychischer Gesundheit ist eine ungenaue Wissenschaft. Aber, wie ich allmählich begreife, die Depression ist auch eine ungenaue Krankheit.

Auch Jane ist gelangweilt von Meg. Wir beschließen, ein bisschen Schwung in die Sache zu bringen, indem wir versuchen, wer am häufigsten »irre« sagen kann. Im Irrenhaus dürfen wir »irre« nicht sagen. Offenbar ist das zu viel Realität für unsere armen Köpfe.

Meine persönliche Irre-Bestzahl ist fünf, auch wenn Jane sagt, dass ich schummele. »›Irre gut‹ zu sagen zählt nicht.«

»Zu sagen, dass du in den Siebzigern ein irrer Typ warst, aber auch nicht.«

Witze sind in der Gruppentherapie nicht gern gesehen. Humor ist ein Abwehrmechanismus. Ich bin im Zustand des Leugnens, sagen sie, was nur ein anderes Wort für Klugscheißer ist. Ich benutze den Humor, um mich dahinter zu verstecken, weil ich es nicht ertragen kann, meine Gefühle zu fühlen, da ich der Wahrheit nicht ins Auge sehen kann. Ich verwende zu viele Worte, sagen sie, und verstecke mich hinter der Sprache. Ich intellektualisiere meine Gefühle und bagatellisiere sie dann.

»Schalten Sie Ihren Kopf aus, Sally. Wie *fühlen* Sie sich?«

»Wie soll ich Ihnen sagen, wie ich mich fühle, wenn ich keine Worte verwenden darf?«

»Fühlen Sie einfach die Gefühle.«

»Gefühle sind Gedanken«, erwidere ich. »Gedanken sind Worte.«

Sie seufzen. Ich kann das Wort »schwierig« in Gedankenblasen über ihren Köpfen sehen.

»Fühlen Sie die Gefühle«, sagen sie noch einmal.

Und dann was? Meine Gefühle bleiben mir in der Kehle stecken. Die Gefühle, die ich tatsächlich gar nicht in Worte fassen kann.

KAPITEL 8

Nach der Klinik

Denn wenn es eine Sünde gegen das Leben gibt,
so besteht sie vielleicht nicht so sehr darin,
an ihm zu verzweifeln, als darin, auf ein anderes
Leben zu hoffen und sich der unerbittlichen Größe
dieses Lebens zu entziehen.

Albert Camus

Mein Psychiater sagt mir, dass es für mich an der Zeit sei, die Klinik zu verlassen. Nicht weil es mir besser ginge, sondern weil mein Versicherungsschutz für das laufende Geschäftsjahr fast ausgelaufen sei.

Ich bin seit zwei Wochen in der Klinik. Ich habe mir nie überlegt, dass ich irgendwann gezwungen sein könnte, die Klinik zu verlassen; ich bin auch nie auf die Idee gekommen, zu fragen, wie lange ich bleiben würde. Als ich eingewiesen wurde, war ich nicht imstande, über irgendetwas nachzudenken, schon gar nicht über die Komplikationen einer privaten Krankenversicherung. Ich dachte einfach, ich würde in der Klinik bleiben, bis es mir besser ginge. Ist es nicht so, wenn man sehr krank ist?

Ich starre ihn sprachlos an.

»Wir sollten einen Restbetrag aufsparen«, sagt er. »Falls Sie noch einmal Unterstützung benötigen sollten.«

»Unterstützung?«

»Es könnte sein, dass wir Sie wieder einweisen müssen. Und ich hätte gern, dass Sie eine Einzeltherapie machen, mindestens zweimal die Woche, vielleicht öfter. Dafür werden Sie Geld benötigen. Es gibt da einen Therapeuten, den ich Ihnen gern vorschlagen würde.«

Ich ignoriere den Vorschlag. Ich will keinen Therapeuten. Ich will gesund werden. Ich will ein Mensch sein, der keine Therapie braucht. Ich will der Mensch sein, der ich früher einmal war. Die Klinik sollte das richten, sollte mich richten. Deswegen hatte ich mich zu alledem bereit erklärt.

Ich sage nichts. Ich weiß nicht, was ich sagen soll.

»Wir stehen erst am Anfang«, sagt er.

Das ist das Seltsame an der Depression. Zwei Wochen in der Klinik erscheinen bei jeder anderen Krankheit als lange Zeit. Bei einer Depression ist es nichts, ein kurzes Zwischenspiel, die Zeit verliert jede Bedeutung. Der durchschnittliche Aufenthalt in der Klinik beträgt sechs Wochen. Manche Leute bleiben drei Monate oder sogar ein halbes Jahr.

Auf einmal graut mir bei dem Gedanken, diese behütete, luftlose Umgebung zu verlassen.

»Wie werde ich zurechtkommen?«

»Warum glauben Sie, dass Sie das nicht können?«

Mein Psychiater sieht mich mit leidenschaftslosem, professionellem Interesse an. Seine Prognose lautet, dass meine Depression im Augenblick nicht so schlimm ist, zumindest nicht in praktischer Hinsicht. Ich kann selbst essen und mich waschen. Es ist weniger wahrscheinlich, dass ich mir das Leben nehmen werde, obwohl das natürlich niemand mit Sicherheit sagen kann. Am allerwenigsten ich selbst.

Ich wende den Blick ab. Natürlich werde ich zurechtkommen. Ich bin erwachsen. Ich habe Unternehmen geführt, Haushalte, Ehen. Es ist absurd zu denken, dass ich es nicht kann, das ist meine Fantasie, mein armer, irregeleiteter Verstand. Ich höre ihn von Nachsorge reden, ein paar Vormittage die Woche, und davon, sich wieder ans Leben zu gewöhnen. Ich stelle mir vor, wie ich den Weg von meiner Wohnung zur U-Bahn zurücklege, frei an der klaren, kalten Luft laufe und nicht anders aussehe als all die anderen Leute auf der Straße. Nur dass ich nicht so bin wie sie. Ich fühle zu viel. Ich denke zu viel. Ich kann nichts im richtigen Verhältnis sehen. Mein emotionaler Thermostat hat einen Defekt. Er hat die Alarmstufe erreicht. Ich stelle mir vor, dass ein rotes Lämpchen auf meiner Stirn blinkt: ACHTUNG. ACHTUNG. SYSTEMABSTURZ. VERSUCHEN SIE NICHT, GERÄT ZU BEDIENEN.

Ich sehe ihn an, und etwas von meiner Panik muss sich in meiner Miene gespiegelt haben, denn er lächelt mich an und sagt: »Es wird leichter sein, als Sie glauben.«

Ich kann sehen, dass er versucht, freundlich zu sein.

»Vielleicht«, entgegne ich.

Ich habe Leute diese Klinik verlassen sehen, und ich habe die Angst und die Freude in ihren Gesichtern gesehen, als sie sich verabschiedeten. Ich habe ihr Entsetzen gesehen, aber ich habe es selbst nie verspürt. Bis jetzt.

Ich mache mich auf die Suche nach Jane.

»Ich gehe«, sage ich.

Ihre Miene verrät nichts. »Warum?«

»Der Versicherungsschutz ist abgelaufen. Ich habe keine andere Wahl.«

»Geht es dir gut?«

Ich starre auf meine Füße, auf unsere Füße. Keine von uns trägt Schuhe. Wir sind barfuß in dieser Anstalt. Ihre Zehen sind kantig und praktisch, wie ihre Hände. Mein Nagellack ist abgeblättert, sodass meine Zehen einen gezackten, purpurrot-weißen Rand haben, wie das gekräuselte Blütenblatt einer Nelke.

»Ich habe Angst«, sage ich.

Sie umarmt mich. »Natürlich.«

Ich bin froh, dass sie mir nicht sagt, dass ich das schon schaffen werde.

Sarah kommt in die Klinik, um mich abzuholen. Ich ziehe vorübergehend zurück in unser eheliches Zuhause. Alle halten es für besser, wenn ich nicht allein bin. Alle außer mir. Ich würde es für weitaus besser halten, allein zu sein. Mein Ex-Mann Jonathan ist freundlich. Alle sind freundlich. Dadurch komme ich mir wie eine Invalidin vor. Ich bin nicht krank, will ich sagen. Ich bin nur nicht ich selbst.

Die Hälfte meiner Sachen ist noch immer in diesem Haus. Der Rest ist in meiner Wohnung, wo ich mitten im Renovieren war, als ich meinen Zusammenbruch hatte. Und genau so, nehme ich an, fühle ich mich auch – weder hier noch da.

Sarah steht neben mir, eine Hand auf meiner Schulter. Ich kann ihr Bedürfnis spüren, mich von alledem hier wegzubringen, von Geisteskrankheit und Kliniken und zurück zu der Person, die ich einmal war; der Person, die sie seit dreißig Jahren kennt und liebt. Sie will, dass alles okay ist, dass das hier nur ein kurzes, kompliziertes Zwischenspiel ist, ein plötzlicher Schluckauf in einem gewöhnlichen, einwandfreien Leben.

Nur dass es nicht so ist. Ich weiß, dass das hier ein Anfang ist, kein Ende. Ich verharre an der Tür, starre auf mein leeres Zimmer. Jetzt ist es nur noch ein gewöhnliches Krankenzimmer. Ich habe den Cashmereschal von dem Stuhl mit den hölzernen Armlehnen genommen. Ich habe ihn benutzt, um damit die Kissen zu verhüllen, die aus ekelhaft grünem Polyester sind. Ich habe meinen alten amerikanischen Quilt eingepackt, den ich über den hässlichen gewebten, beige-braunen Bettbezug geworfen hatte. Die Blumen in den Vasen sind alle verblüht.

Ich denke zurück an eine Zeit, als ich einmal in New York wohnte, in einem orange-braunen Howard-Johnson-Hotel, das mit abscheulicher, peinlicher Genauigkeit eingerichtet war. Das Erste, was ich nach dem Einchecken tat, war, die orange-braun geblümten Vorhänge verkehrt herum aufzuhängen, sodass die beige Rückseite ins Zimmer zeigte. Ich konnte es nicht ertragen, in dieser Kakofonie von Farben zu schlafen. Jeden Morgen hängte das Zimmermädchen die Vorhänge wieder richtig herum auf. Jeden Abend hängte ich sie wieder um. Wir lernten uns nie kennen, aber wir kannten den Charakter der jeweils anderen. Keine von uns war ein Verlierertyp.

»Geht es dir gut?«, fragt Sarah.

Ich trete auf den Korridor hinaus. »Ich weiß nicht. Ich glaube schon.«

Wir fahren durch den düsteren Februarnachmittag. London scheint verstopft von Scheinwerfern und Lärm. Es ist sehr kalt.

»Versprich mir, dass du mich jeden Tag anrufen wirst«, bittet Sarah.

»Ich schaffe das schon«, sage ich.

»Wirklich«, sagt Sarah.

»Wirklich«, sage ich.

»Ich meine, wirklich anrufen, jeden Tag«, insistiert Sarah. Ihre Miene ist leicht entnervt. Sie kennt mich zu gut. Natürlich rufe ich sie nicht jeden Tag an. Wie alle Depressiven verschwinde ich gern.

Als ich aus der Klinik kam, dachten alle, ich sei fast wieder gesund. Ich wusste es besser, sagte aber nichts. Ich konnte die Zerbrechlichkeit in mir spüren, hoffte aber, dass ich mich täuschte. Hätte ich damals gewusst, dass es zwei Jahre dauern würde, bis ich irgendetwas anderes als tiefste Verzweiflung spüren würde, dann hätte ich vielleicht nicht durchgehalten. Ich bin froh, dass ich es nicht wusste. Hätte ich es gewusst, dann hätte ich vielleicht schon früher versucht, mir das Leben zu nehmen. Jeder denkt, dass ein Suizidversuch eine Reaktion auf irgendetwas ist. Für mich war es eine Reaktion auf nichts. Ich versuchte erst ein Jahr, nachdem ich die Klinik verlassen hatte, mir das Leben zu nehmen. Ein Jahr schierer und entsetzlicher Einsamkeit. Ein Jahr ohne Besserung.

»Sie haben eine resistente Depression.« Das waren die Worte meines Psychiaters. Damals wusste ich noch nicht, was das zu bedeuten hatte oder wie die Auswirkungen letztendlich aussahen. Ich dachte, er meinte, meine Resistenz sei zeitlich begrenzt, eine vorübergehende Phase. Ich verstand nicht, dass es aus medizinischer Sicht hieß, dass kein Medikament auf der Welt mich heilen oder auch nur erreichen konnte.

Ich dachte an eine Schwester in der psychiatrischen Klinik, die mir täglich meine Medikamente brachte. »Zeit für Ihre Smarties«, sagte sie.

Ich wollte sie am liebsten schlagen. Ich wollte ihr sagen, dass es starke und gefährliche Medikamente waren, keine harmlosen Süßigkeiten. Ich bin kein aufmüpfiges Kind, dem seine Medizin mit Worten versüßt werden muss. Ich habe nicht den Verstand verloren, ich habe ihn nur verlegt.

Sie brachte sie mir in einer weißen Plastikschale, kippte sie mir aus einem winzigen Pappbecher in die hohle Hand und baute sich dann vor mir auf, mit durchdringendem Blick, um sicher zu sein, dass ich sie auch schluckte. Manche Patienten sammeln die Pillen heimlich, um sich das Leben zu nehmen. Was sinnlos ist. Mit den neueren SSRI-Medikamenten kann man sich nicht das Leben nehmen. Die älteren Varianten, die Trizyklika, eignen sich besser für einen Suizid, auch wenn man viele davon schlucken muss.

In jenen ersten Tagen meiner Krankheit war ich mit echter Verzweiflung noch nicht in Berührung gekommen, auch wenn ich es selbst glaubte. Die echte Verzweiflung kam erst später. Damals kämpfte ich angestrengt darum, gesund zu werden, klammerte mich an Augenblicke des Optimismus oder der Klarheit, als seien sie vorbeifahrende Schiffe in einer stürmischen See. Meine Zerbrechlichkeit überrumpelte mich immer wieder.

Bald nachdem ich die Klinik verlassen hatte, stand ich zu Hause in der Küche und kochte eine Tasse Tee. Molly, die eben neun geworden war, sprang plötzlich aus dem Dunkeln hervor und machte: »Buh!«

Ich schrie auf, ließ die Tasse mit kochend heißem Tee fallen und brach in Tränen aus. Es gab einmal eine Zeit, da hätte ich darüber gelacht.

Moll duckte sich erschrocken an die Wand. »Entschuldige, Mum. Entschuldige, entschuldige, entschuldige!«, rief sie und hielt die Arme hoch, als wollte sie mich abwehren.

Ich wollte sie so gern trösten, wollte ihr sagen, dass alles in Ordnung war, aber ich konnte nicht sprechen. Ich konnte nur in heftigen, abgehackten Schluchzern weinen und zittern, als hätte ich Krämpfe. Molly floh die Treppe hoch und rief weinend nach ihrem Vater.

Ich brach hysterisch auf dem Boden zusammen, zwischen dem verschütteten Tee und den Porzellanscherben; und während ich schluchzend dort saß, fiel mir lächerlicherweise ein Satz aus irgendeinem längst vergessenen Schwarz-Weiß-Film ein: »Das sind ihre Nerven, das arme Ding. Ihre Nerven sind zerrüttet.«

»Ich bin zerrüttet«, dachte ich, während ich spürte, dass meine Haut wie umgestülpt war, mit der Innenseite nach außen, und die Nerven, Blutgefäße und Organe nun alle der Kälte und dem Licht ausgesetzt waren. Alles tat weh, körperlich weh. Das Zittern wollte nicht aufhören.

Sobald ich mich beruhigt hatte, machte ich mich auf die Suche nach Molly. Jonathan hatte sie zu Bett gebracht. Er war wütend. »Was hatte das denn zu bedeuten?«

»Ich weiß es nicht.«

Er sagte nichts. Ich konnte den Blick in seinem Gesicht sehen. Er dachte, ich sollte es wissen.

Ich zuckte mit den Schultern. »Sie hat mich erschreckt.«

»Du hast sie erschreckt.« Sein Ton war vorwurfsvoll. Da begriff ich, dass er dachte, es würde mir besser gehen. Ich war in der Klinik gewesen. Ich war geheilt. Ich wollte es ebenfalls gern glauben, aber ich wusste, dass es nicht stimmte.

»Es tut mir leid.« Ich wusste nicht, was ich sonst sagen sollte. Wie soll man jemandem sagen, dass man seine eigenen Sinne nicht unter Kontrolle hat, dass man sich selbst ebenso sehr erschreckt hat wie sein eigenes Kind? Ich sah aus wie ich. Ich klang wie ich. Aber ich war nicht ich.

»Ich werde nach ihr sehen«, sagte ich.

»Sie ist völlig aufgelöst.«

»Ich weiß.«

Molls Licht brannte nicht, daher wusste ich, dass sie sich von ihrer besten Seite zeigte. Ich wollte so gern, dass sie sich in ihrem Zimmer beschäftigte, dass sie angestrengt versuchte, leise zu sein, während sie ihre Beanie-Babys in willkürlichen Haufen anordnete – zumindest für das bloße Auge eines Erwachsenen willkürlich.

Stattdessen lag sie zusammengekrümmt unter ihrer Decke.

Ich fand ihr blondes Haar und streichelte es. »Entschuldige, Darling.«

Ein Flüstern war zu vernehmen. »Du hast mich erschreckt.«

»Ja, Schatz, ich weiß. Ich hatte nicht damit gerechnet, dass du hinter der Tür stehst.«

Eine kleine Hand tauchte unter der Decke auf, ein blaues Auge spähte hervor. »Entschuldige, Mummy. Ich wollte dich nicht aufregen.«

»Das hast du nicht, Schatz. Es war nicht deine Schuld. Ich habe mich selbst aufgeregt.«

Sie rappelte sich hoch, schlang mir die Arme um den Hals. »Ist das dieses Depressionsding?«

»Ja. Es geht mir doch nicht so gut, wie ich dachte.«

»Haben sie dich im Krankenhaus denn nicht gesund gemacht?«

»Sie haben sich sehr bemüht, aber es dauert eben länger, ganz gesund zu werden.«

»Arme Mummy. Keine Sorge, es geht dir bestimmt bald besser«, sagte sie und tätschelte mir den Rücken. Das tat sie oft, wenn ich krank war, die Arme um mich geschlungen, ihre kleine Hand eifrig auf meinem Rücken. »Ist ja gut«, murmelte sie in meinen Nacken. »Ist ja gut.«

Genau das habe ich immer zu ihr gesagt, als sie klein war.

Ich weiß nur noch wenig von den Monaten, nachdem ich die Klinik verlassen hatte und bevor ich wieder dorthin zurückkehrte, nur dass es acht waren.

Ich zog zurück in meine Wohnung und kämpfte mich durch die Tage und Nächte. Alles, was ich tat oder zu tun versuchte, war eingehüllt von Depression. Die Zeit verlor alle Bedeutung, die Tage und Nächte wurden zu einem einzigen Durcheinander.

Es gibt einen Eintrag in einem Tagebuch, das ich sporadisch führte. Er lautet: »Leute rufen an. Ich gehe ans Telefon. In dieser Hinsicht ist es ein guter Tag.«

Das Telefon, das ich noch nie mochte, wurde zu einer Qual. Ich nahm immer seltener ab, bis ich es irgendwann ganz sein ließ. Meine Freunde wussten, dass sie eine Nachricht hinterlassen konnten und dass ich sie, wenn ich mich stärker fühlte, zurückrufen würde. Bis ich mich stärker fühlte, konnten Tage oder sogar Wochen vergehen. Die Einzige, bei der ich mich zu einem Anruf durchringen konnte, war Sarah, allerdings auch nicht so oft, wie ich es hätte tun sollen. Damals kannte ich Nigel noch nicht. Ich lernte ihn in meiner zweiten psychiatrischen Klinik kennen.

»Hinterlass uns jeden Tag eine Nachricht«, sagte Sarah. »Du musst nicht viele Worte machen. Nur ›Es geht mir gut‹ oder ›Es geht mir schlecht‹ oder ›Es geht mir beschissen‹. Nur damit ich deine Stimme hören kann.«

Nur damit sie wusste, dass ich nicht tot war.

Oft log ich und sagte, es ginge mir gut, selbst während ich mich fragte, wie ich die nächste Minute überstehen sollte, ganz zu schweigen von der nächsten Stunde. Wenn ich Sarah überzeugen konnte, dass es mir gut ging, dann konnte ich vielleicht auch mich selbst überzeugen. Wenn ich die Worte laut aussprach, dann würden sie vielleicht wahr werden.

Manchmal brauchte ich Stunden, einen ganzen Tag, um zum Telefon zu greifen. Oft übte ich das Sprechen, bevor ich telefonierte, versuchte, den Worten genau das richtige Maß an Leichtigkeit beizumessen, versuchte, einen Satz zu Ende zu führen, bevor mir die Stimme versagte. Wenn sich Sarahs Anrufbeantworter einschaltete, wusste ich, dass ich im Allgemeinen eine knappe Nachricht zustande bringen würde. Wenn sie selbst ans Telefon ging, wusste ich, dass ich ertappt werden würde.

Sie wusste immer, wenn ich niedergeschlagen war, so angestrengt ich auch versuchte, mich zu verstellen, so angestrengt ich auch den richtigen, unbekümmerten Tonfall einstudierte. Ich konnte sie anlügen. Meine Stimme konnte es nicht.

»Ich dachte, wir hätten eine Abmachung«, sagte sie dann. »Ich dachte, ich könnte mich darauf verlassen, dass du mir die Wahrheit sagst.«

Die Wahrheit? Die Wahrheit war, dass ich nur noch tot sein wollte. Wie soll man das seiner besten Freundin sagen? Wie soll man das irgendjemandem sagen?

Zu dem Zeitpunkt versuchte ich schon lange nicht mehr, den Eindruck zu erwecken, ich würde noch arbeiten. Meine Herausgeber bei diversen Zeitungen und Zeitschriften riefen immer seltener an. Da ich ihre Anrufe nicht erwiderte, gaben sie es verständlicherweise irgendwann ganz auf. Ich konnte mich nicht dazu durchringen, ihnen zu erklären, dass ich nicht schreiben oder, zu der Zeit, auch nur lesen konnte. Ich sah keinen Sinn in Worten. Ich sah in mir selbst keinen Sinn, wie konnte dann irgendjemand anders einen Sinn in mir sehen? Darum geht es doch im Journalismus: einen Sinn in der Welt zu sehen, in der wir leben.

Worte, Sinn, genau die Identität, die mich in der Welt vertäut und verankert hatte, hatten mich im Stich gelassen. Ich war verloren, und dieser Verlust war katastrophal. Wer ist man, wenn man nicht mehr ist, wer man ist? Was fängt man mit einem Selbst an, das nicht mehr man selbst ist? Wenn man nicht weiß, wer man ist, wie soll man dann weiterleben? Wenn man nicht als man selbst leben kann, für wen und wofür lebt man dann?

Meine Tochter.

Ich lebte weiter für Molly. Sie war mein strahlender Stern, der lebende Fixpunkt in meinem toten Universum.

Ich stellte mir Aufgaben.

Ich würde die Wohnung sauber halten. Ich würde mich selbst sauber halten. Ich würde mich um mein Kind kümmern. Ich würde Essen einkaufen, und ich würde es kochen, an den Tagen, an denen Molly bei mir war. Die Abmachung mit Jonathan sah so aus, dass sie fünf Tage bei mir verbrachte und fünf bei ihm. Wenn ich allein war, kümmerte ich mich selten darum, etwas zu essen, geschweige denn zu kochen. Es war zu anstrengend. Manchmal, wenn ich mein einsames Abendessen aß, ein trockenes Stück Toastbrot, dachte ich an eine Freundin, die nicht gern kochte, und wie sie mir einmal erzählt hatte, sie hätte sich Blumenkohl mit Käse gemacht.

»Was«, sagte ich, »du hast tatsächlich gekocht?«

»Nein, Dummkopf«, antwortete sie. »Ich habe ein Stück Käse und ein Stück rohen Blumenkohl gegessen.«

Bei dem Gedanken daran erschien mir mein trockener Toast fast vernünftig.

An den Tagen, an denen Molly bei mir war, zwang ich mich, morgens aufzustehen und mich anzuziehen, weckte sie dann und machte sie für die Schule fertig. Sobald sie gegangen war, kroch ich meistens wieder ins Bett und blieb dort. Ich war immer auf den Beinen und angezogen, wenn sie nach Hause kam, und die Wohnung war immer sauber. Mrs. Twitchit, so nannte sie mich oft, wenn ich vor lauter Anstrengung so heftig zitterte. Und von den Medikamenten, die ich nahm.

»Ist ja gut, Mrs. Twitchit«, sagte sie dann und hielt meine Hände in ihren, bis sie aufhörten zu zittern. »Geht's jetzt besser?«

»Besser, Darling«, sagte ich jedes Mal.

Wir aßen zusammen zu Abend und sahen fern. Es war ein sehr kleiner Fernseher, ein tragbarer, der auf einem Stuhl stand. Ich hatte nicht die Energie, einen anderen zu kaufen, trotz Mollys Protesten. Aber sie protestierte nicht zu sehr, die Gute. Ich glaube, sie verstand, wie viel Anstrengung es erforderte, einfach nur auf einem Stuhl zu sitzen. Die Vorstellung, in ein Geschäft zu gehen oder eine Entscheidung darüber zu treffen, was ich kaufen sollte, entsetzte mich. Menschenmengen machten mir Angst, mit der U-Bahn zu fahren machte mir Angst. Draußen zu sein machte mir Angst. Auf halbem Weg eine Straße hinunter fing ich manchmal an zu weinen, ohne jeden Grund. Die Leute blieben stehen und starrten mich an, während ich reglos dastand und mir die Tränen übers Gesicht liefen.

Ich versuchte, niemals vor Molly zu weinen. Ich wollte sie nicht noch einmal erschrecken, auch wenn ich manchmal weinte, ohne dass es mir bewusst war. Alles konnte mich zum Weinen bringen. Heute sagt Moll, dass es im Allgemeinen die Nachrichten im Fernsehen waren, vor allem Berichte über Kinder, die missbraucht wurden.

Manchmal schaltete sie den Fernseher aus.

»Du weinst ja, Mummy.«

»Entschuldige, Darling.«

»Du sollst das nicht mehr ansehen. Du sollst es vor allem nicht ansehen, wenn ich nicht da bin.«

Sie mag es nicht gern, wenn ich mir die Nachrichten ansehe, selbst heute noch. Manchmal fange ich einen raschen Blick von der Seite auf. Ich spüre, wie sie sich anspannt, wenn der Reporter sagt, dass ein Paar für die Folter und den Tod eines Kindes ins Gefängnis gekommen ist.

»Abscheulich«, sage ich laut. »*Abscheulich.*«

Sie ist froh, wenn ich rede. Als ich krank war, blieb ich stumm. Jede Äußerung ging nach innen, nicht nach außen.

Wenn sie aufsah, sah sie meine bleiche, gequälte Miene, während mir die Tränen langsam aus den Augen liefen.

Heutzutage rede ich viel.

Moll ließ ständig Musik laufen, vielleicht um mich aufzumuntern. Ihr Lieblingslied, »unser Song«, wie wir ihn später nannten, war Robbie Williams' »Angel«.

»Tanz mit mir, Mummy, bitte.«

Und ich versuchte es. Wir drehten die Musik laut auf und sangen Play-back zu Robbie, benutzten Haarbürsten als Mikrofone. Ich beherrsche den Text bis heute.

Engel spielten eine wichtige Rolle dabei, die Dämonen zu vertreiben, sowohl meine als auch Mollys. Sie empfand Gott als schreckliche Plage, daran hat sich bis heute nichts geändert.

»Gott ist igitt«, sagte sie, als sie sieben war.

»Oh«, erwiderte ich, »warum das denn?«

»Es heißt immer nur ›du sollst nicht‹. Was ist mit ›du sollst‹? Er ist immer so böse. Ich mag ihn nicht. Ich werde nicht an ihn glauben, egal, was irgendjemand sagt.«

Daran hielt sie sich. Aber sie glaubte an Engel, und so wurden es die Engel, die über uns wachten. Engel, sagte sie, seien sehr gut, um die Depression zu vertreiben, da Engel, wie sie mit der unwiderlegbaren Logik eines Kindes erklärte, hell seien und die Depression dunkel. Das Licht würde immer die Dunkelheit vertreiben. »Wenn wir das Licht in meinem Zimmer einschalten, Mummy, dann verschwindet die Dunkelheit.«

Nachts, wenn Molly nicht schlafen konnte, legte ich mich zu ihr aufs Bett, und wir riefen unsere Schutzengel herbei und kleideten sie wie himmlische Barbiepuppen. Molls trugen Silber und Weiß (sie hasste Rosa, »zu mädchenhaft«), Vegas-Showgirl-Lamé, besetzt mit flauschigen weißen Marabufedern. Meine waren in allerfeinstem Prada herausgeputzt, aus gesponnenem Gold.

Sie erinnert sich an kaum etwas von alledem; sie ist jetzt ein Teenager und glaubt nicht mehr an Engel, aber ich schon. Ich erinnere mich noch gut, und manchmal, wenn der Schlaf nicht kommen will oder der schwarze Hund nach meinen Fersen schnappt, dann rufe ich diesen alten goldenen Prada-Engel herbei.

KAPITEL 9

Gut ist ein Tabuwort

Hoffnung ist nur die Liebe zum Leben.

Henri-Frédéric Amiel

Ich kann mich erinnern, vor Jahren einmal gelesen zu haben, jeder Zehnte würde irgendwann im Laufe seines Lebens an der einen oder anderen Form von Geisteskrankheit leiden. Ich sah mich in dem Büro um, in dem ich arbeitete. Wir waren vierzig. Vier von uns würden krank werden. Ich fragte mich müßig, wer es wohl sein würde.

Ich stand nie auf dieser Liste.

Ebenso wenig, so glauben sie zumindest, tun es die meisten Leute, obwohl es heutzutage eher jeder Vierte ist. Früher oder später werden fünfundzwanzig Prozent von uns an einer »psychischen Erschöpfung«, wie es manchmal heißt, leiden.

Betrachten wir nur für einen Augenblick die Auswirkungen dieser »Erschöpfung«. Eine schwere Depression befällt über hundertzwanzig Millionen Menschen weltweit und über fünf Millionen in England. Bis zum Jahr 2020 wird sie nach Angaben der Weltgesundheitsorganisation eine der am häufigsten auftretenden Schwäche-Erkrankungen sein, gleich nach der Herzkrankheit.[11]

Ist das Erschöpfung? Oder ist es eine ernste Krankheit? Die Gefahr bei freundlichen Euphemismen ist, dass sie die

Krankheit in den Untergrund treiben. Ich sehe ständig Leute, die mit einer schweren Depression zu kämpfen haben, die den Schmerz unterdrücken, um damit niemandem zur Last zu fallen. Ich weiß, wie sie sich selbst herabsetzen und die Härte ihres Kampfes herunterspielen. Als stumme, bleiche Schatten sind sie geknebelt von höflichen Euphemismen und Missverständnissen.

Wenn wir die Depression nicht als das benennen, was sie ist – eine Krankheit wie jede andere auch –, dann werden wir die Angst und Geheimnistuerei, die ihr anhaften, niemals entschärfen. Formulierungen wie »psychische Erschöpfung« (die, und ich kann kaum glauben, dass ich das schreibe, selbst von großen Sozialeinrichtungen für psychische Gesundheit verwendet werden) verhindern, dass Leute Hilfe bekommen, wenn sie sie am dringendsten benötigen. Sie spielen die Krankheit herunter, stigmatisieren sie noch mehr und bürden den Leuten die Last einer Geheimniskrämerei auf, die unnützes und unnötiges Leiden verursacht. Im schlimmsten Fall sind sie ein Todesurteil. Die Sterberate derjenigen, die an einer schweren Depression leiden, beträgt fünfzehn Prozent. Viele von denen, die sich das Leben nehmen (insbesondere Männer), tun es, da sie sich zu sehr schämen, um zuzugeben, dass sie an dieser Krankheit leiden, oder um sich Hilfe zu suchen.

Einer der vielen Briefe, die ich erhielt, nachdem ich über meine eigenen Erfahrungen mit dem Suizid und der Depression geschrieben hatte, kam von einem Mann, dessen Sohn sich erhängt hatte.

»Das Schlimmste dabei«, schrieb er, »war, dass ich nicht gewusst hatte, dass *die Depression eine Krankheit war* [seine Hervorhebung], sodass ich ihn nicht aufgesucht oder sogar darauf bestanden habe, zu versuchen, ihm zu helfen.«

Uns ist nicht leicht zu helfen. Und unsere Nähe ist nicht leicht zu ertragen. Niemand mit einer ernsten Krankheit ist leicht zu ertragen. Auch wenn wir nicht sichtbar körperbehindert sind, haben wir doch damit zu kämpfen, Dinge geregelt zu bekommen. Unsere Energiereserven sind gefährlich gering. Manchmal fällt uns das Reden schwer. Wir reagieren wütend und frustriert. Wir geraten in Verzweiflung. Wir weinen ohne ersichtlichen Grund. Manchmal fällt es uns schwer, zu essen oder zu schlafen. Oft müssen wir uns nachmittags oder den ganzen Tag ins Bett legen. Wie die meisten Leute mit einer ernsten Krankheit. Darin unterscheiden wir uns nicht.

Nur dass wir nicht so gesehen werden.

»Manchmal«, sagt ein anderer Depressiver, »wünschte ich, ich würde von Kopf bis Fuß in Gips stecken, ich hätte mir jeden Knochen in meinem Körper gebrochen. So fühle ich mich sowieso. Dann würden die Leute vielleicht aufhören, meine Krankheit herunterzuspielen, denn dann könnten sie wirklich sehen, was mit mir nicht stimmt. Offenbar müssen sie erst einen physischen Beweis dafür haben.«

Wie die meisten Leute habe auch ich Freunde, die von einer schweren Krankheit heimgesucht wurden – einer in erschreckend jungen Jahren von einem Schlaganfall, ein anderer von Krebs. Beide waren wütend, frustriert und am Verzweifeln. Beide waren arbeitsunfähig durch ihren Mangel an Energie, und es fiel ihnen schwer, zu essen oder zu schlafen. Oft wollte keiner von ihnen reden, aber sie wollten dennoch die Gesellschaft derjenigen, die sie liebten. Keiner von ihnen wollte, dass sich ihre Freunde allzu viele Gedanken über ihre Krankheit machten, aber es wollte auch keiner, dass sie ignoriert wurde.

»Die Leute, deren Nähe ich am schwersten ertragen konnte«, sagte einer von ihnen, »waren diejenigen, die auf

Zehenspitzen höflich um meine Krankheit herumschlichen. Da ist dieser riesige Elefant im Zimmer, und sie tun alles, um ihn zu ignorieren, aber sie können es einfach nicht. Jedes Mal, wenn sie ihn anrempeln, sind sie verlegen, und es ist ihnen schrecklich peinlich, und letztendlich bin ich es, der versuchen muss, sie zu beruhigen. Das ist anstrengend.«

Diese peinliche Verlegenheit ist bei einer schweren Depression noch schlimmer, wegen des ihr anhaftenden Stigmas – ganz zu schweigen von ihrem Beigeschmack von Schwäche und Selbstmitleid.

Die Frage, die mir als jemandem, der so offen über seine Krankheit spricht, am häufigsten gestellt wird, lautet: »Wie helfe ich jemandem, der depressiv ist?«

Am wichtigsten ist es, zu akzeptieren, dass der Betreffende eine ernste Krankheit hat. Sobald man das tut, wird alles leichter. Behandeln Sie ihn, wie Sie jeden anderen behandeln würden, der krank ist. Begreifen Sie, dass er gute Tage und schlechte Tage haben wird. Fragen Sie ihn, wie es ihm geht. Erwarten Sie nicht, dass er über Nacht gesund wird. Reden Sie über die Krankheit. Bringen Sie ihn nicht zum Schweigen, indem Sie ihm sagen, dass es ihm bald besser gehen wird. Das könnte sein, aber zu seiner Zeit, nicht zu Ihrer. Tun Sie seine Krankheit nicht ab, und spielen Sie sie nicht herunter, indem Sie mit plumpen Klischees wie »So schlimm ist es doch gar nicht« oder »Morgen früh sieht alles schon ganz anders aus« kommen. Die Depression ist keine vorübergehende Stimmungslage.

Neurowissenschaftler glauben und können allmählich beweisen, dass die Depression mehr ist als ein Leiden vom Hals an aufwärts. Es ist eine Störung des ganzen Körpers. Wissenschaftliche Untersuchungen zeigen, dass sie bei ansonsten gesunden Erwachsenen zu Herzkrankheiten führen und bereits bestehende Herzprobleme verschlimmern kann. Außerdem kann sie Veränderungen in der Knochenmasse beschleunigen, die zu Osteoporose führen. Bruce Charlton, Psychiatrieforscher an der University of Newcastle, vertritt sogar die Theorie, dass die Depression alles andere als eine Geisteskrankheit ist, sondern ausschließlich eine physische Störung, die vom Gehirn missverstanden wird.[12] Krankheit wird als Traurigkeit aufgefasst. Die niedergeschlagene Stimmung, die typisch für die Depression ist, ist lediglich eine sekundäre Reaktion auf ein körperliches Unbehagen, das einen Mangel an Energie, verlangsamte Bewegungen, mangelnde Lust auf angenehme Dinge (einschließlich Sex) und die Unfähigkeit zur Konzentration umfasst.

Charlton stellt die These auf, dass sich der Körper mithilfe der Depression zurückzieht, um Energie zu speichern – in einem »entwickelten Verhaltensmuster«, das vom Immunsystem vermittelt wird. »Das Problem bei diesem Unbehagen ist, dass man nicht unbedingt weiß, dass man es hat, und sich selbst für seine schwache Leistungskraft verantwortlich macht. Eine ernste depressive Störung ist ein Krankheitsverhalten, das unangemessen aktiviert und aufrechterhalten wird.«

In diesem Sinne ist Charlton der festen Überzeugung, dass Antidepressiva die Betroffenen nicht glücklich machen. Sie behandeln lediglich den Zustand des Unbehagens. »Ihre Auswirkung auf die Stimmung ist nicht bemerkenswerter als die Tatsache, dass es ohne Kopfschmerzen leichter ist, glücklich zu sein.«

Während Wissenschaftler noch darüber streiten, ob die Depression eine Krankheit des Körpers oder des Geistes oder von beidem ist, steht für den Depressiven selbst eines fest: Die Traurigkeit, die aus der Krankheit heraus entsteht, muss behandelt werden. Einer der zerstörerischsten Aspekte der Depression ist Verzweiflung. Ich kenne sie gut, und sie ist katastrophal. Sie führt zu Hoffnungslosigkeit, Hilflosigkeit und einem entsetzlichen, erschreckenden Gefühl von Einsamkeit. Sie fühlt sich unüberwindlich und unerträglich an. Man weiß, dass man sich nicht so fühlen sollte, aber man tut es trotzdem. Sie ist echt.

Und sie ist, auch wenn sie in der Depression um ein Tausendfaches vergrößert erscheint, etwas, was die meisten von uns hin und wieder empfinden. Eine schwere Depression ist, einfach ausgedrückt, ein überwältigender und unkontrollierbarer Angriff auf jede normale menschliche Angst und schwierige Emotion. Sie ist ein Verlust von und ein Mangel an Perspektive und Proportion.

Es ist, als würde man mit offenen Augen einen Albtraum durchleben. Mehr als alles andere wollen wir, dass uns jemand bei der Hand nimmt und versucht, uns wieder mit der Welt zu verbinden. Wir erwarten von niemandem, dass er uns unsere Albträume abnimmt, aber wir brauchen Hilfe, um sie als das zu sehen, was sie sind – unangemessene Reaktionen.

Jeder, nicht nur der Depressive, kennt diese Ängste und schwierigen Emotionen. Einem Depressiven kann man helfen, indem man dieses Wissen teilt. Wenn Sie ihm helfen wollen, dann reden Sie über Einsamkeit, Verwirrung und Missverständnisse. Reden Sie auch über Ihre eigenen Gefühle, nicht nur über seine. Lassen Sie ihn mit seiner Krankheit nicht allein. Teilen Sie sie mit ihm. Reden Sie vielleicht über eine Zeit, als Sie selbst das Gefühl hatten, keine Verbindung zu anderen Menschen aufnehmen zu können. Jeder kennt dieses Gefühl. Es ist nur so, dass dieses Gefühl in der Depression intensiver erscheint und zu einer übermächtigen, entsetzlichen Isolation führt.

Reden Sie über das Menschliche im Allgemeinen. Reden Sie darüber, wie beängstigend und schwierig das Leben manchmal sein kann. Reden Sie von den Dingen, die uns alle betreffen, nicht nur Depressive. In der Depression werden wir von diesen Gefühlen mitunter überwältigt. Es kommt uns so vor, als könnten wir unter ihrem Gewicht nicht mehr hervorkriechen. Aber diese Gefühle kennen nicht ausschließlich Depressive, sondern wir alle.

Verzichten Sie nie auf Humor und Witz. Das Leben ist überaus komisch, die Fehler, die wir machen, sind oft absurd, und unsere Fehlbarkeit macht uns alle zu Idioten. Unsere Ängste, mit Humor betrachtet, sind oft lachhaft. Wenn wir unsere Ängste, unsere weniger steuerbaren Emotionen, miteinander teilen, dann sind sie scheinbar leichter zu bewältigen.

Wenn ich heute einen meiner gelegentlichen Anfälle von Depression bekomme – was ich neuerdings einen »negativen Kopf« nenne – dann rufe ich einen Freund an, im Allgemeinen Nigel oder Sarah. In diesem Zustand habe ich mich früher verkrochen, war zu beschämt oder verlegen von meinem schwarzen Nihilismus, um ihn vor irgendjemandem zu zeigen. Heute weiß ich, dass die einzige Möglichkeit, ihn im richtigen Verhältnis zu sehen, darin besteht, ihn zum Ausdruck zu bringen. Wenn ich das nicht tue, dann wird er immer weiter wuchern, bis er in jeder Hinsicht nicht mehr zu bewältigen ist.

Das letzte Mal, als es passierte, rief ich Nigel an. Als er eine halbe Stunde später vor meiner Tür stand, war ich noch immer im Bett, ungewaschen, mit nüchternem Magen und in Tränen aufgelöst. Er ignorierte meine Protestbekundungen, sorgte fröhlich dafür, dass ich mich anzog und etwas aß, setzte mich dann in seinen Wagen und fuhr mit mir zu einem Park.

Während wir spazieren gingen, setzte er jeder einzelnen meiner negativen Äußerungen etwas entgegen. »Das stimmt einfach nicht«, sagte er lachend. Oder er baute eine meiner Ängste zu irgendeiner witzigen, versponnenen Geschichte aus, bis ich über ihre schiere Absurdität lachen musste. Dann gestand er mir eine seiner eigenen, ebenso lächerlichen Ängste, bis ich protestierte und ihn auf die Fehler in seiner Denkweise hinwies. Und das war der Punkt, an dem ich die Fehler in meiner eigenen begriff.

Ich bin der festen Überzeugung, dass es im Leben um Verbindung geht; dass dies das Einzige ist, was wirklich zählt. Die Leute sagen so oft: »Ich weiß nicht, wie ich helfen soll.« Das ist eine Möglichkeit – durch Empathie, aber was noch wichtiger ist, durch Verbindung. Glauben Sie nicht, wie so viele Leute, dass man Depressive am besten allein lässt. Das ist falsch. Die Depression zu ignorieren oder einfach abzutun, macht sie nur noch schlimmer, auf keinen Fall besser.

Ein Freund von mir sagte einmal, er wüsste nicht, wie er Smalltalk machen sollte. Allein schon die Anstrengung reiche aus, um ihn zum Schweigen zu bringen.

»Rede im großen Stil«, riet ich. »Rede über das, was wirklich wichtig ist, sag, was du wirklich meinst.«

»Das kann ich nicht«, sagte er. »Das würde den Leuten nicht gefallen.«

Früher habe ich genauso gedacht. Hätte ich nicht in diesem Gefängnis gesessen, das die Depression ist, gezwungen, auf jede nur erdenkliche Weise aus ihm auszubrechen, dann würde ich vielleicht noch immer so denken. Man bringt uns nie bei, dass es in Ordnung ist, menschlich und verletzlich zu sein, sodass wir inzwischen fast vergessen haben, dass wir einfach so sind. Und das gilt für uns alle. Heutzutage gehe ich mit meiner Depression so um, dass ich offen darüber rede, wie ich mich wirklich fühle, nicht wie andere Leute vielleicht gern hätten, dass ich mich fühle. In dem Punkt täusche ich mich sowieso meistens. Und ich habe festgestellt, dass ich mich, wenn ich diesen Pakt des Schweigens breche, wundere, wie viele Leute es mir gleichtun.

Ich weiß, dass manch einem solche Vorstellungen von Aufrichtigkeit und Verletzlichkeit unmöglich, wenn nicht sogar zuwider sind. Die meisten von uns haben das Vokabular der Intimität nie gelernt. Wir wissen einfach nicht, wie wir unsere Gefühle ausdrücken sollen. Vielleicht müssen manche von uns das auch nicht, aber ich denke, es ist eher so, dass die meisten von uns – mich selbst eingeschlossen – Angst davor haben, auch wenn ich diese Angst inzwischen verloren habe. Nichts hilft mehr, als in drei psychiatrischen Kliniken eingesperrt zu sein und vor fast ganz London zu weinen, um die eigenen Hemmungen abzubauen, oder jenes sorgfältig konstruierte gesellschaftliche Selbst, das wir als so kostbar erachten.

Vieles von diesem Selbst ist nicht gerade hilfreich; es ist vielmehr eine Wand, hinter der wir gefangen sind, verängstigt und allein. Es ist die Angst, denke ich, die uns so fesselt, die Angst davor, wie Therapeuten es gern ausdrücken, nicht »gut genug« zu sein.

Es erfordert Mut, aufrichtig und offen mit unserer eigenen Verletzlichkeit umzugehen. Aber im Grunde genommen ist es genau das, was wir uns alle wünschen und brauchen – dass man uns nicht nur zuhört, sondern auch hört. Wir wollen als die Menschen, die wir wirklich sind, verstanden und akzeptiert werden. Nur darum geht es in der Therapie, um Verständnis und Akzeptanz. Es geht darum, jemanden sprechen zu lassen, bis er das Gefühl hat, gehört zu werden. Es geht darum, einander und uns selbst zu akzeptieren.

Es gibt ein Wort, das in der Therapie verboten ist. Gut.

»Wie geht es Ihnen heute?«

»Es geht mir gut.«

Tatsächlich bin ich vielleicht glücklich oder traurig, ängstlich oder ärgerlich. Ich mag durcheinander oder einsam sein, perplex oder depressiv. Ich mag überglücklich oder niedergeschlagen sein, müde oder verwirrt. Aber für Sie geht es mir einfach nur gut.

›Gut‹ steht in der Therapie für: verkorkst, unsicher, neurotisch, emotional.

›Gut‹ ist mein Wort. Es ist schon immer mein Wort gewesen.

Es ist mir mein Leben lang gut gegangen. Es ist mir sogar gut gegangen, als meine Welt zusammenbrach. Es ist mir gut gegangen, als zwei Ehen in die Brüche gingen.

»Es ist ein solch bedeutungsloses Wort«, sagt ein anderer Depressiver. »Es ist ein Wort, hinter dem man sich versteckt, wenn man nicht aufrichtig ist. Es ist ein Wort, das nichts preisgibt, sondern dazu da ist, die Leute auf Distanz zu halten. An ›gut‹ gibt es nichts zu rütteln. ›Okay‹ ist eine Frage der Interpretation. ›In Ordnung‹ heißt, dass buchstäblich alles in Ordnung ist. Aber ›gut‹ ist ein solches Nicht-Wort, dass es jeder Kommunikation einen Riegel vorschiebt.«

Es ging mir gut, bis ich einen Nervenzusammenbruch hatte.

An diese Worte musste ich kürzlich denken, als ich mit einer Freundin, Betty, zu Abend aß. Wir sind seit Jahren befreundet, und genau wie sie nie an unserer Freundschaft gezweifelt hat, hat sie auch nie an ihrer Überzeugung gezweifelt, dass ich gesund werden würde. Manchmal wundere ich mich, dass sie noch an dieser Überzeugung festgehalten hat, nachdem ich schon längst aufgegeben hatte.

Es ist Winter, und draußen ist es dunkel, aber das Restaurant, in dem ich sitze, ist warm und mit bunten Lichterketten geschmückt, da Weihnachten vor der Tür steht. Ich bin früh dran, wie immer. Ich leide an einer fast schon pathologischen Pünktlichkeit.

Betty schießt zur Tür herein und drückt mich mit einer Umarmung an sich. Sie hat eine Art, in Räume zu platzen, als könne sie ihre eigene Energie nicht im Zaum halten. Als sie mich aus ihrer Umarmung entlässt, erkenne ich die Erleichterung in ihrem Gesicht, als sie sieht, dass ich lächele und glücklich bin. Manchmal vergesse ich den Schmerz, den meine Freunde durchlitten haben, und wie hilflos sie sich angesichts meiner trostlosen Verzweiflung gefühlt haben.

Wir sprechen nicht oft über meine Krankheit. Aber heute Abend, vielleicht weil ich ihr von diesem Buch erzähle und wie gut (oder schlecht) ich mit dem Schreiben vorankomme, tun wir es doch. Ich will meine Depression einmal aus einer anderen Perspektive sehen, will verstehen, wie es ist, sie aus dem Blickwinkel einer Freundin zu sehen.

»Es gab einen Abend, als Sarah und ich mit dir zusammen in deiner Wohnung saßen«, erzählt Betty. »Du warst ganz schön verrückt. Ist es okay, wenn ich das sage?«

Ich lächele. »Ja.«

»Du konntest nicht stillhalten, und du konntest nicht aufhören zu reden. Vieles von dem, was du gesagt hast, ergab keinen Sinn. Du bist immer wieder aufgesprungen, wie ein Jo-Jo, bist den Flur hinunter zur Küche gerannt und dann wieder zurückgekommen, unverrichteter Dinge und mit verwirrter Miene. Ich konnte nicht mit dir Schritt halten, aber wir wissen ja beide, dass Laufen nicht gerade meine Stärke ist.«

»Nein, nicht wirklich«, sage ich, leicht beschämt von der Ichbezogenheit meines früheren, verrückten Selbst. Als sie zwanzig war, wurde Betty bei einem Autounfall so schwer verletzt, dass man glaubte, sie würde nicht überleben. Sie lag ein Jahr lang im Krankenhaus, musste sich ein Bein amputieren lassen und trägt jetzt eine Beinprothese, sodass es ihr schwerfällt, sehr weit oder schnell zu laufen. Sie beklagt sich nie darüber. Ich habe von ihr noch nie auch nur ein Wort des Selbstmitleids gehört, und sie versprüht eine solch gute Laune, dass man sich am liebsten die Hände an ihr wärmen will. Sie ist in einem fort und offenkundig dankbar gegenüber den Leuten, die ihr geholfen haben, wieder gesund zu werden, und in jeder Hinsicht für ihr Leben. Betty war es, die mich vieles über Dankbarkeit gelehrt hat, eine Eigenschaft, der ich jetzt nachzueifern versuche, so oft ich kann. Wenn es eine geistige Leistung gibt, die einem Depressiven wirklich helfen kann, dann ist es das tagtägliche Einüben von Dankbarkeit – aber davon später.

Betty fährt fort: »Sarah und ich haben dich kaum wiedererkannt. Es gab winzige Spuren des Menschen, den wir einmal kannten, aber du, Sally, warst verschwunden. Es war, als hättest du diese riesige Wand aufgebaut und dich dahinter verkrochen. Du warst einfach unerreichbar.«

Ich sage nichts. Ich kann mich nicht erinnern. Es ist ein seltsames Gefühl, in einem warmen Restaurant, erhellt von Lichterketten, zu sitzen und Geschichten aus einer Zeit und von einer Person zu hören, an die ich mich kaum erinnern kann.

»Sarah und ich wussten nicht, was wir tun sollten, daher saßen wir einfach nur da. Wir saßen da, und wir saßen sogar noch da, als offensichtlich war, dass du wolltest, dass wir gehen. Zum Schluss hast du uns fast rausgeschmissen. Am nächsten Tag rief ich Sarah an. Wir dachten beide, wir hätten dich endgültig verloren. Wir trafen eine Abmachung,

149

dass eine von uns dich jeden Tag anrufen und versuchen würde, dich zu besuchen, falls wir dich bewegen könnten, uns ins Haus zu lassen. Die meiste Zeit bist du nicht einmal ans Telefon gegangen. Wir mussten immer eine Nachricht hinterlassen, ohne zu wissen, ob du sie erhalten hattest oder ob du überhaupt noch am Leben warst.«

An das Läuten des Telefons kann ich mich erinnern und an seinen entsetzlich quälenden Klang.

»Und wenn du irgendwann doch zurückgerufen hast, hast du immer gesagt, es ginge dir gut«, sagt Betty, »obwohl wir wussten, dass das nicht stimmte.«

»Aber jetzt bin ich okay.« Ich wähle das Wort vorsichtig.

Betty will nichts davon wissen. Das hier ist ebenso ihre Geschichte wie meine. Sie wollte mich retten, wollte mir helfen, gesund zu werden, und sie konnte es nicht. All meine Freunde sagen das – wie verzweifelt und hilflos sie sich fühlten und wie verängstigt. Jeder, der einen depressiven Menschen liebt, kennt diese Angst und Machtlosigkeit. Es ist eine grausame, eine zermürbende Krankheit, und das nicht nur für diejenigen, die in ihr gefangen sind.

»Ja, aber du warst nicht okay, lange Zeit nicht. Erinnerst du dich noch, als ich dich in der ersten Klinik besucht habe, in der du warst?«

Ich lege die Stirn in Falten. Ich will mich erinnern. »Ja. Nein. Ein bisschen.«

»Du hattest dieses starre Lächeln. Du hast immer nur gesagt: ›Das ist gut, oder? Jetzt wird alles gut. Es geht mir bestimmt bald wieder gut.‹«

Als sie das sagt, will ich auf einmal weinen.

»Und ich sah diese verriegelten Fenster, und ich dachte: Nein, das ist nicht gut. Sie ist in einer psychiatrischen Klinik. Das ist alles andere als gut. Davor warst du immer so fröhlich und witzig und kompetent. Du konntest alles, was du dir in den

Kopf gesetzt hast, mit links schaffen. Ich war es gewohnt, dich so zu sehen, aber in der Klinik hast du nur auf deinem Bett gesessen, mit tiefschwarzen Ringen unter den Augen, totenbleich. Du hattest offensichtlich tagelang geweint, und du hast immer nur gesagt: ›Es geht mir bestimmt bald wieder gut.‹« Sie blickt einen Moment lang traurig. »Und ich wusste, dass es nicht stimmte, aber du hast es einfach ständig gesagt; ich kam nicht an diesem Wort vorbei, um dir zu helfen.«

»Es tut mir leid.«

Betty lacht. »Schon gut. Tu es nur nicht wieder.«

Es war Betty, die mir die Worte reichte, die für Monate oder sogar Jahre zu meinem Mantra wurden. Es ist ein Mantra, auf das ich noch immer zurückgreife, wenn das Leben je schwierig wird. Und das Leben wird manchmal schwierig, ob wir nun depressiv sind oder nicht.

Ich saß zusammengesackt auf meinem Sofa, außerstande, mich zu bewegen, außerstande, irgendetwas zu tun oder irgendetwas von meinem alten Leben wiederzuerkennen. Sie trug Schwarz, wie immer, und roch nach Parfüm und schönen Dingen. Ihr Haar war hellblond, ihre Nägel tiefrot lackiert, und an ihren Fingern steckten Diamanten. Ich selbst trug, wie üblich, einen alten Cashmerepullover und fleckige Leggings. Es war, als kämen wir aus zwei verschiedenen Welten. Sie nahm meine Hand und hielt sie ganz fest; ich spürte den Druck ihres Diamantrings.

»Auch das wird vorbeigehen«, sagte sie. »Das darfst du nie vergessen, Sal. Nichts bleibt so, wie es ist, egal, ob gut oder schlecht. Das ist das Gesetz des Universums. Glaub mir, ich weiß es.«

Ich sah auf ihren Krückstock mit der silbernen Spitze, und ich wusste, dass sie es wusste. Und ich wusste, dass sie recht hatte.

Sie nahm den schwarzen Schafwollschal ab, den sie trug. Er roch nach Chanel. »Bitte nimm ihn«, sagte sie, »er wird dich beschützen.«

Ich schlief monatelang mit dem Schafwollschal um den Hals. Ich fühlte mich geborgen damit, selbst wenn die Dämonen genau neben mir waren. Ich habe ihn noch immer, ordentlich zusammengelegt in meinem Schrank. Manchmal, wenn ich Trost brauche, hole ich ihn wieder hervor, auch wenn ich ihn heutzutage nicht mehr im Bett trage.

Ich verwende das Wort »gut« nicht mehr, es sei denn, ich rede vom Wetter. Und ich versuche, mir von meinen Freunden helfen zu lassen. Ich versuche, die Wahrheit zu sagen.

Ich kann mich noch lebhaft erinnern, wie ich in der ersten Zeit, in der ich mit der Depression zu kämpfen hatte, in meiner Küche stand und niemandem sagte, wie entsetzlich ich mich fühlte. Sarah saß am Tisch. Wir waren eben mit dem Essen fertig. Ich weiß nicht mehr, was sie sagte, aber auf einmal brach irgendetwas in mir. Ich hielt mir die Hände vors Gesicht und begann zu weinen. Sarah stand auf und legte die Arme um mich.

»Was ist los?«, fragte sie.

Ich sagte: »Ich schaff das nicht mehr.«

»Was schaffst du nicht mehr?«

»Ich bin so traurig, die ganze Zeit.«

»Weswegen?«

»Wegen allem.«

»Versuch es zu erklären.«

»Ich kann nicht.«

Sarah umarmte mich. »Ich denke, wir sollten sehen, dass du Hilfe bekommst.«

Ich schüttelte den Kopf. »Nein, es geht mir gut. Wirklich. Ich benehme mich nur so dumm.«

Sie wich ein Stück von mir zurück und sah mir ins Gesicht. »Manchmal«, sagte sie, »ist es wirklich schwer, dir zu helfen.«

Ich war verwundert und verletzt. Meine Freunde haben sich oft über meine Angewohnheit beklagt, plötzlich tagelang zu verschwinden, oder über meine Neigung, in diesen Stimmungen nie ans Telefon zu gehen. Damals kam ich nicht auf die Idee, dass Verletzlichkeit ein angenehmer oder sogar notwendiger Teil einer Freundschaft ist; dass wir, um geliebt zu werden, den Leuten, die wir lieben, auch das Gefühl geben müssen, dass wir sie brauchen.

Heutzutage gelingt mir das besser, hoffe ich. Und wenn die schwere Depression diesen Widerstand in mir gebrochen hat, dann ist das vielleicht ein Bruch, für den ich dankbar sein sollte. Mein Psychiater, den ich sehr zu schätzen und zu respektieren gelernt habe, nachdem wir unsere anfänglichen Kämpfe hinter uns gelassen hatten, sagte mir, er wüsste, was mir am meisten Angst machte.

»Was denn?«, fragte ich. Selbst ich wusste nicht, was mir am meisten Angst machte.

»Den Verstand zu verlieren.«

»Na ja, das habe ich getan. Sie waren doch dabei.«

»Dann war das vielleicht gar nicht so schlecht«, sagte er. Verrücktheit als Vorteil. Das ist ja eine ganz neue Idee. »In welcher Hinsicht?«

Er lächelte mich an. »Die Buddhisten sagen uns, dass man, um sich selbst zu finden, zuerst den Verstand verlieren muss.«

Es ist eines der tröstlichsten Dinge, die je jemand zu mir gesagt hat.

KAPITEL 10

Genetik, Familie und andere Störungen

Sieh den Tatsachen dessen, was du bist, ins Auge,
denn das ist es, was verändert, was du bist.

Søren Kierkegaard

Ein Erfahrungsbericht einer Depression ist in gewisser Weise ein Erfahrungsbericht eines Lebens. Wodurch bin ich so geworden, wie ich bin? Inwiefern sind die emotionalen Reaktionen, die ich gelernt habe, hinderlich?

Ich will frei von Depressionen bleiben und mein Leben gut leben. Für mich, und das gilt vielleicht nicht für jeden (obwohl ich noch nie jemandem begegnet bin, für den es nicht gilt), heißt das, dass ich mein eigenes Verhalten betrachte und mich von den Teilen befreie, die mich nicht aus meiner negativen Stimmung wieder auftauchen lassen. Oder mich auch nur in dieser leichten Unzufriedenheit gefangen halten, die mich davon abhält, mich ganz auf mein eigenes Leben einzulassen. Es liegt klar auf der Hand – so klar, dass ich Jahre gebraucht habe, um es zu begreifen – dass das Leben ist, was es ist. Die Art und Weise, wie wir es sehen – das ist es, was uns Probleme bereitet.

Unser eigenes Selbst zu betrachten ist furchtbar schwer und erfordert ein Maß an Aufrichtigkeit und Demut, das uns mitunter unerträglich erscheinen kann. Nur wenige Leute sind bereit, sich ganz darauf einzulassen, aber ich bin überzeugt, dass wir, wenn wir es nicht tun, auch nicht glücklich sein können. Und Glück, nicht ein halbwegs gutes Leben, ist das, was ich anstrebe. Dieses Ziel ist vielleicht ein bisschen zu hoch gesteckt, wer weiß? Aber wenn ich mich danach ausstrecke, dann spüre ich zumindest, dass ich etwas unternehme, dass das, was ich tue, zählt, wenn auch nur für mich.

Meine Verhaltensweisen hängen natürlich alle eng mit meiner Familie zusammen, da in der Familie eindeutig der Grundstein für unseren Charakter gelegt wird. In diesem Punkt sind sich fast alle Fachleute für Verhaltenspsychologie einig. Wir lernen alles durch Nachahmung – wie wir uns die Schuhe zubinden oder was wir essen oder wie wir auf andere Leute reagieren. Die meisten dieser Muster sind unbewusst, und viele davon sind hilfreich, aber andere sind einfach nur hinderlich.

Diese Stolpersteine auf dem Weg zum Glück erfordern unsere ganze Aufmerksamkeit. Es kommt nicht darauf an, wie wir sie gelernt haben oder von wem wir sie gelernt haben. Es kommt darauf an, dass wir genügend Wissen und Verständnis haben, um sie zu korrigieren, wenn sie unserem Glück oder guten Beziehungen im Wege stehen.

Manche dieser Charaktereigenschaften sind genetisch bedingt, aber wie viele genau oder in welchem Umfang, das weiß niemand. Und da wir es nicht wissen, sondern nur verstehen, dass irgendein tief sitzender Charakterzug von uns auf unveränderlichen Genen beruht, gehen wir damit vielleicht am besten so um wie mit jedem anderen Charakterzug auch – durch eine Prüfung unseres eigenen Verhaltens, indem wir unsere Charakterzüge als Hindernisse sehen, die starr, aber auf die eine oder andere Weise überwindbar sind.

Ich habe einmal eine Theorie über »positives Denken« gelesen, in der für mich viel Wahres steckt oder die mich zumindest genügend beeindruckt hat, um mich an sie zu erinnern. Ich stand dem positiven Denken immer misstrauisch gegenüber, hielt es für ebenso starr und unbeweglich wie das negative Denken. Und doch ist es genau der Ratschlag, der Depressiven am häufigsten erteilt wird: Denke positiv! Dass es nicht hilft, scheint denjenigen, die es wie ein sanftes Allheilmittel anbieten, nicht in den Sinn zu kommen. Vielleicht hilft es ihnen selbst, oder vielleicht sind sie ein Produkt irgendeines Positiv-Denken-Genpools. Wer weiß?

Die Theorie, die mir geholfen hat, und von der ich hoffe, dass Sie Ihnen ebenfalls helfen wird, ist die folgende:

Stellen Sie sich vor, Sie steuern mit einem Wagen genau auf eine Wand zu. Wenn Sie in Ihrer gewohnten oder starren Denkweise verharren (der Art Denkweise, die sagt: ›So mach ich das immer‹) und die Richtung nicht ändern, in die Sie steuern, dann werden Sie Ihren Wagen genau gegen die Wand fahren.

Und jetzt stellen Sie sich vor, Sie steuern denselben Wagen auf dieselbe Wand zu. Setzen Sie jetzt das positive Denken ein, um sich vorzustellen, dass die Wand tatsächlich ein Tunnel ist. Das ist sie natürlich nicht, Sie hoffen oder wünschen sich nur, dass sie ein Tunnel ist, aber es ist dieselbe alte, unnachgiebige Wand. Sie steuern dennoch Ihren Wagen gegen die Wand.

Sie sitzen in demselben Wagen, vor derselben Wand, nur dass Sie jetzt kreatives oder konstruktives Denken einsetzen. Sie sehen die Wand als ein Hindernis genau vor Ihnen, und Sie sehen, dass sie fest und unbeweglich ist. Sie setzen Ihr Denken ein, um die Richtung zu ändern und den Wagen um die Wand herumzulenken.

Zu verstehen, dass unsere Denkweise nicht immer hilfreich ist, klingt so offensichtlich und einfach. Genau wie die Aufforderung, unsere Denkweise zu ändern, und doch fällt uns beides ungeheuer schwer, vielleicht da wir sie die meiste Zeit gar nicht infrage stellen. Wir handeln einfach spontan und tun, was wir immer getan haben, auf dieselbe Art, wie wir es immer getan haben. Wir stürzen uns in Beziehungen, vermasseln Jobs, zerstören Freundschaften, und das alles nur, weil wir glauben, dass unsere Methode die richtige ist.

Es gibt die Redensart: »Ich will lieber recht haben als glücklich sein.« Oder auch: »Auf meine Art oder gar keine.«

Ich sehe diese Wand als Symbol für ein Hindernis (oder Hindernisse, es können viele sein) in unserer emotionalen Veranlagung. Wenn wir uns weiterhin auf dieselbe Weise verhalten, werden wir zusammenbrechen. Wenn wir so tun, als ob diese Hindernisse in unserem Charakter nicht existieren oder etwas völlig anderes sind, werden wir immer noch zusammenbrechen. Aber wenn wir sie erkennen und unser Verhalten ändern, dann werden wir einen Punkt erreichen, wo wir besser und sicherer aufgehoben sind. Zumindest, bis wir auf das nächste Hindernis stoßen.

Ich weiß, dass ich zweifelhafte depressive Gene sowie gewisse Wände in meinem Verhalten habe. Diese Gene habe ich von meiner Familie geerbt, ebenso wie bestimmte dieser Verhaltensmerkmale, wenn auch nicht alle. Andere sind auf Ereignisse in meiner Kindheit zurückzuführen, während wieder andere eben einfach meine Art sind.

Um gesund zu werden und gesund zu bleiben, musste ich all diese Möglichkeiten prüfen: Gene, Familie, Kindheit, und meine ganz eigene Natur. Ich kann nicht behaupten, dass das schön für mich war. Ich bezweifle, dass es für irgendjemanden schön ist, seine eigenen Fehler und Schwächen oder die Verletzungen, die er zugefügt hat oder die ihm zugefügt wurden, zuzugeben. Und ich bezweifle auch, dass ich es getan hätte, wenn mich die absolute Schwere meiner Depression nicht dazu gezwungen hätte; dennoch bin ich froh über die Ergebnisse dieser gnadenlosen Selbstprüfung. Ich fühle mich ruhiger, gelassener und glücklicher, als ich je war, als hätte ich irgendeine lähmende Last abgelegt.

Die Therapie hat mir geholfen, aber sie ist kein Wundermittel. Sie verändert nicht unsere Gedanken oder Verhaltensweisen. Sie zeigt uns nur auf, wie sie aussehen könnten. Sie hilft uns nicht, wenn wir uns von ihr nicht nehmen, was wir gelernt haben, und es in die Tat umsetzen. Daher ist sie nicht, wie so viele Leute zu glauben scheinen, eine Art selbstgefällige Nabelschau. Ebenso wenig geht es bei ihr darum, den Eltern Vorwürfe zu machen. Ganz im Gegenteil, würde ich sagen. Es geht vielmehr darum, unsere Eltern zu verstehen und zu akzeptieren.

Es gibt die Redensart: »Es ist nie zu spät, um eine glückliche Kindheit zu haben.« Ich würde es etwas anders ausdrücken. Ich würde sagen: Es ist nie zu spät, um zu verhindern, dass eine schwere Kindheit uns zu unglücklichen Erwachsenen macht. Eine schwere Kindheit hat vielleicht eine Reihe von Verhaltensweisen und Reaktionen festgelegt, die dazu führen, dass wir genau diese Muster als Erwachsene wiederholen. Das heißt aber nicht, dass wir diese Muster fortführen müssen.

Vorwürfe zu machen ist einfach, und Eltern sind leichte Beute. Wir können ihnen Vorwürfe machen, da wir uns sicher sind, dass wir bestimmte Gründe für unser Verhalten haben. Oder wir können verstehen, wie diese Verhaltensweisen entstanden sind, und sie ändern. Unsere Eltern haben vielleicht (und die meisten von ihnen tatsächlich) ihr Bestes getan. Sie sind, genau wie wir, Verhaltensweisen und

Mustern verhaftet, die sie selbst als Kinder gelernt haben. Sie halten vielleicht an genau diesen Verhaltensmustern fest und treiben uns damit in den Wahnsinn.

Wir können ihnen nun Vorwürfe machen oder wütend auf sie sein, oder wir können verstehen, dass sie sich so verhalten, wie sie es tun, da sie so sind, wie sie sind. Es liegt nicht an uns, sie zu verändern. Es liegt an uns, uns selbst zu verändern.

Ich will kurz zusammenfassen, wie sich das, im therapeutischen Sinn, bewerkstelligen ließe. Mir ist bewusst, dass ich nicht für Ihr Verhalten verantwortlich bin und Sie nicht für meines. Ich bin jedoch dafür verantwortlich, wie ich auf Sie zu reagieren entscheide. Sie sind vielleicht oder vielleicht auch nicht verantwortlich dafür, wie Sie auf mich zu reagieren entscheiden. Darauf habe ich keinen Einfluss. Die einzige Person, auf die ich unmittelbar Einfluss nehmen kann, bin ich selbst.

Eine gute Therapie lässt uns nicht in der Vergangenheit zurück. Und sie gestattet uns auch nicht, sie zu verändern. Sie hilft uns nur zu begreifen, warum wir bestimmte Dinge tun, warum sie hinderlich sind und wie wir sie überwinden könnten. Das kann jedoch nicht klappen, wenn wir keine Lehren aus ihr ziehen. Die harte Arbeit, der Löwenanteil, liegt bei uns. Ich habe gehört, wie sich Leute über ihre Therapie beklagt haben: »Es ist ja gut und schön, zu lernen, warum ich mich so verhalte und nicht anders. Das hält mich aber noch lange nicht davon ab, mich so zu verhalten. Die Verhaltensweisen werden mir lediglich bewusster.« Das Bewusstsein ist der Punkt, an dem die Therapie aufhört und wir anfangen. Die Therapie kann uns nur Wissen vermitteln. Es liegt an uns, dieses Wissen zu nutzen. Das ist nicht einfach. Eine gewohnte Verhaltensweise zu verändern erfordert Zeit und endloses Wiederholen. Wir müssen buchstäblich lernen, auf eine neue Art zu denken. Aber um das zu tun, müssen wir die alte Art analysieren.

Daher musste ich, um meine Depression zu begreifen und einen möglichen Ausweg aus ihr zu finden, die Krankheit verstehen, angefangen bei der Genetik. Unser biologisches Schicksal können wir nicht ändern, aber ein Einblick in dieses Schicksal könnte uns helfen, achtsam und nicht achtlos damit umzugehen. Ich habe zwei Brüder. Wir drei haben alle, in unterschiedlichem Umfang, an Depressionen gelitten. Man nimmt an, dass eine ernste depressive Störung erblich bedingt ist, aber in welchem Ausmaß, das weiß offenbar niemand. Die Einschätzungen von Wissenschaftlern reichen von »leicht« bis »beträchtlich«. Neuere Untersuchungen gehen davon aus, dass für Frauen ein höheres Risiko besteht als für Männer. Einer an 42 000 Zwillingen durchgeführten Studie zufolge beträgt die erbliche Depressionsrate bei Frauen 42 Prozent und bei Männern ungefähr 29. Die Studie kam zu dem Ergebnis: »Die Depression ist eine mäßig erbliche Störung, die vermuten lässt, dass genetische Faktoren wichtig, aber keinesfalls ausschlaggebend sind.«[13]

Mit anderen Worten, es ist eine Prädisposition im Gegensatz zu einer Prädetermination. Aber wenn in einer Familie eine Depression aufgetreten ist, dann besteht auch die Möglichkeit, dass ein Elternteil depressiv und daher vielleicht nicht imstande ist, die beste Umwelt zu schaffen, um ein Kind großzuziehen. Das heißt, wie viel davon genetisch vererbt ist und wie viel durch die Umwelt als mögliche Folge dieser Gene, ist fraglich. In diesem Sinne warnte schon eine andere Studie über Genetik und Depression:

Da Eltern für hochriskante Gene und eine hochriskante Umwelt bei der Erziehung zugleich verantwortlich sein können, lassen sich die psychosozialen und biologischen

Faktoren, die bei der Übertragung des Risikos von einer Generation zur nächsten eine Rolle spielen, nur schwer voneinander trennen.[14]

Ich denke, das ist nur eine Umschreibung für: »Wir wissen es nicht«, was kaum überrascht, da es nicht ein Einzelgen für die Depression gibt. Genau wie Diabetes oder Herz-Kreislauf-Erkrankungen ist die Depression eine komplexe genetische Störung, an der multiple Gene beteiligt sind. Daher kann man nicht einfach mit dem Finger auf eines von ihnen zeigen und sagen: »Das ist der Schuldige.«

Und es erscheint logisch, dass ein bestimmter Gencocktail für eine tiefer liegende Zerbrechlichkeit verantwortlich sein kann, durch die wir empfänglicher für eine Depression sind, wenn wir mit bestimmten Problemen konfrontiert werden. Ob wir mit diesen Problemen überhaupt konfrontiert werden, hängt zum einen auch davon ab, welche Schicksalsschläge das Leben für uns bereithält – und davon, wie gut uns beigebracht wurde, diese zu bewältigen.

Die Weltgesundheitsorganisation drückt dies – sehr wissenschaftlich – so aus:

Die Depression ist eine komplexe Störung, die unter einer Vielzahl von Umständen und aufgrund vielfältiger Faktoren auftreten kann. Das biopsychosoziale Modell ist hilfreich, um die Ursache der Depression zu begreifen, wo biologische (genetische und biochemische), soziologische (Stressoren) und psychologische (Entwicklung und Lebenserfahrungen) Faktoren interagieren, um ein Gesamtbild der Depression zu erzeugen. Forschungsergebnisse der letzten fünfzig Jahre zeigen, dass es keinen Einzelfaktor gibt, der die Ursache der Depression erklären kann.

Von entscheidender Bedeutung ist, dass für die Auslösung eines depressiven Schubs offenbar eine Reihe von Stressoren (schwieriger oder schmerzlicher Ereignisse) erforderlich sind. Das Gen, das man für die Regulierung des Serotonins, des Gute-Laune-Neurotransmitters, für zuständig hält, ist als 5-HTT bekannt. Im Allgemeinen erscheint es entweder als Kurz- oder als Langform. Das Vorhandensein der Kurzform scheint auf die Möglichkeit (nicht so sehr Unvermeidlichkeit) einer Depression hinzuweisen. Wissenschaftler am Londoner King's College haben eine Studie mit einer Kontrollgruppe von 847 Personen durchgeführt, die sie über zwanzig Jahre hinweg beobachtet haben. Sie ergab, dass diejenigen, die einmal die Kurzform trugen, mehr depressive Symptome als Reaktion auf Extremsituationen aufwiesen. Bei denjenigen, die zweimal die Kurzform trugen, war die Wahrscheinlichkeit, infolge von Extremsituationen depressiv zu werden, mehr als doppelt so hoch wie bei denjenigen, die die Langform trugen.[15]

Aber schwierige oder schmerzliche Ereignisse gehören doch sicher zum Alltag? Was bedeuten würde, dass jeder mit einer genetischen Prädisposition zur Depression zwangsläufig irgendwann im Laufe seines Lebens an ihr erkranken wird. Nun ja, so ist es nicht. Biologen zufolge gibt es lediglich eine erbliche *Neigung*, eine ernste Depression in Reaktion auf Umweltstressoren zu entwickeln; es ist keine ausschließlich genetisch bedingte Krankheit.

Und dann ist da noch die Anlage-Umwelt-Debatte. Ist die Depression die wahrscheinliche Folge einer schweren Kindheit und einer dysfunktionalen Familienkonstellation, oder ist sie einfach eine Verletzlichkeit, mit der man geboren wird? Vielleicht beides. Immer mehr Belege deuten darauf hin, dass die Depression in einem engen Zusammenhang mit Familienmustern steht, wie zum Beispiel bei erlerntem

Verhalten. Wenn Kindern keine guten emotionalen Strategien oder Fähigkeiten, mit bestimmten Dingen zurechtzukommen, beigebracht werden, dann fällt es ihnen im späteren Leben vielleicht schwer, mit Problemen umzugehen. Und wenn die Depression durch Extremsituationen oder Probleme aktiv ausgelöst wird, dann sind diese Kinder vielleicht verletzlicher als diejenigen, denen beigebracht wurde, wie man sich Problemen erfolgreich stellt.

Mir wurde es nicht gut beigebracht. Ich weiß, wie man Probleme ignoriert, aber nicht, wie man sich ihnen stellt. Meine Standardeinstellung ist Stoizismus, gepaart mit einer extremen Selbstgenügsamkeit und Unabhängigkeit. Nun, das mögen alles bewundernswerte Tugenden sein. Sie haben mir hervorragende Dienste bei meiner Karriere geleistet, und ich bin dankbar dafür.

Hätte ich nicht auch depressionsanfällige Gene, durch die diese stoischen Fähigkeiten eher destruktiv als konstruktiv werden, wäre ich vielleicht nie depressiv geworden. Aber ich bin es geworden, und, was noch wichtiger ist, meine beiden Brüder auch. Drei von dreien, oder einhundert Prozent, das ist eine recht hohe Zahl für eine Krankheit mit einer genetischen Wahrscheinlichkeit von bestenfalls zweiundvierzig Prozent, und es lässt vermuten, dass meine eigene Depression nicht nur die Folge eines gemeinsamen biologischen Erbes ist, sondern auch anderer gemeinsamer Einflüsse.

Und so musste ich mir meine Familie mit einem genaueren forensischen Blick ansehen, als ich es normalerweise getan hätte. Nicht nur, weil ich wissen wollte, was meine Depression verursacht hatte (oder verursacht haben könnte), sondern weil ich die Verhaltensmuster sehen und verstehen wollte, durch die ich überhaupt erst so verletzlich geworden bin. Und die ich, wenn ich weitere depressive Schübe abwenden (oder zumindest eindämmen) will, ändern muss.

Oberflächlich betrachtet, sind wir eine glückliche Familie. Wir umarmen uns und küssen uns. Wir sind freundlich. Wir können es uns leisten. Wir lassen uns nie genug aufeinander ein, um unfreundlich zu sein. Wir schreien uns nicht an. Wir streiten uns nicht. Wir haben keine Auseinandersetzungen. Wir sind, kurz gesagt, wie Eisberge, bei denen nur die Spitze zu sehen ist. Der Rest ist privat, und genau in dieser Privatsphäre liegt die Dunkelheit. Oder zumindest meine Dunkelheit. An der Oberfläche zu leben, mag auf eine ganz eigene Art schön und vollkommen friedlich sein. Friedlich zumindest, bis etwas so Katastrophales wie eine Geisteskrankheit dazwischenkommt.

Unsere Kindheit war von Umzügen geprägt. Wir sind in sechs verschiedenen Ländern aufgewachsen, in Brunei, Brasilien, Aden, Oman und Angola – und in England –, da wir meinem Vater folgten, wohin seine Arbeit ihn auch führte. Wir drei wurden alle auf Internate geschickt, die damals noch nicht die freundlichen, liberalen Institutionen waren, die die meisten heute sind. Wenn wir aufgrund unserer vergleichbar kurzen, rastlosen Kindheit je unglücklich waren, dann haben wir es jedenfalls nicht gesagt. Nicht zueinander und selten zu unseren Eltern, obwohl ich die Lauteste von uns dreien war. Aber ich bin auch die Launischste, auch wenn mir diese Launenhaftigkeit, verglichen mit anderen, sehr milde erscheint. Wir als Familie sagen nie, wie es uns wirklich geht. Wir gehen einfach darüber hinweg, und wenn wir doch einmal Kummer äußerten, dann war stets unsere Mutter da, die sagte: »Reg dich nicht auf.«

Heutzutage muss ich über diese Formulierung lächeln; sie ist so herrlich englisch. Sie verrät uns zweierlei: Sie besagt, dass der ursprüngliche Grund der Aufregung nicht wichtig genug ist, um ernst genommen zu werden, und dass man sich sowieso nur selbst aufregt. Es ist eine Situation, in der man nur verlieren kann, daher findet man sich besser damit ab und hält den Mund. Es steckte keine unfreundliche Absicht dahinter. Es zeigt nur, denke ich, wie die Details der Familiengeschichte völlig unschuldig in eine unauflösliche emotionale Sackgasse führen können.

Das realisierte ich vielleicht zum ersten Mal, als ich meinen jüngeren Bruder, Tony, zum Flughafen fuhr. Damals hatte ich noch mit meiner Depression zu kämpfen und steckte mitten in einer Therapie, sodass ich seltsames Verhalten vielleicht bewusster wahrnahm als sonst. Und mir war die Depression sehr bewusst, die unsere Familie, oder zumindest uns Kinder, zu verfolgen scheint.

Als er noch jünger war, etwa zwischen fünfzehn und fünfundzwanzig, litt mein älterer Bruder, Michael, an einer schweren Depression. Er bekam keine Hilfe. Wie die meisten Familien haben wir mit Psychiatern oder Therapeuten nichts am Hut, und überhaupt war das vor dreißig Jahren, lange bevor solche Dinge alltäglich oder akzeptabel wurden.

Zu der Zeit, als ich Tony zum Flughafen fuhr, war er ebenfalls depressiv. Er hatte erschreckend stark abgenommen, war totenblass und hatte tiefschwarze Ringe um die Augen. Die Medikamente, die er nahm, schienen ihm nicht zu helfen. Tonys selbstverschriebenes Rezept gegen die Depression bestand darin, allein eine Weltreise zu unternehmen. Er ließ seine Frau und seine drei Kinder zurück und ließ sich für drei Monate von seinem Job in der Londoner City freistellen. In der Firma, für die er arbeitet, geht es sehr förmlich zu, und es ist nicht üblich, höhere Angestellte für längere Zeit freizustellen, aber als er erklärte, dass er an einer schweren Depression litt, zeigten sie Verständnis.

Während wir fuhren, erkundigte ich mich: »Haben Mum und Dad dich gefragt, warum du wegfährst?«

Tony zuckte mit den Schultern. »Nein.«

»Haben sie dich gefragt, warum du so fürchterlich aussiehst?«

Er lächelte matt. »Vielen Dank, und nein, das haben sie nicht.«

»Sie haben gar nichts zu dir gesagt?«

»Nein.«

»Das heißt, du hast deinem Boss erzählt, dass du depressiv bist, aber nicht Mum und Dad?«

»So ist es.«

»Haben sie dich gefragt, wie es dir emotional geht?«

Er grinste, ein vertrautes, freches Lächeln, das in mir Erinnerungen an unsere Kindheit wachrief. »Natürlich nicht.«

Meine Eltern sind nicht herzlos. Sie lieben ihre Kinder sehr. Es ist nur so, dass sie nicht in der Lage sind, Emotionen gut auszudrücken, da sie ihnen gegenüber auch nie ausgedrückt wurden. Wir stricken unser Verhalten nicht nach eigenen Mustern. Wir lernen sie von unseren Eltern. Und diese übernehmen sie wiederum von ihren Eltern. Wir alle folgen einem Muster, das vor Jahren, bevor wir überhaupt geboren wurden, festgelegt wurde.

Diese Kindheitsmuster sind schwer zu durchbrechen. Ich sage, selbst nach jahrelanger Therapie, noch immer nicht gern, wie ich mich wirklich fühle. Die Anstrengung, die das erfordert, schnürt mir buchstäblich die Kehle zu. Und das sind ganz offensichtlich die Ursprünge des Kehlenmonsters. Ich muss kein Amateurpsychologe sein, um das zu wissen. Genügend Fachleute haben es mir gesagt. Ich schlucke meine Gefühle hinunter und würge an meinen wahren Instinkten. Ich habe keine Ahnung, wie ich mich, um es mit der klassischen therapeutischen Redewendung zu sagen, »um meine eigenen Bedürfnisse kümmern« soll.

Warum? Weil mir, wie ein Therapeut zu mir sagte, wunderbar beigebracht wurde, keine Bedürfnisse zu haben oder sie, wenn ich welche hatte, zu leugnen. Als Kind hatte ich das Bedürfnis nach Geborgenheit, nach Sicherheit, das Bedürfnis, dauerhafte Bindungen zu entwickeln, und das nicht nur zu anderen Menschen, sondern auch zu Orten und Dingen. Im Laufe von achtzehn Jahren in sechs verschiedenen Ländern zu leben, Schulen, Häuser, Freunde und Kulturen immer wieder zu verlassen, das war nicht die beste Methode, um ein Gefühl von Geborgenheit zu entwickeln.

Als Menschen müssen wir alle lernen, uns anzupassen, das gehört einfach zum Leben. Als Kinder müssen wir lernen, uns anzupassen, um zu überleben, wir sind auf die Erwachsenen angewiesen. So war es auch bei mir. Unbeständigkeit war ein solch wesentlicher Teil meiner Kindheit, dass ich selbst für meinen kindlichen Verstand zum einzigen Fixpunkt in meinem Universum wurde. Ich war machtlos dagegen, etwas an meiner Situation zu ändern, und meine Eltern, so schien es mir, waren ebenso machtlos. Es hatte keinen Sinn, ein Aufhebens zu machen, keinen Sinn, sich zu wünschen, das Leben würde anders verlaufen.

Ich weiß noch, wie unser Hund Bimbo, als ich neun war und wir Aden für immer verließen, fröhlich zwischen den Müllhaufen herumschnüffelte, die sich auf den sandigen Gehsteigen vor unserem Haus türmten.

Er war der einzige Hund, den wir je besessen hatten oder je besitzen würden. Wir zogen zu oft um, um Haustiere zu haben. Es war nicht fair, sie zurückzulassen, weder für uns noch für sie. Bimbo wurde zu einer anderen Familie gegeben. Ich wusste, dass ich ihn nie wiedersehen würde. Ich wusste auch, dass Aden allmählich zu einem gefährlichen

Ort wurde. Ein paar Wochen zuvor war am Flughafen eine Granate explodiert. Eine Freundin von mir, ein Kind, musste mit schweren Verletzungen ins Krankenhaus gebracht werden, nachdem sich ein Stück Schrapnell in ihren Magen gebohrt hatte. Für mein neunjähriges Selbst sah es so aus, dass wir unseren Hund allein der Gefahr überließen. Auf dem Schiff zurück nach England lag ich in meiner Koje und weinte. Aber ich wusste, dass es sich nicht ändern ließ und dass es nichts nützen würde, deswegen zu weinen, genau wie ich gelernt hatte, dass es sich nicht ändern ließ, dass ich meine Freunde in Aden, meine Schule, mein Zuhause und all die anderen vertrauten Dinge, die Trost spenden, zurücklassen musste.

So habe ich mich, denke ich, an ständigen Verlust ebenso angepasst wie an die Unfähigkeit, jeglichen Kummer auf einem, wie ein Therapeut es nannte, »angepassten« Niveau zu äußern. Der Begriff »angepasstes Kind« wurde ursprünglich in den Fünfzigerjahren des vorigen Jahrhunderts von Eric Berne verwendet, dem Vater der Transaktionsanalyse. [16] Er bezeichnet im Wesentlichen die gefügige, friedliche Seite in uns, die sich Wut nicht anmerken lässt, es anderen recht macht und sich im Allgemeinen als das brave Mädchen oder der brave Junge benimmt. Je mehr dieses Verhalten belohnt wird (und je mehr jenes andere Verhalten bestraft oder, was häufiger vorkommt, ignoriert wird), desto mehr passen wir uns an, indem wir still sind und kein Aufhebens machen. Anders ausgedrückt: Wir nehmen die Haltung ein, die in der Therapeutensprache als »Aufgabe oder Rückzug« bekannt ist.

Und es ist auch nicht nur das stille, blasse, schweigsame Kind, das sich zurückgezogen hat. Der Rückzug findet auf einer weitaus tieferen Ebene statt und könnte hinter einem fröhlichen, lebhaften und geselligen Äußeren verborgen sein – einem Äußeren, das auf Gefügigkeit hindeutet, da Gefügigkeit ihren eigenen Lohn mit sich bringt.

Alice Miller[17], Psychoanalytikerin und Autorin von *Das Drama des begabten Kindes*, schildert, wie Kinder die Bedürfnisse ihrer Eltern schon in sehr jungen Jahren erkennen und dann ihre eigenen, oft sehr intensiven Gefühle und Bedürfnisse unterdrücken, da sie glauben, dass diese für die Eltern nicht akzeptabel sind:

> *Die Depression ist der Preis, den der Erwachsene für diese frühe Selbstaufgabe zahlt. Das sind die Leute, die sich immer gefragt haben, was andere von ihnen brauchen, und dabei ihre eigenen Gefühle und Bedürfnisse nicht nur vernachlässigen, sondern nicht kennen.*

Ich kann mich noch immer klar an das erste deutliche Anzeichen einer Depression bei meinem Bruder Michael erinnern. Damals lebten wir in Oman, einem Stück Land am Rande von Saudi-Arabien, und wir wollten mit einer anderen Familie einen Angelausflug unternehmen. Als wir aufbrechen wollten, versammelten sich alle bis auf Michael, der verschwunden war. Wir suchten das Haus ab, was rasch erledigt war, und die unmittelbare Umgebung des Hauses. Wir lebten in der Wüste, aber einer Wüste aus steilen Schluchten und Klammen. Dort herrschten unerträgliche Temperaturen, manchmal bis zu fünfundfünfzig Grad im Schatten. Nachdem wir uns kurz umgesehen hatten, baten wir unseren Hausdiener, Mohammed, sich auf die Suche nach Michael zu machen. Mohammed kannte sich in dem Gelände aus; er konnte barfuß durch die Schluchten laufen und wusste einen Bogen um die Schlangen und Skorpione zu machen, die dort lebten. Es war kein Ort, an dem sich ein vierzehnjähriger Schuljunge, frisch mit dem Flugzeug aus England gekommen, herumtreiben sollte. Mohammed kam unverrichteter Dinge zurück.

Wir saßen da und warteten. Die Stille erschien uns endlos.

Zwei Stunden später tauchte Michael auf. Er schien verblüfft, uns zu Hause anzutreffen. Er dachte offenbar, wir alle hätten wie geplant die Bootstour unternommen. Er sagte nur: »Ich wollte nicht mit auf das Boot, deswegen bin ich spazieren gegangen.«

Meine Mutter, die verständlicherweise verängstigt und wütend war, fragte ihn ungehalten, wieso er denn nichts gesagt und niemandem Bescheid gegeben hätte.

Michael zuckte nur mit den Schultern. »Ich dachte, es würde niemandem auffallen.«

Es würde niemandem auffallen. Dieser Satz hat mich noch jahrelang verfolgt.

»Hören Sie auf, sich selbst aufzugeben«, sagte Elizabeth, eine Therapeutin, einmal zu mir.

»Was?« Ich verstand nicht.

Sie erklärte es folgendermaßen:

Jedes Mal, wenn man traurig ist und seine Tränen hinunterschluckt, gibt man sich auf. Wenn man von jemandem verletzt wird und so tut, als ob alles in Ordnung ist, gibt man sich auf. Jedes Mal, wenn man nicht isst oder sich nichts zu essen macht, gibt man sich auf. Wenn man müde ist, sich aber weigert, sich auszuruhen, gibt man sich auf. Wenn man zu viel trinkt und sich mit Alkohol vergiftet, gibt man sich auf. Wenn man nicht um das bittet, was man von jemandem braucht, mit dem man intim ist, gibt man sich auf. Die Zeiten, in denen man es hasst, die Bedürfnisse anderer über die eigenen zu stellen, sind die Zeiten, in denen man sich aufgibt. Wenn man nicht um Hilfe bittet, wenn man sie braucht, gibt man sich auf.

»Sie leiden«, sagte Elizabeth, »an einem Mangel an Fürsorge.«

Von wem?

»Von Ihnen selbst«, sagt sie. »Und davor von Ihren Eltern. Sie hätten Ihnen beibringen sollen, für sich selbst zu sorgen.«

Ein Mangel an Fürsorge. Das klingt so hart. Und zugleich so kindisch. Und beides stimmt. Die Unfähigkeit, für sich selbst zu sorgen oder sich zu trösten, ist ein Zeichen von Unreife. Man hat es nicht ausreichend verstanden oder gelernt. Wenn man als Kind nicht lernt, wie man für sich selbst sorgt, dann kann man es als Erwachsener nicht. Das Muster wird verinnerlicht. Sie sind jetzt ein Erwachsener, in dem ein Kind wohnt. Das Kind fleht, der Erwachsene lehnt ab. Man verweigert sich selbst richtige Fürsorge.

Es gibt natürlich viele Theorien über die Auswirkungen der Kindheit auf eine spätere Depression im Erwachsenenalter, aber genau diese Vorstellung kommt mir im Hinblick auf meine eigene bekannt vor. Wenn nichts von Bestand war, dann war es besser, sich an nichts zu binden und nichts zu brauchen. Wenn man als Kind schikaniert wird, wie ich so oft an den unterschiedlichen Schulen, die ich besuchte, dann macht man sich besser klein oder verschwindet völlig. Entweder das, oder man gibt sich völlig unempfindlich.

Das alles kam mir damals natürlich nicht in den Sinn. Es kam mir nicht einmal in meinen Zwanzigern und Dreißigern in den Sinn, als mein Mantra war: »Es ist besser, allein zu sein.« Ich lernte sehr früh, dass mir alles, was ich liebte – Leute, Hunde, Schulen, Häuser –, irgendwann weggenommen wurde. Daher beschloss ich, wenn auch nicht bewusst, mich nie allzu fest an irgendetwas zu binden.

In die Sprache der Therapie übersetzt bezeichnet man diesen Zustand der Distanziertheit am besten als »wunschlos und bedürfnislos«. Wenn man die Haltung einnimmt, dass man in emotionaler Hinsicht nichts wünscht oder braucht, dann ist es unwahrscheinlich, dass man verletzt wird. Um diesen Zustand völlig aufrechtzuerhalten, zieht man sich emotional und sogar physisch von anderen Leuten zurück, auch wenn man vielleicht ein ausgesprochen geselliges Äußeres an den Tag legt, wenn man draußen in der Welt ist. Es ist das Innere, das eisern verteidigt wird. Manche Leute (wie zum Beispiel ich selbst) sehen darin eine Lösung für ihren emotionalen Schmerz, wobei sie vergessen, dass wir Gemeinschaftswesen sind, biologisch und genetisch dazu bestimmt, mit anderen zu interagieren. Die Lösung wird dann zum Problem. Wir brauchen emotionalen Trost nicht nur, wir sind darauf programmiert, ihn zu suchen, was vielleicht der Grund ist, weshalb ich zweimal geheiratet habe. Und vielleicht ist das auch der Grund, weshalb beide Ehen gescheitert sind – eine Art Scheitern mit Ansage. Wie das angepasste Kind werden wir zu dem angepassten Erwachsenen. Wir lassen uns äußerlich ein, halten das Innere aber unter Verschluss.

Erst als ich älter wurde, begriff ich allmählich, dass ich tatsächlich meinte: »Es ist *leichter*, allein zu sein.« Unsere Schwächen und Verletzlichkeiten zu offenbaren ist beängstigend, daher ist es leichter, es nicht zu tun. Ein Teil von mir glaubt das noch immer, auch wenn mir die Depression gezeigt hat, dass es zerstörerisch für meine eigene emotionale Gesundheit ist, wenn ich mich völlig verschließe. Es ist, denke ich, für die emotionale Gesundheit eines jeden von uns zerstörerisch, und ich weiß, dass ich glücklicher bin, wenn ich mit anderen Menschen verbunden bin. Doch wenn ich niedergeschlagen bin, dann ist es noch heute meine natürliche Standardreaktion, dass ich mich verschließe und verkrieche, obwohl ich von Natur aus gesellig bin. Wenn ich niedergeschlagen bin, muss ich mich immer noch zwingen, das Haus zu verlassen oder ans Telefon zu gehen. Meine Wohnung zu verlassen ist noch immer schwer für mich, wenn nicht sogar beängstigend. Aber jedes Mal, wenn ich es schaffe, ans Telefon zu gehen, einen Anruf zu tätigen oder die Gesellschaft von Freunden zu suchen, staune ich darüber, wie sehr sich meine Stimmung dadurch heben kann.

Fast jeder Depressive, den ich kenne, zeigt ähnliche Standardreaktionen. Es gibt sogar einen Namen dafür: »Unterdie-Decke-kriechen«. Es besagt, dass man sich ins Bett verkriecht, nicht ans Telefon geht, Einladungen ausschlägt und die Welt im Allgemeinen ignoriert. Und das ist das Schlimmste, was wir für uns tun können.

Ein anderer Ausdruck dafür ist »Abkapseln«, ein Wort, das man von vielen Depressiven hört. Abkapseln in einer depressiven Verfassung heißt nicht, dass wir beschließen, etwas Zeit allein zu verbringen, was viele von uns tun müssen, um ihr inneres Gleichgewicht wiederzufinden. Abkapseln ist ein beängstigender, bedrohlicher Zustand des Alleinseins, in dem selbst das Läuten des Telefons nach einer schrecklichen Forderung klingt und in dem wir unsere Zeit nur selten konstruktiv nutzen, sondern auf eine rastlose, ineffektive Art oder wie betäubt zusammengesackt vor dem Fernseher verbringen. Es ist ein negatives, entfremdendes Gefühl des Alleinseins, kein positiver und konstruktiver Zustand.

Eine andere Art, auf die sich Depressive (oder andere Leute) verkriechen, kann so aussehen, dass sie ihre wahren Bedürfnisse, Instinkte und Forderungen hinter dem Gesicht verbergen, das sie der Welt zeigen. In der psychoanalytischen Denkweise wird das als »Splitting« bezeichnet und ist der Fall, wenn wahre Gefühle (das wahre Selbst) hinter einer Maske oder dem falschen Selbst versteckt werden.

Wir sagen oft das eine und fühlen etwas anderes und befinden uns – da andere Leute uns im Allgemeinen beim Wort nehmen und keine Ahnung haben, was wir fühlen, bis wir es ihnen sagen – in einem Zustand fast ständiger Frustration, ganz zu schweigen von Verwirrung. Manchmal erwarten wir von anderen Leuten, dass sie Gedanken lesen können, und wenn sie ihren hellseherischen Pflichten nicht nachkommen können, verschließen wir uns im Allgemeinen noch mehr und fassen ihren Mangel an Reaktion als weiteren Beweis dafür auf, dass wir ihnen egal sind.

In diesem Zustand des inneren Konflikts und Drucks zeigen sich zwangsläufig irgendwann Risse, oft in einer Form, in der sie nicht erkannt werden, beispielsweise, indem jemand zu viel oder zu wenig isst, zu viel trinkt oder zu hart arbeitet, oder in einer Reihe gescheiterter Beziehungen oder einer leichten Depression. Wenn diese ebenfalls nicht gelöst werden, dann geht bei dem Dampfkochtopf des Konflikts irgendwann der Deckel hoch und kann zu einem physischen oder psychischen Zusammenbruch führen.

Um den Pakt zu brechen, müssen wir lernen, um Hilfe zu bitten und sie dann, was ebenso wichtig ist, auch anzunehmen. Aber zunächst einmal ist es wichtig, dass wir uns selbst verstehen und begreifen, was wir eigentlich brauchen. Mit Gewohnheiten, die sich im Laufe eines ganzen Lebens entwickelt haben, ist vielleicht nur schwer zu brechen, aber es ist mit Sicherheit leichter, wenn man sie erst einmal identifiziert hat.

KAPITEL 11

Zuhause ist ein anderes Land

*Wir unterschätzen keine Pflicht so sehr wie die Pflicht,
glücklich zu sein.*

Robert Louis Stevenson

Ich stehe in einem Zimmer in meiner dritten psychiatrischen Klinik. Die Station, auf der ich bin, gehört zum »Suchtbehandlungsprogramm«. Ich sitze Zeit ab: achtundzwanzig Tage. Mit anderen Worten: Ich bin auf Entzug. Ich werde rehabilitiert, werde in einen nüchternen, verantwortungsvollen Menschen zurückverwandelt.

Ich bin hier, weil ich eine Trinkerin bin.

Ich bin eine Trinkerin, denke ich, weil ich gelernt habe, meinen Schmerz mit Alkohol zu betäuben. Bevor der Schmerz kam, habe ich nie so viel getrunken, und schon gar nicht mit einer solch bewussten, zerstörerischen Brutalität. Bevor ich depressiv wurde, hatte ich ein durchaus normales Verhältnis zu Alkohol. Ich trank auf Partys, ich trank, wenn es etwas zu feiern gab, ich trank nach einem anstrengenden Tag in der Arbeit. Ich trank, wenn ich schüchtern oder ängstlich war. Wie die meisten Leute.

Und ich trank, und das ist vielleicht der Punkt, an dem ich mich unterscheide, wenn ich traurig oder niedergeschlagen war und mich aufbauen wollte. Wenn meine Stimmung sich änderte, normalisierte sich mein Alkoholkonsum sofort wieder, dennoch lernte ich dabei, dass Alkohol das beste Betäubungsmittel der Welt ist. Wenn ich trank, fühlte ich nichts. Ich wollte nichts fühlen. Daher trank ich, als ich schwer depressiv war, ständig. Ich trank morgens und abends. Ich trank nachmittags und nachts. Der Schmerz hält sich nicht an Stundenpläne.

Das alles wäre an sich schon schlimm genug gewesen, nur dass ich gar nicht trinken wollte. Ich wollte mich nur frei von Schmerz fühlen. Und in jenem Teil meines Gehirns, der noch kerngesund war, wusste ich, dass der Alkohol mich nicht wirklich von den Schmerzen befreien würde, allenfalls vorübergehend. Ich wusste, dass der Alkohol ein Depressivum war; dass ich mit einer Hand ein Antidepressivum in Form einer Pille zu mir nahm und mit der anderen ein Depressivum in einer Flasche. Ich wusste auch, dass ich versuchte, mir das Leben zu nehmen. Alkoholismus ist eine langsame, hässliche Form des Suizids.

Als ich schließlich in die Entzugsklinik komme, habe ich, was mein Psychiater eine »duale Diagnose« nennt. Ich bin sowohl depressiv als auch alkoholkrank. Ich weiß, dass ich, wenn ich weiterhin trinke, weiterhin depressiv sein werde. Die chemischen Veränderungen, die der Alkohol in meinem Gehirn auslöst, werden nicht dafür sorgen, dass die chemischen Veränderungen, die die Depression auslöst, wieder ins Gleichgewicht kommen. Es ist ein ewiger Kreislauf.

Wie mein Seelenklempner mir erklärte: »Sie müssen zuerst Ihren Weg in den Alkoholismus finden, das heißt, Sie müssen eine ausreichende Menge trinken, um eine Abhängigkeit zu entwickeln. Warum Sie das tun, darüber lässt sich streiten. Aber sobald Sie eine Abhängigkeit entwickelt haben, sind Sie nicht nur nach dem Alkohol süchtig, sondern auch nach einem bestimmten Verhaltensmuster. Der einzige Ausweg aus einer Sucht besteht darin, mit dem Substanzmissbrauch aufzuhören und neue Verhaltensformen zu erlernen.«

Ich konnte für einen Tag, eine Woche oder einen Monat aufhören. Ich konnte für drei Monate oder sogar sechs mit dem Trinken aufhören. Aufzuhören ist leicht. Für immer aufzuhören ist über alle Maßen schwer, wenn man trinkt, um den Schmerz zu betäuben.

Ich weiß, dass ich für immer aufhören muss. Ich muss neue Verhaltensformen erlernen. Und das ist der Grund, weshalb ich nun in einem Raum stehe und an einer Dramatherapie teilnehme. Ansonsten könnte mich nichts, außer den hässlichen, zermürbenden, Ekel erregenden Leiden, die der Alkoholismus und die Depression sind, dazu bringen, mit einer Gruppe Erwachsener in einem Raum zu stehen und zu tun, als seien wir Bäume.

Nichts.

»Sally«, sagt die Therapeutin, »diese Woche sind Sie an der Reihe, die Hauptrolle in der Gruppe zu übernehmen.«

Sie spricht mit lauter Stimme; sie trägt Schichten von Kleidern, zwischen denen Perlenketten verheddert sind, in allen Farben und Mustern. Ich nehme an, sie denkt, dass sie nach Theater aussieht. Ich mag sie nicht, aber ob das an ihrem überladenen Stil, an ihrer Art (herrisch, streng, herablassend freundlich) oder an ihrer Arbeit liegt, das kann ich nicht sagen. Vielleicht liegt es auch nur an der Stimmung, in der ich bin und die nicht gut ist.

»Muss ich?« Ich bin mürrisch.

»Ja. Sie haben sich drei Wochen lang davor gedrückt. Das ist jetzt Ihre letzte Woche. Sie müssen.«

Mist.

»Okay«, sage ich.

»Ich will, dass Sie die Person sind, die Sie waren, als Sie das letzte Mal wirklich glücklich waren.«

»Wirklich?«, sage ich. »Nicht nur ein bisschen oder annähernd oder ein wenig oder sehr? Nicht maßlos oder zutiefst oder wahnsinnig glücklich? Nur wirklich, wirklich?«

Sie seufzt. »Hören Sie auf, Worte zu verwenden«, sagt
sie. »Stellen Sie keine Fragen. Seien Sie einfach. Seien Sie
diese Person.«

Also gut. Ich bin acht Jahre alt, und ich lebe in Aden. Die
Gruppe spielt unterschiedliche Personen: meine Mutter,
meinen Vater, meine beiden Brüder, meine Freunde. Und
dann zwingen sie mich, den Ort zu verlassen, an dem ich
wirklich glücklich war.

Und ich weine und weine.

Dann befiehlt mir die Therapeutin, aufzuhören. »Das
war gut«, sagt sie, »sehr produktiv.«

»Na klar«, sage ich. »Es war gut.«

Ich sage, es war gut, aber ich denke es nicht. Ich denke,
es war grauenhaft und kindisch und furchtbar verklemmt.
Ich würde lieber lang und breit über emotionalen Schmerz
sprechen, als gezwungen werden, ihn physisch nachzuemp-
finden, geschweige denn, nachzuspielen.

Es gab Zeiten in der Gruppentherapie, als ich dachte,
wenn hier nur noch einer über mein oder sein inneres Kind
spricht, ich schwöre, dann werde ich ihm mit der Faust ins
Gesicht schlagen. Oder mein Spielzeug einfach aus dem
Kinderwagen werfen.

Aber ich kann nicht leugnen, so gern ich es auch tun
würde (und in dieser Dramatherapiesitzung hätte ich es
wirklich sehr gern getan), dass der Zwang, diesen alten, un-
terdrückten Schmerz noch einmal nachzuerleben, hilft, ihn
freizusetzen. Nicht sofort, und nicht ohne Anstrengung,
aber nach und nach weicht er zurück.

Ebenso wenig entging mir die Ironie meines Verhaltens,
mich auf etwas einzulassen, wonach mir nicht zumute war.

Ich sah es als abgedroschenes Paradigma meiner emotionalen Muster an. Ich sage das eine, und ich fühle etwas anderes. Ich bin auf einen ständigen Konflikt eingestellt, und wo es Konflikte gibt, da gibt es auch Schmerz.

Es heißt, dass wir, um unser Verhalten ändern zu können, unser Verhalten zuerst begreifen müssen. Und so muss ich mich fragen: Wie bin ich so geworden, wie ich bin?

Ich bin in Aden, wo ich ein Kind war und glücklich.

Ich schlendere die Straße hoch zur Schule, gleite mit den Füßen durch den losen Sand. Die Sonne ist Furcht einflößend, obwohl es erst halb sieben Uhr morgens ist. Von zu Hause bis zur Schule ist es nur ein kurzer Fußweg, über eine von Sand gesäumte Straße voller Schlaglöcher.

Der Asphalt schmilzt in der Hitze, sodass er nie glatt ist. Vor der Schule ist eine größere Straße. Hier muss ich aufpassen, da hier große Lastwagen auf dem Weg hin und zurück vom Armeestützpunkt vorbeidonnern.

Auf dieser Straße habe ich einmal einen toten Jungen gesehen. Er war sechs Jahre alt und der beste Freund meines jüngeren Bruders. Ein großes Rad eines Armeelasters ist über seine Brust gerollt und hat sein frisches weißes T-Shirt beschmutzt. Ich habe gesehen, wie seine Mutter die Straße hochrannte, mit wild rudernden Armen, sodass sie aussah, als sei sie am Ertrinken. Sie schrie und schrie, und ihr Mund war ein riesiger, hässlicher schwarzer Kreis.

Ansonsten gibt es hier kaum nennenswerten Verkehr, nur hin und wieder einen staubigen Wagen.

Der Wagen meiner Eltern ist ein weißer Ford, mit Seitenleisten wie Fischflossen und roten Kunstledersitzen. Meine Brüder und ich rutschen auf der Rückbank hin und her, während Mum fährt. Sie trägt ein Hemdblusenkleid in leuchtenden Farben und hat sich ihr silbergraues Haar auf dem Kopf zu einem Knoten zusammengebunden.

Sie ist nicht alt. Sie ist wunderschön. Ihr Haar wurde grau, als sie noch sehr jung war. Ich finde, sie sieht besonders damit aus, auch wenn es ihr nicht wirklich gefällt. Mums blaue Augen sind stets von einer mit Rheinkieseln besetzten Brille verdeckt. Ich liebe diese Brille. Sie ist perlgrau, wie die Innenseiten der Austernschalen, die Dad und ich von den Felsen abbrechen. Ich esse gern Austern, im Wasser stehend. Dad liebt Austern auch. Wir sind die Austernesser. Die anderen machen sich nichts daraus.

Dad sagt, dass Aden einer der heißesten Orte der Erde ist, was der Grund ist, weshalb unser Haus auf Steinpfeilern steht, hoch oben, damit es etwas von der Brise abbekommt, die hin und wieder aufkommt. Das Schlafzimmer meiner Eltern ist das einzige Zimmer im Haus mit einer Klimaanlage. Manchmal schleiche ich mich hinein und halte meine Hände gegen das geriffelte Metall, spüre, wie meine Finger in der kalten Luft steif werden. Ich finde nicht, dass es in Aden sehr heiß ist. Ich finde, es ist genau richtig.

Ich bin acht. Mein Hund, Bimbo, ist halb Corgi und halb Dackel. Durch den Corgi-Anteil sieht er wie ein sehr stämmiger Dackel aus. Außerdem haben wir eine Riesenschildkröte, auch wenn sie nicht wirklich uns gehört. Sie lebt in dem Garten unterhalb unseres Hauses. Mum sagt, dass sie schon immer da war, schon vor uns. Manchmal setzen wir uns auf sie und versuchen, wie Cowboys auf ihr zu reiten, aber sie ist so langsam, dass wir es bald aufgeben.

Einmal ist sie aus dem Garten entwischt und in eine Garage gekrochen, hinter einen großen Landrover, der sie im Rückwärtsgang angefahren hat. Als wir sie zurückholten, blutete sie oben aus ihrem Panzer. Letztendlich wurde sie wieder gesund, aber die Stelle, wo sie geblutet hatte, blieb etwas heller als der Rest, sodass wir immer wissen, dass sie es ist.

Unser Haus ist von hohen Mauern und Palmen umgeben. Ich bekomme ständig Ärger, weil ich auf die Mauern klettere. Ich sitze gern dort oben und sehe den Leuten zu, die vorbeikommen. Mum sagt, dass ich zu jungenhaft aussehe in meinen weiten Baumwollshorts, aus denen mein Oberkörper und meine Füße nackt, mager und braun hervorragen.

Einmal habe ich dort oben gesessen und zugesehen, wie ein Sandsturm aufzog, wie sich der Himmel rostbraun verfärbte, während sich der Horizont mit Sand füllte, den der Wind vom Boden aufwirbelte, während er sich durch die Wüste bewegte.

Als er näher kam, sah es aus, als würden riesige orangefarbene Wolken den Himmel aufkochen, und wir mussten ins Haus gehen und die Fenster und Türen abdichten. Eine Ewigkeit lang regnete es Sand, aber er fiel nicht senkrecht nach unten wie Regen. Er peitschte ums Haus, gejagt von einem heulenden Wind. Man konnte nicht hinausgehen und es sich ansehen. Der Sand rieb einem einfach die Haut ab, wie Schmirgelpapier, oder er wehte einem in die Augen, sodass man blind wurde.

Danach war die ganze Veranda mit Sand bedeckt, der in Verwehungen gegen die Wände gedrückt wurde. Der Garten sah aus wie ein Strand. Mum sagte, es sei eine Plage, es würde so viel Arbeit machen, ihn wieder in Ordnung zu bringen, aber meine Brüder und ich waren begeistert.

Mein jüngerer Bruder, Tony, schlurft träge hinter mir die Straße hoch. Er ist sechs, und er will heute Morgen nicht zur Schule. Er will lieber mit seinem Fahrrad herumfahren. Auf der Fläche zwischen den Pfeilern unter dem Haus ist Platz dafür. Der Boden ist aus glänzendem Stein, sodass man sich wehtut, wenn man vom Fahrrad fällt.

Ich habe eine Ewigkeit gebraucht, um Fahrradfahren zu lernen und die Stützräder abschrauben zu können. Dad sagte ständig, es sei leicht, aber das war es nicht. Und dann, eines Tages, wie durch ein Wunder, konnte ich einfach die Füße vom Boden hochheben und lossausen, zwischen den Pfeilern hindurch und in den Garten hinaus. Eines Tages banden meine Brüder ein Stück Schnur zwischen die Säulen. Als ich vorbeifuhr, spannten sie es straff. Es erwischte mich am Hals, sodass ich von meinem Fahrrad stürzte und mich verletzte. Die Schnur hat mich außerdem am Hals verletzt. Ich hatte eine dicke rosa Schürfwunde.

Tony schlurft hinter mir her, den flachsblonden Kopf gesenkt, während er im Sand nach interessanten Dingen sucht. Er ist sauer, weil ich gesagt habe, dass er zur Schule gehen muss. Dad ist schon ins Büro gefahren; er geht um sechs, wenn Mum noch in ihrem Schlafzimmer ist. Wir dürfen sie morgens nicht wecken; es ist zu früh, sagt sie. Die Hausangestellten machen uns das Frühstück, und wir essen es dann draußen auf der Veranda, wo es am kühlsten ist.

Mein älterer Bruder Mike ist zehn und geht in England aufs Internat. Ich versuche, ihn mir dort vorzustellen, aber ich kann es nicht. Er sagt, dass es dort immer kalt ist, sogar im Sommer. Ich habe das Schwimmbecken seiner Schule gesehen. Es ist von dunkelgrünen Büschen und hohen Bäumen umgeben, und es schwimmen immer Blätter im Wasser, das dunkelgrün und schleimig ist. Als wir ihn besucht haben, habe ich meine Hand ins Schwimmbecken getaucht. Es ist richtig kalt, aber sie müssen im Sommer darin schwimmen, selbst wenn es regnet.

In Aden regnet es fast nie.

Ich war fünf, als Mike wegging, und er war sieben. Wir standen am Flughafen auf der Besucherterrasse. Der Flughafen hat einen kräftigen, scharfen Geruch. Dad sagt, das ist der Treibstoff von den Flugzeugen. Ich liebe diesen Geruch. Wir haben zugesehen, wie Mike die klapperige Metalltreppe zu seinem Flugzeug hochgestiegen ist. Es hatte riesige Propeller, neben denen er richtig klein aussah. In der Sonne war sein Haar glänzend weiß, und seine dünnen braunen Beine sahen witzig aus in seinen neuen grauen Shorts. Sie sind aus Wolle, das heißt, sie sind bestimmt richtig kratzig. Und er muss eine Jacke tragen, der Ärmste, nur dass er sagt, es heißt Blazer.

Er hat sich nicht umgedreht, um zu winken, oder vielleicht hat er es auch getan, und ich habe es nur nicht gesehen. Nachdem er weggegangen war, habe ich mich manchmal in sein Zimmer gesetzt. Es ist einsam und traurig ohne ihn. Ich teile mir ein Zimmer mit Tony. Er hat das Bett auf der linken Seite und ich das auf der rechten. Wir halten Michaels Zimmer für ihn frei, wenn er in den Schulferien nach Hause kommt.

Aber er ist nicht mehr derselbe. Nicht so, wie er war, als er noch bei uns wohnte. Er ist ganz still und blass, weil er keine Sonne bekommt. Manchmal wird er ohne jeden Grund wütend auf Tony und mich. Er sagt uns, dass wir uns wie Kinder benehmen. Wenn ich sage, dass wir das ja auch sind, gibt er mir eine Ohrfeige. Er redet nie über das Internat oder England, nicht einmal, wenn wir ihn danach fragen. Er sagt, das würden wir nicht verstehen.

Ich gehe durch die Schulpforte. Es ist keine richtige Pforte, eher eine Lücke in der Mauer, die den Sand draußen von den Gärten drinnen trennt, die kühl sind und mit hohen Palmen bepflanzt, und mit Bananenbäumen mit riesigen, fransigen Blättern und leuchtend violetten Bougainvilleen. Manchmal sitze ich hier und lese, bevor die Schule anfängt. Lesen tue ich von allen Dingen auf der Welt am liebsten.

Das Schulgebäude ist lang gezogen und flach, auf einem großen dreieckigen Grundstück, um einen kleineren Platz mit sandiger Erde errichtet, der der Spielplatz ist und der Ort, an dem wir die Morgenversammlung haben. Die Klassenzimmer liegen an den beiden langen Seiten, mit Veranden davor, um uns vor der Sonne zu schützen.

Am einen Ende des Platzes befindet sich eine Art Bühne, auf der der Schulleiter bei der Versammlung steht. Wir versammeln uns auf dem staubigen Spielplatz und singen Hymnen in der glühenden Morgensonne, während sich die eingestanzten Löcher in unseren Sandalen langsam mit körnigem Sand füllen. Manchmal führen wir Stücke auf. Ich war einmal ein Engel. Dafür trug ich ein weißes Gewand, das Mum aus einem Laken gemacht hatte, und einen Heiligenschein aus einem Kleiderbügel aus Draht. Er bohrte sich mir in die Schultern.

Unsere Tische sind in einem Rechteck im Klassenzimmer aufgestellt. Vorn sitzt unsere Lehrerin, Mrs. Gould. Ihr Tisch ist der einzige auf ihrer Seite des Rechtecks, damit sie den Kopf nicht zur Seite drehen muss, um uns zu sehen. Ihr entgeht nie etwas, sodass wir ganz brav und still sind. Das einzige Geräusch kommt von den Deckenventilatoren, eine Art schepperndes Surren. Ich liebe das Geräusch der Deckenventilatoren. Es ist ein solch langsames, tröstliches Geräusch. Ich mag es, dass sie immer da sind, dass sie sich nie verändern.

Ich mag auch Mrs. Gould, obwohl sie sehr alt und dick ist und ihr graubraunes Haar in einem Dutt trägt. Außerdem trägt sie eine Brille, aber sie ist nicht so wie Mums. Diese Brille ist richtig ernst. Mrs. Gould sieht sehr streng und energisch aus, aber sie sieht nur so aus, sie ist nicht wirklich so. Sie tut nur so, als ob sie streng wäre. Mum sagt, dass sie ganz vernarrt in mich sei. Ich sei ihr Liebling, weil ich schlau und immer Klassenbeste bin. Ich bin nicht gern Zweite. Ich weiß nicht, warum, ich will es einfach nicht sein. Mrs. Gould hat mir in mein Zeugnis geschrieben: »Sally muss lernen, Dummköpfe mit Fassung zu ertragen.«

Mum findet das wirklich witzig, daher nehme ich an, es muss etwas Gutes sein.

Die Schule fängt um halb sieben an und hört um halb eins auf, und dann gehen wir nach Hause. Nachmittags ist es zu heiß, um zur Schule zu gehen. Deswegen fangen wir so früh an, damit wir in der Morgenfrische lernen können. Dad kommt um eins nach Hause, wenn wir zu Mittag essen. Für ihn ist es auch zu heiß, um zu arbeiten. Er sagt, wenn wir in England leben würden, müsste er den ganzen Tag arbeiten. Ich kann mir nicht vorstellen, warum, aber er sagt, das sei so, weil es dort morgens noch dunkel ist, sodass man viel später mit der Arbeit anfangen muss, und dann bräuchte man den ganzen Tag, um alles aufzuholen. Er sagt, auf englischen Schulen sei das genauso.

Nachmittags gehen wir meistens an den Strand, in einen Club namens Goldmuir. Man muss Mitglied sein, weil es ein ganz besonderer Ort ist, mit Wachposten, am Ende eines langen, sandigen Strands gelegen. Ringsherum sind Hainetze, nur nicht auf der Seite, wo die Felsen sind. Mitten im Meer ist eine Betonplattform mit einem Sprungbrett, auf das man über eine hohe, rostige Leiter klettern kann. Meine Brüder und ich rennen gern, so schnell wir können, über das Brett und stürzen uns ins Meer. Wer am meisten spritzt, hat gewonnen.

Dad sagt, dass die Hainetze tief unten im Sand auf dem Meeresboden festgebunden sind, damit die Haie nicht kommen und uns fressen können. Große rote Plastikkugeln, Bojen heißen sie, halten die Netze aufrecht. Wir dürfen nicht auf den Bojen spielen oder zu nah an die Netze heranschwimmen, sonst könnten die Haie uns schnappen. Einmal hat ein Hai einer Frau ein Bein abgebissen, aber das war, weil sie so dumm war, außerhalb des Clubs ins Meer zu gehen, wo keine Hainetze sind. Sie schwamm nicht einmal, sie stand nur im Wasser, aber der Hai hat sie sich trotzdem geschnappt.

Dad bringt mir das Kraulen bei, obwohl ich unter Wasser wie ein Fisch schwimmen kann, aber Dad sagt, es ist gut, richtige Schwimmzüge zu machen, an der Wasseroberfläche. Er sagt, dass ich schwimmen konnte, bevor ich angefangen habe zu laufen, dass ich ein Wasserbaby bin.

Wenn wir müde sind, setzen wir uns in den Schatten und trinken Coca-Cola aus Glasflaschen. In den Deckeln ist ein kleines Stück Kork. Wenn man großes Glück hat, findet man ein Bild von Donald Duck oder Mickey Mouse unter dem Kork versteckt. Meine Brüder und ich streiten uns darum. Und wir essen Pommes frites, die für uns in der Küche in Fett gebraten und in eingerolltem Pergamentpapier serviert werden. Wenn wir sie essen, müssen wir aufpassen, dass die Möwen nicht herunterstoßen und sie uns aus den Händen reißen.

Ich mag Aden. Es ist nach Brunei, wo ich geboren bin, und Brasilien, wo ich eingeschult wurde, das dritte Land, in dem wir leben. Zwischendurch sind wir auch in England gewesen, aber dort haben wir nicht wirklich gelebt, wir waren nur in den Ferien von Dads Arbeit dort. Ich glaube, Aden gefällt mir am besten, auch wenn ich mich an die anderen Länder eigentlich nicht sehr gut erinnern kann.

Ein bisschen kann ich mich an Brasilien erinnern, und die Schule dort. Die Britische Schule von Rio, gefiel mir gut, nur nicht das eine Mal, als ein Junge meine Hand gepackt und mir wehgetan hat. Ich hatte eine Blase am Finger; ich hatte immer überall Blasen, daher sagte ich ihm, er solle vorsichtig sein. Wir standen im Kreis und hielten uns bei den Händen, um das Schullied zu singen, und als die Lehrerin nicht hinsah, drückte er meine Hand richtig fest. Er ließ einfach nicht los, drückte sie immer fester, sogar dann noch, als ich zu weinen anfing, weil die Blase so wehtat. Ich schlug ihn mit der anderen Hand, und dann rannte ich weg, in ein Klassenzimmer, in dem alle Tische und Stühle übereinandergestapelt waren. Ich duckte mich darunter und kroch in die hinterste Ecke, damit mich niemand finden konnte.

Die Lehrerinnen riefen nach mir und kamen immer wieder ins Zimmer, und dann hockte sich eine auf den Boden und sah mich, aber ich kam trotzdem nicht heraus. Sie passte nicht unter die Tische, da sie für Kinder gemacht waren, und ich blieb einfach dort und rührte mich nicht von der Stelle. Mum kam und holte mich, obwohl sie auch nicht unter die Tische passte. Sie musste eine Ewigkeit auf mich einreden, und ich kam erst heraus, als sie sagte, niemand würde mir noch einmal wehtun, und man würde nicht mit mir schimpfen, weil ich von der Schulversammlung weggelaufen war.

Das war meine zweite Schule in Rio, eine Schule für die Größeren, daher sprachen die Lehrer englisch. Auf der ersten Schule, einer Vorschule, sprachen sie eine Sprache, die ich nicht verstand, obwohl Mum sagt, sie hätten portugiesisch gesprochen. Die einzige andere Sprache, die sie sprachen, war Deutsch. Ich war vier, glaube ich.

Was wir in der Vorschule am häufigsten taten, war, in riesigen, mit Wasser gefüllten Kanistern Seifenblasen zu machen und die Reise nach Jerusalem zu spielen. Ich weiß nicht, wofür diese Kanister waren, da es mir niemand in Worten erklären konnte, die ich verstand. Ich weiß nur, dass wir offenbar ständig Seifenblasen machten.

Eines Tages kam Mum nicht, um mich abzuholen. Ich musste auf einer Bank in der glühenden Sonne sitzen und warten. Wir konnten nicht im Schatten sitzen, da sie die Schule bereits mit einem großen Schlüssel abgesperrt hatten. Eine Lehrerin saß bei mir, aber sie sprach meine Sprache nicht und ich nicht ihre. Ich wollte sie fragen, ob Mum noch kommen würde, aber sie sah aus, als ob sie richtig sauer auf mich sei, daher sagte ich nichts. Außerdem wollte ich Pipi machen, und ich wollte weinen, aber die Lehrerin war so schlecht gelaunt, dass ich dachte, wenn ich irgendetwas sagen würde, würde sie mich vielleicht anbrüllen. Daher sagte ich nichts. Ich wartete nur.

Vermutlich dachte ich, dass Mum gar nicht kommen würde. Ich dachte, sie hätte mich verloren, und ich würde nie gefunden werden, da wir wieder einmal in einem anderen, fremden Land waren, in dem niemand meinen Namen wusste oder meine Sprache sprach. Ich hatte solche Angst, dass ich schreien und weinen und mich auf den Boden werfen wollte, aber ich musste brav sein, da ich zu klein war, um irgendetwas anderes zu sein. Als Mum schließlich kam, weinte sie. Sie sagte, ihr Wagen hätte eine Panne gehabt, daher musste sie einen Bus nehmen, aber der fuhr in die falsche Richtung, und sie sprach die Sprache nicht, sodass sie nicht fragen konnte, wo sie war. Sie brauchte eine Ewigkeit, bis sie begriff, dass sie sich verirrt hatte, und dann musste sie ein Taxi finden und dem Fahrer erklären, wo die Schule war. Die Lehrerin war netter, als Mum kam.

Später hätte mir das nichts mehr ausgemacht, denn ich lernte Portugiesisch. Nach ein paar Monaten, sagt Mum, konnte ich es plappern wie ein Papagei, aber inzwischen habe ich alles wieder vergessen.

Jedenfalls, jetzt müssen wir in der Schule Arabisch lernen. Ich kann bis zwanzig zählen und »Hallo« sagen und

»Allah sei mit dir« und noch ein paar andere Dinge. Ich weiß nicht, warum wir es lernen müssen; ich habe das Gefühl, wir sprechen es nie, nicht einmal, wenn wir einkaufen gehen.

Manchmal fahren wir »nach Hause« nach England. Zumindest nennen Mum und Dad es so. »Wir fahren nach Hause«, sagen sie dann und klingen ganz aufgeregt. Ich weiß nicht, warum sie es so nennen, zu Hause sind wir doch hier; England ist nur ein Ort, den wir besuchen.

Ich hasse England. Es ist grau und kalt, und die Häuser sind sehr klein und kleben aneinander, ohne Zwischenräume. Wir nehmen Urlaub, das ist das Wort für Dads Ferien von der Arbeit. Dann können wir unsere Verwandten sehen, meine Großeltern und Tanten und Onkel und Cousins und Cousinen.

Meine Großeltern besuche ich gern, aber ich hasse es, in England zur Schule gehen zu müssen. Es ist dunkel und kalt, und die Gebäude sind grau und feucht, und die anderen Kinder hassen mich. Zumindest benehmen sie sich so. Sie machen einen großen Bogen um mein Pult und tun so, als ob sie nichts von dem verstehen, was ich sage. Außerdem sagen sie, dass ich eine komische Hautfarbe hätte, weil ich so braun gebrannt bin. Mum sagt, dass es nicht für lange sei, nur für ein paar Wochen, aber ich verstehe nicht, wieso wir da überhaupt hinmüssen. Sie sagt, es sei, damit unsere Bildung nicht leidet, was albern ist, denn wir lernen gar nichts. Sie lesen lauter falsche Bücher.

Aber es ist schön, Fernsehen zu haben. Das haben wir in Aden nicht. Einmal habe ich im Fernsehen gesehen, wie mein Großvater getötet wurde. Wir waren auf der Straße und haben es uns in einem Schaufenster angesehen, die Hände und Nasen dicht an die Scheibe gepresst, da wir noch nie richtig ferngesehen hatten und es immer aufregend war, wenn irgendwo ein Fernseher lief. Und in dem Geschäft standen Hunderte von Fernsehern aufgereiht, nicht nur der eine. Mein Großvater war auf allen gleichzeitig zu sehen, wie er mit einem großen Messer abgestochen wurde. Dad sagt, dass es nicht echt wäre, dass er es nur gespielt hätte, weil das sein Job ist, aber wir haben so laut losgeheult, dass er mit uns zur Wohnung meines Großvaters fahren musste, um es uns zu beweisen.

Wir haben ihn erst kürzlich kennengelernt, auch wenn Mum sagt, dass wir ihn schon einmal gesehen haben, aber da war ich noch zu klein, um mich zu erinnern. Er sieht sehr gut aus und hat funkelnde blaue Augen. Nachdem er uns begrüßt hatte, stellte er mich auf seine glänzenden braunen Lederschuhe und tanzte mit mir auf seinen Füßen durchs Zimmer und sang dazu »Tiptoe Through the Tulips«, was sein Lieblingssong ist. Und er hat uns Süßigkeiten geschenkt, Smarties und Rowntree's Fruchtbonbons. Die Süßigkeiten in England sind besser als die in Aden. In Aden ist die Schokolade hart und mit einer weißen Schicht überzogen, weil sie tiefgefroren und dann aufgetaut, dann wieder tiefgefroren und dann wieder aufgetaut wird.

Es ist mir egal, ob die Schokolade in Aden hart ist. Ich würde nie wieder in meinem Leben Schokolade essen, wenn ich dafür nicht mehr auf eine englische Schule gehen müsste. Niemand mag Tony und mich. Sie sagen, dass wir seltsam sind, wegen der Art, wie wir sprechen, und der Dinge, von denen wir reden. Ich habe einem Mädchen von den Hainetzen erzählt, und sie hat allen erzählt, wir würden in einem Zoo leben, und unsere Eltern müssten Affen sein. Die anderen Kinder geben uns Schimpfnamen, nennen uns »dreckige Araber« und schubsen uns auf dem Spielplatz, wenn die Lehrerin nicht hinsieht, sodass wir hinfallen und uns die Beine aufschürfen. Sie sagen, dass ich eine Angeberin sei, weil ich ein paar Dinge weiß und in Schreibschrift schreiben kann. Deswegen habe ich damit aufgehört. Ich schreibe jetzt so wie sie, richte in meinem Heft ein Riesenchaos an, mit lauter Großbuchstaben und Klecksen. Mrs. Gould wäre sehr böse.

Und sie sagen, dass ich dumm sei, was sehr verwirrend ist. »Dummkopf, Dummkopf!«, rufen sie alle im Chor auf dem Spielplatz. Es ist nicht meine Schuld, dass ich nicht weiß, wovon sie reden. Sie reden ständig von irgendwelchen Leuten, von denen ich noch nie gehört habe, aus irgendwelchen Fernsehsendungen, die ich nie gesehen habe, oder sie reden von Büchern, die ich nie gelesen habe. Es sind englische Bücher, und sie sind anders als die, die wir zu Hause bekommen. Wie hätte ich sie denn lesen sollen? Man ist doch nur dumm, wenn man etwas nicht weiß, was man gelernt haben sollte.

Ich lasse mich nicht gern beschimpfen oder schubsen, deswegen verstecke ich mich in der Pause auf den Toiletten, die weit weg in einem anderen Gebäude sind. Ich weiß nicht, warum. Auf den Toiletten riecht es schlecht, und es ist eiskalt. Die Wände sind schmierig von der Feuchtigkeit, und die Böden sind aus Beton, der davon glitschig wird. Aber wenn ich mich mit angezogenen Füßen auf den hölzernen Sitz hocke, dann können sie mich nicht sehen, wenn sie durch den Spalt unter der Tür hindurchsehen. Und wenn sie mich nicht sehen können, dann werden sie mich nicht schlagen. Mir ist schlecht, während ich mich dort verstecke, aber das kommt davon, weil die Lehrerin uns warme saure Milch in kleinen Flaschen mit einem Strohhalm zu trinken gibt. Für unsere Gesundheit, behauptet sie.

In Aden haben wir keine Milch, nur die, die es in Kartons zu kaufen gibt, auf denen mit großen roten Buchstaben »HALTBAR« steht. Als ich klein war, dachte ich immer, wenn wir haltbare Milch trinken, würden wir ewig leben, aber Dad sagte, das sei nicht der Fall. Was gut war, denn sie schmeckte ekelhaft. Jedenfalls, ich denke, ich bin bei bester Gesundheit. Ich hasse Milch.

Ich bin immer richtig glücklich, wenn wir nach Hause fahren.

KAPITEL 12

Emotionales Gedächtnis

Nur durch Hinnahme der Vergangenheit werden Sie ihren Sinn verwandeln.

T. S. Eliot

In meiner Vorstellung war es eine idyllische Kindheit, zumindest bis ich neun war und wir nach England fuhren, wo ich für den Rest meiner Kindheit zur Hälfte leben sollte. Ich sage zur Hälfte, da England für mich hauptsächlich das Internat war, ein Ort, den wir nur selten verließen, sodass mir England als Land völlig fremd blieb. So fremd, dass ich seine Geografie noch immer durcheinanderbringe. Ich hatte nie das Gefühl, dass diese Jahre auf dem Internat in England in irgendeiner Weise ein Leben waren. Sie waren einfach Phasen, die erduldet werden mussten. Ebenso wenig gab es im Laufe meiner Kindheit je wieder einen Ort, den ich Zuhause nannte, zumindest nicht in einem tieferen Sinn von Zugehörigkeit; der Ort, an dem meine Eltern lebten, war einfach irgendwo, wohin wir von Zeit zu Zeit zurückkehrten. Nach Aden hatte ich nie wieder wirklich das Gefühl, irgendwohin zu gehören. Ich vermisse Aden noch immer, auch wenn ich weiß, dass es eher die Erinnerung ist, die ich vermisse, als der Ort selbst.

Ich bin nicht sofort aufs Internat gegangen. Dad war nach Oman versetzt worden, aber in der Wüste war man auf Familien nicht eingerichtet, sodass meine Mutter in England blieb, während Shell – die Firma, für die mein Dad arbeitete – erst einmal ein paar Häuser baute. Das dauerte zwei Jahre, sodass ich bei ihr blieb, um ihr Gesellschaft zu leisten, während Tony Michael aufs Internat folgte. Ich dagegen wurde auf die örtliche Grundschule geschickt.

Ich hasste es. Ich hasste die Schule, ich hasste England, ich hasste die Tatsache, dass mein Dad fort war, und ich hasste es, ohne meinen Bruder Tony zu sein, dem ich sehr nahegestanden hatte. Wir hatten uns neun Jahre lang ein Zimmer und ein Leben geteilt, und auf einmal war er fort. Michael war ebenfalls schon lange fort; als ich fünf war, haben wir drei das letzte Mal zusammengelebt, abgesehen von den Schulferien, und die zähle ich aus irgendeinem Grund nicht dazu. Sie waren Zwischenspiele, magische Momente des Glücks in einem trostlosen Schuljahr; nichts, was auch nur annähernd einem Leben ähnelte.

Mum war ebenfalls nicht glücklich. Sie war immer müde und oft niedergeschlagen, während sie versuchte, ein Haus zu kaufen und sich in England einzurichten. In Abwesenheit meines Vaters musste sie sich um all die finanziellen Angelegenheiten kümmern, etwas, worauf sie nie wirklich vorbereitet worden war und was für sie, selbst aus meiner kindlichen Sicht, offenbar sehr anstrengend und schwer war.

Ich nehme an, sie muss auch einsam gewesen sein, ohne ihren Mann und ihre beiden Söhne. Genau wie ich hatte sie in England kaum Freundinnen. Genau wie ich hatte sie all ihre Freundinnen in Aden zurückgelassen. Aber sie war England immerhin gewohnt. Ich war es nicht. Der plötzliche Schock darüber, dass sich mein Leben so grundlegend verändert hatte, gab mir das Gefühl, dass meine glückliche Kindheit mit einem Mal schlagartig zu Ende gegangen war.

Die Sonne verschwand in jeder Hinsicht hinter einer grauen Wolkenwand.

Die örtliche Grundschule war grauenhaft, in einem flachen und trostlosen Backsteinbau untergebracht, mit ausgedehnten, eisigen, windgepeitschten Feldern dahinter. Zumindest erschienen sie mir eisig, aber einem Koloniekind, das in Fernost, Südamerika und Arabien aufgewachsen ist, erscheint alles kalt. Selbst ein englischer Sommer.

Wie üblich verbrachte ich die ersten paar Monate damit, mich auf den Mädchentoiletten zu verstecken, in einem flachen Nebengebäude, in dem es nach Feuchtigkeit und Desinfektionsmittel roch. Ich hatte in diesen Kabinen immer das Gefühl, zu zittern, während ich die Knie bis zur Brust hochgezogen hatte.

Kinder hassen Anderssein. Und mein Anderssein war offensichtlich, sobald ich den Mund aufmachte. Mir fehlten die kulturellen Bezugspunkte. Ich hatte nie in England gelebt und sah noch immer Aden als mein Zuhause an. Wenn ich von meinem Zuhause sprach, meinte ich Aden. Zumindest bis ich lernte, dass ich besser den Mund hielt. Ich hatte neun Jahre Fernsehen verpasst, daher hatte ich fast nichts zu sagen, keine Möglichkeit, bei einer Spielplatzunterhaltung mitzureden. Ich konnte schwimmen wie ein Fisch, fließend auf Arabisch zählen und ein Buch in zwei Stunden lesen. Davon abgesehen, hatte ich so gut wie keine sozialen Fähigkeiten. Ich war eindeutig seltsam.

Außerdem würde ich sowieso nicht lange in der Gegend bleiben, daher hatte es nicht viel Sinn, sich mit mir anzufreunden. Kein anderes Kind würde auf ein Internat gehen, schon gar nicht auf eine Schule, die hunderte von Meilen weit entfernt war. Und mein neues Zuhause würde, sobald ich von dort verschwinden durfte, in Oman, Arabien, sein.

Ein paar der Kinder waren wirklich nett, aber das sind natürlich nicht die, an die ich mich erinnere. Es ist die Mädchenbande, an die mich erinnere, die Mädchen, die mir auf dem Nachhauseweg auflauerten und mich von meinem Fahrrad zerrten und mich mit den Fäusten schlugen oder an den Haaren zogen.

Ich sagte niemandem etwas davon, bis meine Mutter eines Tages mein Haar bürstete und es büschelweise ausfiel. »Was ist das denn?«, fragte sie.

Ich sagte, es sei nur eine kleine Rauferei gewesen. Den Rest erzählte ich ihr nie, ich verschwieg ihr das Schlimmste auf diese seltsame beschützerische Art, die Kinder an sich haben. Außerdem verspürte ich ein tiefes Gefühl jener Scham, die schikanierte Kinder (oder Erwachsene) immer empfinden. Und ich wusste, dass Mum machtlos dagegen war, irgendetwas an der Situation zu ändern, außer es der Lehrerin zu sagen, was, wie ich wusste, alles nur noch schlimmer machen würde. Disziplin gab es an der Schule so gut wie keine; oft wurden wir einfach uns selbst überlassen.

Meine Mutter schien nicht auf die Idee zu kommen, dass ich vielleicht eine schwere Zeit durchmachte. Ich bekam von ihr weder Ratschläge noch Mitleid, und ich wusste instinktiv, dass ich das auch nicht erwarten durfte. Es war einfach wieder etwas, was ich durchstehen musste. Und ich wusste, dass es inmitten einer solchen Anarchie Wahnsinn gewesen wäre, Aufmerksamkeit auf mich zu lenken. Aufmerksamkeit, allerdings von der falschen Art, hatte ich schon genug.

Die Schikanen hörten schließlich auf, aber ich fand keine Freunde. Ich habe keine Ahnung, was ich mit mir selbst anfing oder wie ich meine Zeit ausfüllte. Es ist alles ein weißer Fleck. Ich kann mich an kein Gesicht, geschweige denn einen Namen, aus den zwei Jahren, die ich an diesem Ort verbrachte, erinnern. Das war, denke ich, der Beginn des Gefühls von Unverbundenheit, das mich fast mein Leben lang nicht mehr losgelassen hat.

Als Kind war ich absurderweise eifersüchtig auf andere Kinder, die ihr ganzes Leben in ein und demselben Haus verbrachten, umgeben von denselben Freunden, und auf dieselbe Schule gingen. Ich sage absurderweise, da sie es für absurd hielten, sich so etwas zu wünschen. Sie fanden diese Art Leben sehr eintönig. Für mich klang es nach dem Paradies. Ich fand niemanden, der verstand, wie ich mich fühlte, bis ich Sarah traf. Da war ich sechzehn. Es überrascht vielleicht nicht, dass meine engste Freundin, die die Tochter eines Diplomaten ist, eine ähnliche Kindheit hatte wie ich selbst.

Sarahs Wort für dieses Gefühl von Unverbundenheit ist »Heimweh«. Es ist ein treffender Ausdruck, ein großes, bedeutungsreiches Wort, das sich in einer Endlosschleife um Herkunft und Identität dreht und nirgendwo hängen bleibt. Sie leidet ebenfalls darunter. Manchmal, wenn sie bedrückt ist und ich sie frage, was ihr Kummer macht, sagt sie einfach: »Ach, nur Heimweh«, und dann weiß ich augenblicklich, wie ihr zumute ist, ein beängstigendes Gefühl von Unbehagen und Unruhe und eine unbestimmte Sehnsucht nach wer weiß was. Nach Zuhause, nehme ich an.

Ein Teil meiner Depression hat seinen Ursprung, denke ich, in meiner unbeantworteten Frage: Wo ist Zuhause? Ich spüre, wie ich ständig versuche, zurück zu einem Ort zu finden, den es nicht gibt. Das Klischee, das sich hier unweigerlich aufdrängt, lautet stets: »Zuhause ist da, wo das Herz ist.« Die schlichte Antwort darauf lautet, dass mein Herz da ist, wo meine Tochter ist. Dort ist es vollkommen. Aber meine Tochter muss, wie alle Kinder, in die Welt hinaus und

197

ihren eigenen Weg finden. Und wenn sich mein Herz mit meiner Tochter davonmacht, wo bleibe ich dann?

Dass unsere Kindheitserfahrungen das Gefühl von Zugehörigkeit in uns verwurzeln, ist wichtig, aber es ist nicht alles. Sarah leidet, obwohl sie eine ähnliche Kindheit hatte wie ich, nicht an Depressionen. Wir sind von Natur aus sehr verschieden. Auch ihre Familie ist ganz anders, ebenso ihre Schullaufbahn. Und obwohl ich in ihren emotionalen Mustern das Erbe einer rastlosen Kindheit sehen kann, die mir so vertraut ist wie meine eigene, sind sie doch weder destruktiv noch überwältigend.

Mit anderen Worten: Eine unstete Kindheit allein löst noch keine schwere Depression aus. Sie trägt vielleicht dazu bei, indem sie den Grundstein für ein immerwährendes Gefühl tiefer Unsicherheit und Unverbundenheit legt, aber sie ist nicht die Ursache. Ebenso wenig, wie im Allgemeinen ein einzelnes Ereignis oder eine Reihe von Ereignissen gezwungenermaßen eine Depression auslösen muss. Wahrscheinlicher ist (und hierzu gibt es viele völlig unterschiedliche Theorien), dass die Kindheit, der angeborene Charakter, Lebensereignisse und eine bestimmte Fragilität der Chemie alle zusammen ihren Teil dazu beitragen.

Eine Reise durch die Depression und die Ursachen der Depression sind in gewisser Weise wie das Enträtseln einer Kriminalgeschichte. Anfangs ist uns vielleicht nicht einmal klar, dass unser gegenwärtiges Leid unmittelbar auf die Vergangenheit zurückzuführen ist. Wir reagieren vielleicht unglaublich schlecht auf eine bestimmte Person oder Charaktereigenschaft und haben keine Ahnung, warum uns diese Person überhaupt so berühren sollte. Oder eine Situation, die oberflächlich betrachtet völlig harmlos ist, kann eine Reaktion auslösen, die in der Angelegenheit, um die es geht, völlig unangemessen ist. Das ist das, was Therapeuten und Psychiater Auslöser (»Trigger«) nennen; sie lösen irgendeinen tiefen Schmerz oder eine längst vergessene Erinnerung aus und rufen eine Reaktion hervor, die uns oft befremdet.

Wenn wir diese Auslöser entdecken können, dann sind wir vielleicht auch in der Lage, sie zu entschärfen. Vermeiden können wir sie nie. Sie werden immer gegenwärtig sein, und sei es auch nur, weil unser Leben immer voller Ereignisse sein wird, die uns Schmerzen verursachen. Sie völlig zu vermeiden würde heißen, das Leben selbst zu vermeiden, was mir nur als eine weitere Form der Depression erscheint. Stattdessen können wir uns mit ihnen auseinandersetzen und sie in einen Zusammenhang rücken. Bei den meisten von uns wurden diese Auslöser in der Kindheit festgelegt, und die Gefühle, die sie in uns hervorrufen, sind eher kindlich als kindisch. Unserem erwachsenen Selbst erscheinen sie hoffnungslos und maßlos übertrieben angesichts der tatsächlichen Situation. Aber sie sind dennoch echt.

Ich erinnere mich nur noch an wenige Details aus meiner Zeit in jener englischen Grundschule, aber einen Vorfall habe ich noch immer in lebhafter Erinnerung. Meine Mutter wollte mich von der Schule abholen und hatte sich verspätet. Bis sie schließlich eintraf, war ich völlig außer mir vor Schmerz. Anfangs versuchte sie noch, mich zu trösten, aber als ich mich einfach nicht beruhigen wollte, sagte sie mir, ich sei albern, sie sei doch nur zehn Minuten zu spät gekommen, weil sie im Stau gestanden hätte. Sie wurde sehr wütend, aber ich konnte ihr nicht erklären, warum ich mich so darüber aufregte. Es gab doch keinen Grund, sich über eine solche Lappalie aufzuregen. Ich konnte es nicht einmal mir selbst erklären. Erst später sah ich die Verbindung zu jener Zeit in Brasilien, als ich vier Jahre alt war und dachte, sie würde nie mehr wiederkommen.

Selbst als Erwachsene rege ich mich noch immer auf eine absurde, unangemessene Weise auf, wenn sich andere Leute verspäten. Ich fühle mich einfach im Stich gelassen; ein Gefühl, das sich in blinder Panik und plötzlich drohenden Tränen äußert – eine absurde Reaktion für einen Erwachsenen. Heutzutage kann ich zwar besser an meine Vernunft appellieren, wenn jemand nicht pünktlich kommt, und meine Reaktion mäßigen, aber ich habe sie nicht völlig bezwungen. Ein unbestimmter Schmerz wird mich danach noch tagelang verfolgen.

Das ist das, was Neurowissenschaftler das »emotionale Gedächtnis« nennen. Wissenschaftler am Zentrum für Kognitive Neurowissenschaft der Duke University haben den Nachweis für eine selbstverstärkende Gedächtnisschleife gefunden, bei der das emotionale Zentrum des Gehirns das Gedächtniszentrum aktiviert, was wiederum die Aktivität innerhalb des Gedächtniszentrums steigert. In einem wissenschaftlichen Aufsatz über diese Erkenntnisse erklärten sie, dass »ein emotionales Signal die Erinnerung an das Ereignis auslösen könnte, was dann in einer Schleife zurück zu einem nochmaligen Erleben des Ereignisses führen würde. Oder die Erinnerung an das Ereignis könnte die emotionale Reaktion auslösen, die mit dem Ereignis zusammenhängt, was wiederum eine intensivere Erinnerung auslösen könnte.«[18]

Es ist die erste Studie dieser Art, die das Neuroimaging, also ein bildgebendes Verfahren, in menschlichen Gehirnen einsetzt, und sie liefert klare Beweise dafür, dass das emotionale Zentrum des Gehirns, die so genannte Amygdala, bei der Bildung emotionaler Erinnerungen mit gedächtnisbezogenen Gehirnregionen interagiert. Man hofft, dass diese Erkenntnisse zu einem Verständnis der Rolle beitragen können, die die Neuromechanismen, die der Bildung des emotionalen Gedächtnisses zugrunde liegen, bei der posttraumatischen Stressstörung und der Depression spielen.

Das heißt, ich habe vielleicht einen fehlerhaften Auslöser in meinem Gedächtnissystem. Zum Beispiel so: Jedes Mal, wenn ich zum Flughafen fahre, verspüre ich einen überwältigenden Drang zu weinen und ein entsetzliches, tiefes Gefühl von Verzweiflung. Es ist unlogisch. Ich bin erwachsen. Ich liebe Abenteuer und die Erkundung neuer Orte und anderer Kulturen. Ich liebe das Ausländische, das Fremde, und fühle mich dort augenblicklich zu Hause, vielleicht aus offensichtlichen Gründen: Ich liebe den Geruch von Kameldung und -urin, die staubige Hitze und den Lärm afrikanischer Dörfer, die Autohupen und das Chaos indischer Großstädte.

Ich liebe sogar das Fliegen, genieße das Ritual von Flughäfen, den scharfen, beißenden Geruch von Flugzeugtreibstoff, das Schimmern von Startbahnlichtern, das Niemandsland der Transiträume. In meiner früheren Karriere, erst als Moderedakteurin für *Vogue* und den *Observer* und dann als Herausgeberin von *Elle*, flog ich ständig nach Mailand, Paris und New York und zu anderen weit entfernten Zielen. Es war eine Arbeit, die mich begeisterte; es waren Reisen, die mich begeisterten. Und doch verspüre ich, selbst wenn ich an einen Ort fliege, nach dem ich mich sehne, jedes Mal ein entsetzliches Gefühl von Verzweiflung. Die Kehle schnürt sich mir zu, bis ich kaum noch sprechen oder atmen kann, und ich bin ständig den Tränen nahe.

Erst als ich mich damit intensiver auseinandersetzte, begriff ich, dass das mit einer alten, aber für mich entsetzlichen Realität zusammenhängt. Es bedeutet das Ende der Schulferien, das Verlassen des Lichts und der Wärme Afrikas oder Arabiens und meines Elternhauses und die Rückkehr nach England, zu jenem kalten, dunklen und lieblosen Internat, das ich so hasste.

Auch wenn ich an einem Flughafen noch immer den Tränen nahe bin, habe ich mittlerweile doch dieses grässliche Gefühl von Angst verloren. Ich appelliere an meine Vernunft, bis das Gefühl sich legt. Das ist schwerer, als es klingt. Ich muss mir buchstäblich in Erinnerung rufen, dass ich kein Kind mehr bin, das ständig von einem Land ins nächste verfrachtet wird, von Schule zu Schule, Haus zu Haus; eine Situation, über die ich keine Macht hatte und keine Wahl.

Aber wenn ich dieses Gefühl doch wieder einmal verspüre, dann ist es, wie ich jetzt weiß, ein Gefühl, das nahezu vergleichbar ist mit der Depression.

KAPITEL 13

Widerstand ist zwecklos

Manchmal liege ich nachts wach und
frage mich: »Wo liegt der Fehler?«
Und dann sagt eine Stimme zu mir:
»Das wird länger dauern als eine Nacht.«

Charles M. Schulz

Zwei Jahre nachdem wir nach England zurückgekehrt waren, flog meine Mutter nach Oman, um wieder bei meinem Vater zu leben, und ich wurde auf ein englisches Internat geschickt, auf dem siebenhundertfünfzig Mädchen ungefähr so behandelt wurden, wie ein Farmer Batteriehühner behandelt; mit kalter, humorloser Effizienz wurde für unsere Unterkunft und Verpflegung gesorgt, mit einem einzigen Endprodukt vor Augen: unserer Bildung.

Genau wie diese Batteriehühner wurden wir gleich zu Beginn des neuen Trimesters und dann wieder vier Wochen vor seinem Ende gewogen. Der Grund war vermutlich der, dass das Problem der Magersucht zu jener Zeit erstmals öffentlich wahrgenommen wurde, doch die Behandlung des Gewichtsverlusts war an sich schon eine Strafe.

In einem der Trimester verlor ich einmal viel zu viel Gewicht. Ich war ein Teenager, wuchs rasch, und das Essen war so schlecht, dass es fast ungenießbar war. Außerdem war ich todunglücklich. Als sie mich gegen Ende des Trimesters wogen, war ich viel zu dünn. In diesem Zustand konnte ich unmöglich nach Hause geschickt werden. Was würden meine Eltern sagen? Daher wurde ich eine Woche lang gezwungen, all meine Mahlzeiten im Sanatorium einzunehmen, wo sie mich beobachten konnten. Wenn man sich weigerte, zu essen, hielten sie einem einfach die Nase zu, stopften einem das Essen in den Mund und drückten ihn zu, sodass man nicht anders konnte, als zu schlucken. Ich lernte bald zu essen.

Das Sanatorium war ohnehin kein Ort, an dem man lange bleiben wollte. Es war mit Sicherheit kein Ort, an dem man krank sein oder Trost suchen wollte. Es gab dort eine Oberschwester, die jede Krankheit als persönliche Beleidigung auffasste und so schroff und streng wie möglich damit umging. Sie glaubte nicht, dass ein Mädchen krank war, wenn ihr Thermometer es ihr nicht sagte, und ich neige noch immer zu der Überzeugung, dass ich unmöglich krank sein kann, wenn ich keine erhöhte Temperatur habe, um es zu beweisen. Und die Temperatur der Depression ist natürlich niedrig.

Ich war schlau genug, um meine Sache gut zu machen, zumindest bei den Prüfungen, und geschickt genug, um Respektlosigkeit unter einem Mantel des Gehorsams zu verbergen, sodass ich mir selten Ärger einhandelte. Ansonsten war ich gut in Sport, hier und da Kapitän, und verstand es, mich beliebt zu machen. Beliebtheit ist, wie ich schon in jungen Jahren lernte, ein wirksamer Schutz gegen Schikanen, von denen es jede Menge gab. Die Schikanen hinterließen keine Spuren; zumindest keine physischen. Mädchen im Teenageralter beherrschen die heimtückischsten Formen emotionaler Manipulation und Folter, von denen die schlimmste die Methode ist, die als »geschnitten werden« bekannt ist.

Wenn du geschnitten wirst, dann bist du, ähnlich wie in der Depression, an einem kalten, menschenfeindlichen Ort; einsam, still und tot. Wenn du geschnitten wirst, dann spricht niemand mit dir oder nimmt dich auch nur zur Kenntnis. Es ist, als ob du gar nicht existierst, als ob du tot bist. Es kann Stunden dauern oder Tage oder Wochen. Bei mir dauerte es zwei Wochen, was in einem Internat, wo es kein Entrinnen und nicht einmal eine kurze Verschnaufpause gibt, eine wirklich entsetzliche Folter ist.

Bis heute habe ich keine Ahnung, warum. Das Mädchen, das die Offensive anführte, nannte keinen Grund. Vielleicht mochte sie mich einfach nicht. Sie können sagen, dass das doch egal ist, dass es lange her ist. Aber es hat Spuren hinterlassen, von denen die schwerste mein Misstrauen gegenüber der menschlichen Natur und ihren Unwägbarkeiten ist.

Ich sagte zu niemandem etwas. Es gab niemanden, bei dem ich mich hätte beklagen können, abgesehen von den Lehrkräften, die nur schwerfällig gegen solche Tyrannen vorgingen. Ich war in meiner Situation ohnehin zu isoliert und verletzlich. Meine Eltern waren Tausende von Kilometern entfernt, sodass es mindestens fünf Tage dauerte, bis meine Briefe sie erreichten, und dann noch einmal fünf, bis eine Antwort eintraf. Außerdem wurden unsere Briefe von einer der Lehrkräfte kontrolliert, angeblich auf Anzeichen von Traurigkeit, um die sie sich dann kümmern könnten. Stattdessen führte diese Praxis nur dazu, dass wir erst recht schweigsam und verschlossen wurden. Was für steife, förmliche kleine Briefe müssen das gewesen sein? Was das Telefon betraf, so waren Ferngespräche nur gestattet, wenn es um Geburten oder Todesfälle ging. Es war die Zeit, als man ein Gespräch zu einem so entlegenen Ort wie Oman noch drei Stunden im Voraus anmelden musste.

Einmal beklagte ich mich in einem Brief, den ich am Kontrollsystem vorbeischmuggelte, über etwas, was mir Kummer machte, mit dem Ergebnis, dass sich meine Eltern so schlimm darüber aufregten, dass ich es nie wieder versuchte.

Ich kann mich noch erinnern, wie ich den Antwortbrief meiner Mutter öffnete, kann mich genau erinnern, wo ich stand, auf dem Fußweg gleich vor dem Speisesaal. Ich kann mich an den Geruch von gebratenem Speck und verbranntem Toast erinnern. Wir waren eben mit dem Frühstück fertig. Die Briefe wurden immer nach dem Frühstück ausgehändigt. Für ein Kind im Internat, dessen Eltern im Ausland leben, ist das der schönste Tag der endlosen Woche. Der Brief-von-zu-Hause-Tag.

In dem Brief schrieb meine Mutter, ich hätte meinen Vater entsetzlich aufgeregt. Er hatte den Brief in ihrer Abwesenheit geöffnet. Sie schrieb, ich solle ihn nie wieder so aus der Fassung bringen, es sei nicht fair.

Ich las den Brief, dann warf ich ihn in das Gebüsch neben dem Fußweg. Und ich dachte, ich bin allein.

Es klingt dramatisch, und für meinen kindlichen Verstand war es das auch. Ich war dreizehn, aber es war, als hätte ich eine unwiderrufliche Entscheidung getroffen, dass ich alles allein bewältigen musste, dass ich mich nur auf mich selbst verlassen konnte. Ich habe Jahre gebraucht, um diese Lektion wieder zu verlernen. Emotionale Selbstgenügsamkeit ist in mancher Hinsicht vielleicht nützlich, aber sie ist nutzlos, wenn es um gute Beziehungen geht.

Meine Mutter kann sich an den Brief nicht erinnern, oder daran, ihn geschrieben zu haben. Sie fühlte sich angeklagt, als ich sie in der schlimmsten Zeit meiner Depression, um einige der Gründe für mein Elend zu entwirren, danach fragte. Sie wurde wütend und begann zu weinen.

»Das ist nie passiert«, sagte sie. »Zeig mir den Brief. Wenn ich einen solchen Brief geschrieben habe, dann zeig ihn mir.«

Und das ist genau das Problem, wenn man versucht, die möglichen Gründe für Schmerz zu entschlüsseln. Emotionaler Schmerz ist subjektiv, und das Gedächtnis auch. Ist es passiert? Ist es echt? Habe ich es mir nur ausgedacht? Für mich ist es echt, und vielleicht ist das das Einzige, was zählt. Viele Jahre habe ich nicht um Hilfe gebeten, da ich immer damit rechnete, dass meine Bitten abgeschlagen werden würden. Am offensichtlichsten war das, als ich mit der Depression und dem letztendlichen Abrutsch in den Zusammenbruch zu kämpfen hatte. Es war nicht so, dass ich nicht um Hilfe bitten wollte, eher so, dass ich es nicht konnte. Wenn ich vor einem schweren emotionalen Problem stand, verschloss ich meinen Mund und verschloss damit auch mich selbst.

Es war natürlich nicht nur dieser eine Vorfall, sondern eine ganze Reihe von Vorfällen im Laufe meiner Kindheit, und es ist nur ein Detailausschnitt aus einem größeren Bild einer Familie, in der schwierige Gefühle nie diskutiert werden. Ich bezweifle, dass wir damit allein sind. Nach meinen Erfahrungen in einer psychiatrischen Klinik, in der absolut jede Äußerung von Emotion aktiv unterstützt wird und in der ich gesehen habe, wie schwer es manchen Leuten fällt, zu sagen, wie es ihnen wirklich geht, weiß ich, dass meine Familie bei Weitem keine Ausnahme ist.

Nach fünf langen Jahren fand ich schließlich den Mut, meine Eltern zu bitten, mich aus diesem Internat zu nehmen und an einen freundlicheren Ort zu schicken. Ich kam an ein College mit Abiturstufe, wo ich auch wohnte und sehr glücklich war. Das war auch der Ort, an dem ich Sarah kennenlernte, die eines der größten Geschenke ist, die das Leben mir je gemacht hat.

Ich hasste also nicht das Internat an sich, sondern nur diese spezielle Schule. In ein Internat geschickt zu werden ist auch keine Ursache für eine Depression – viele Leute sind damit rundum glücklich. Für andere hingegen könnte es ein auslösender Faktor sein. Allerdings erzählte mir eine Therapeutin, achtzig Prozent ihrer Klienten seien auf ein Internat gegangen. Und alle trügen durchaus schwere emotionale Narben.

Es gab noch einen anderen Grund für mein Schweigen. Ich hatte immer das Gefühl, ich sollte dankbar sein. Meine Kindheit in all diesen unterschiedlichen Ländern war in vielerlei Hinsicht eine privilegierte Existenz. Wir lebten in großen und oft schönen Häusern. Wir hatten Hausangestellte. Wir sind um die ganze Welt gereist. Das Leben im Ausland kann erstaunlich glamourös sein, aber es kann auch wirklich elend sein; nur spricht darüber niemand.

Und es gibt noch einen Grund, dankbar zu sein. Ich war so privilegiert, teure Privatschulen besuchen zu dürfen, für die die Firma meines Vaters aufkam. Andernfalls hätten wir sie uns nicht leisten können. Und wenn wir auf Internate geschickt wurden, dann geschah das allein aus praktischen Gründen. In den Ländern, in denen wir lebten, gab es keine ordentlichen Schulen. Indem sie uns auf Internate schickten, taten meine Eltern nur, was am besten für uns war. Außerdem, was hatten sie denn schon für eine Wahl?

All das wurde mir im Laufe meiner Kindheit so eingetrichtert, und ich verstand die Gründe dafür, dankbar zu sein. Es ist nur so, dass ich sie nie wirklich gefühlt habe. Ich fühlte mich nur elend und konnte nicht sagen, dass oder warum es so war.

Bevor ich einen Zusammenbruch erlitt, dachte ich immer, Elend sei etwas, was man in der Vergangenheit zurücklässt;

man gewänne nichts, indem man es immer wieder von Neuem durchkaut. Das war der Grund, weshalb ich mir in dem Augenblick, als ich dieser Schule entkommen war, schwor, nie wieder irgendetwas mit ihr zu tun zu haben. Und so halte ich es bis heute, trotz der Briefe, die hin und wieder von Leuten eintreffen, die ich dort kannte und die mich über die eine oder andere Zeitung oder Zeitschrift ausfindig machen, wenn mein Name irgendwo auftaucht. Da ich keine schönen Erinnerungen habe, die ich mit ihnen teilen könnte, sage ich lieber nichts. Die Briefe wandern in den Müll; die E-Mails bleiben unbeantwortet. Nicht aus Bosheit oder aufgrund irgendeiner Erinnerung an irgendeines dieser Mädchen, mit denen ich zur Schule gegangen bin; ich kann mich kaum an ihre Namen oder Gesichter erinnern. Ich kann mich erinnern, dass die meisten von ihnen freundlich und nett waren. Ich habe nichts gegen sie. Es sind nur die Emotionen, die ich mit ihnen assoziiere, die ich einfach nicht ertragen kann.

Was die Schule betrifft, so erwähne ich sie nie, gebe nie zu, dass ich sie überhaupt kenne, geschweige denn fünf Jahre dort verbracht habe. Eine einzige Erinnerung kann ausreichen, damit es mir schlecht geht, daher hielt ich, bis ich durch meine schwere Depression gezwungen wurde, mich meinen Dämonen zu stellen, den Blick entschlossen in die Zukunft gerichtet und glaubte, ich hätte es geschafft, den Großteil dieser Zeit aus meinem Gedächtnis zu löschen. »Es ist passiert«, dachte ich. »Es ist vorbei. Finde dich damit ab.«

Was okay gewesen wäre und die Art ist, auf die die meisten Leute mit unglücklichen Erfahrungen umgehen, nur dass für mich bis weit in meine Dreißiger hinein allein schon das Wort Internat ausreichte, um mich augenblicklich aus der Fassung zu bringen. Als Jonathan ganz beiläufig erwähnte, Molly würde eines Tages vielleicht gern auf ein Internat gehen wollen, brach ich in eine solche Flut von Tränen aus, dass er zunächst verwundert und dann zutiefst besorgt war.

Sobald ich mich beruhigt hatte, sagte ich nur, ich hätte meine Schule gehasst und würde von Internaten nichts mehr wissen wollen. Ich hielt mich nicht lange mit meinen Tränen auf, dachte erst recht nicht darüber nach, und ich nehme an, wenn ich nicht so schwer depressiv geworden wäre, dann hätte ich mich niemals auf irgendeine Form der Selbstprüfung eingelassen.

Um ganz ehrlich zu sein, wenn da nicht dieses beharrliche Schreien wäre, das mitunter noch immer in meiner Kehle tobt, oder die düsteren und verzweifelten Stimmungen, die mich von Zeit zu Zeit noch immer herunterziehen, dann würde ich, selbst nach endlosen Therapiestunden (in deren Verlauf ich ein Geschick dafür entwickelte, die Therapeuten durch jede dunkle Gasse zu führen, nur nicht die, die mich am meisten quälte: jene Schule), die Erinnerungen an diesen Ort am liebsten auf sich beruhen lassen. Was natürlich völlig kontraproduktiv ist. Ich bin diejenige, die für die Therapie bezahlt. Ich bin diejenige, zu deren Nutzen sie durchgeführt wird, daher ist ein solcher Stursinn schlichte Selbstsabotage. Nicht die Therapeuten führte ich durch dunkle Gassen, sondern mich selbst.

Deswegen ist eine Therapie so furchtbar schwer. Oder zumindest eine gute Therapie. Eine gute Therapie ist unglaublich harte Arbeit. Um sich ganz darauf einzulassen, muss man sich zuerst ganz auf sich selbst einlassen. Aber warum sollte man sich die Mühe machen? Nur deshalb, weil uns irgendwann im Leben ein ungelöster Schmerz vermutlich die Kniescheibe zerschießen wird, und zwar in Augenblicken und auf eine Art, auf die wir am wenigsten gefasst sind.

Es war der Psychotherapeut Carl Rogers, der den Ausdruck »*what we resist, will persist*« (sinngemäß etwa: Widerstand ist zwecklos) ursprünglich prägte. Man kann schwierige Emotionen sehr lange in Schach halten, mitunter sogar ein Leben lang, aber bei den meisten von uns werden sie sich irgendwann im Laufe unseres Lebens Gehör verschaffen wollen. Im Allgemeinen muss erst irgendein katastrophales Ereignis eintreten – das Scheitern einer Beziehung, der Tod eines geliebten Menschen, eine Karriere, die auf einmal einen brutalen Knick erleidet – damit wir unseren eigenen Schmerz spüren.

Ein bisschen haben wir ihn vielleicht schon einmal gespürt. Er tritt in allen möglichen Erscheinungsformen auf, von Kopfweh über unerklärliche Rückenschmerzen bis hin zu Magengeschwüren, darin, dass man zu viel trinkt oder sich mit Drogen zudröhnt, dass man zu viel oder zu wenig isst. Jede Sucht ist eine Erscheinungsform emotionalen Leidens. Niemand wird alkohol- oder esssüchtig, weil er Alkohol oder Essen liebt; man missbraucht den Alkohol oder das Essen nur, um den Schmerz zu betäuben, den man nicht in Worte fassen kann.

Schließlich, wenn uns alles andere keinen Trost mehr bieten kann, wenn wir uns mit Trinken oder Essen oder Shoppen oder Sex nicht mehr besser fühlen, dann kommen die Tränen und überwältigende Verzweiflung, Angst oder Depression. Das meiste davon geschieht natürlich unbewusst. Tatsächlich ist es offenbar so, dass bestimmte Muster destruktiven oder negativen Denkens verhindern, dass wir uns von der Depression erholen. Und erholt bleiben. Wenn diese Verhaltensweisen oder Denkmuster ihre Wurzeln in der Kindheit oder der Familie haben, dann muss es sich lohnen, sie zu untersuchen und zu hinterfragen.

KAPITEL 14

Der Elefant im Zimmer

Jeder weiß, wie man Kinder großzieht,
ausgenommen die Leute, die welche haben.

P. J. O'Rourke

Unsere familiäre Depression lässt sich, denke ich, auf meine Mutter zurückführen, und vor ihr, nehme ich an, auf ihren Vater, meinen Großvater. Hätte ich nicht nach den genetischen Wurzeln meiner Depression und der meiner Brüder gesucht, dann hätte ich vielleicht nie von einer Form von Depression gehört, die als Dysthymie bekannt ist, einer chronischen Erkrankung, die sich verheerend auf das Leben und das Glück eines Menschen auswirken kann.

Die Weltgesundheitsorganisation hat hierfür bestimmte Diagnosekriterien aufgestellt:

Eine chronische depressive Verstimmung, die noch nicht die Kriterien für eine wiederkehrende depressive Störung erfüllt. Das Gleichgewicht zwischen Phasen leichter Depression und Perioden relativer Normalität schwankt sehr. Die Betroffenen haben im Allgemeinen Perioden von Tagen oder Wochen, in denen es ihnen nach eigenem Bekunden gut geht, aber die meiste Zeit (oft über mehrere Monate hinweg) fühlen sie sich erschöpft und depressiv; alles ist anstrengend und nichts ein Genuss. Sie

grübeln und jammern, schlafen schlecht und fühlen sich
unzulänglich, sind aber im Allgemeinen den grundsätz-
lichen Anforderungen des Alltagslebens gewachsen.

Das ist ein fast exaktes Porträt meiner Mutter. Ihre Unzufriedenheit hat sich schon immer deutlich in hochgradiger
Anspannung, ständiger Schlaflosigkeit und offenbar un-
überwindlicher Erschöpfung geäußert. Die Anforderungen,
die das Leben an sie stellt, erscheinen ihr mitunter unerträglich, und ich kann mich erinnern, dass ich in jenen zwei Jahren, als ich neun war und wir zusammen in England lebten,
einen Großteil meiner Zeit damit verbrachte, Einkäufe und
Besorgungen für sie zu erledigen, stets voller Sorge um sie
war und im Allgemeinen versuchte, sie aufzumuntern.

Die Auswirkungen der Dysthymie sind nicht auf den
Betroffenen selbst beschränkt; wie jede depressive Störung
betrifft auch sie alle in ihrem Umfeld. Als Familie sind
wir immer auf Zehenspitzen um unsere Mutter herumge-
schlichen, als würden wir auf rohen Eiern laufen. Wenn sie
glücklich ist, dann ist die Stimmung gut, und der Rest der
Familie ist glücklich. Wenn sie unglücklich ist, dann leiden
wir alle.

Meine Mutter ist witzig, lebhaft, ungemein klug und
überaus gesellig. Wenn es ihr gut geht, dann ist es fast unmöglich, das Geschöpf zu erkennen, zu dem sie werden
kann und das sie normalerweise auf die Grenzen der Privatsphäre ihres eigenen Zuhauses beschränkt. Nur wenige
ihrer Freundinnen würden sie in diesem Zustand wiedererkennen; die Gegenwart von Leuten, die nicht zu ihrer un-
mittelbaren Familie gehören, scheint wie ein Wundermittel
auf sie zu wirken, sodass sie ihre allgemeine Stimmung zumindest für ein paar Stunden abschütteln kann. In Gesellschaft geht es ihr immer am besten.

In einem Artikel des *Harvard Mental Health Letter* vom Februar 2005, einem von der Medizinischen Fakultät Harvard herausgegebenen Newsletter, wird die Dysthymie wie folgt beschrieben:

Das griechische Wort Dysthymie bedeutet »bedrückte Stimmung« oder »schlechte Laune«. Als eine der beiden Hauptformen der klinischen Depression hat sie im Allgemeinen weniger oder weniger ernste Symptome als eine schwere Depression, hält dafür jedoch länger an. Die Dysthymie ist eine ernste Störung. Sie ist keine »leichte« Depression, und sie ist keine mittlere Erkrankung zwischen der schweren klinischen Depression und der Depression im beiläufigen, umgangssprachlichen Sinn. In manchen Fällen ist sie sogar noch lähmender als eine schwere Depression.

Wie die schwere Depression hat auch die Dysthymie ihre Wurzeln in genetischer Empfänglichkeit, neurochemischen Ungleichgewichten, Stress und Trauma in Kindheit und Erwachsenendasein sowie in sozialen Umständen, vor allem der Isolation und der Nichtverfügbarkeit von Hilfe.

Dysthymie liegt in der Familie und hat vermutlich eine erbliche Komponente. Die Depressionsrate in Familien mit Fällen von Dysthymie beträgt bis zu fünfzig Prozent für die früh einsetzende Form der Störung. Es gibt nur wenige Zwillings- oder Adoptionsstudien, sodass sich nur schwer sagen lässt, inwieweit dieser familiäre Zusammenhang genetisch bedingt ist.

Folgt man den Aussagen des *Harvard Mental Health Letter*, so lässt sich nur schwer sagen, ob die Depression meiner

Mutter eine ererbte Prädisposition, die Folge einer einsamen und rastlosen Kindheit oder die einer problematischen Ehe ist, verschärft durch soziale Isolation in den vielen (oft schwierigen) Ländern, in denen meine Eltern lebten. Vielleicht war es, wie bei den meisten depressiven Störungen, etwas von allem.

Meine Mutter war ein Einzelkind, dessen Eltern am Theater arbeiteten, sodass sie viel reisten und in möblierten Zimmern wohnten. Da ein solches Leben für ein kleines Kind ungeeignet war, wurde sie zu ihren Tanten geschickt, die ein Altenpflegeheim leiteten, in dem sie den Großteil ihres jungen Lebens verbrachte.

Meine Mutter, die fast nie über ihre Kindheit spricht, sagte in einem seltenen Augenblick der Offenheit einmal, bis zu ihrem elften Lebensjahr hätte sie keine Mutter gehabt, oder zumindest keine Mutter, die in irgendeinem Sinn anwesend war.

Von den beiden unverheirateten Tanten war die ältere eine dominante Persönlichkeit, die jüngere eine schwächliche, fast kindliche Frau, die von ihrer älteren Schwester oft schikaniert wurde. Die jüngere vertraute sich meiner Mutter an, die selbst noch ein Kind war, suchte bei ihr Trost und einen Ort, um ihre Sorgen abzuladen. Es muss eine einsame, wenn nicht gar beängstigende Existenz für ein kleines Kind gewesen sein, beider Eltern beraubt und in der Obhut zweier Erwachsener, die beide keinerlei Erfahrungen mit Kindern hatten und von denen eine selbst kaum erwachsen war.

Dann waren da die Kriegsjahre, die Evakuierung und ein Internat. Ihre Eltern himmelten sie an, aber sie himmelten auch einander an, und das oft auf eine Weise, die alle anderen ausschloss. Ich habe es selbst erlebt, da ich in meinen Ferien vom Internat viel Zeit mit ihnen verbrachte. Sie waren zwar stets gastfreundlich, schienen aber auch leicht überrascht, wenn sie feststellten, dass noch jemand anders in ihrer Mitte war. Als ihr Kind muss es doppelt schwer gewesen sein, zu spüren, wie sie so ineinander aufgingen, selbst aber nie völlig einbezogen zu sein und oft für längere Zeit weggeschickt zu werden. Vielleicht ist das der Grund, weshalb meine Mutter immer unverhältnismäßig viel Liebe und Aufmerksamkeit von den Leuten in ihrer Umgebung verlangt hat.

Dann war da ihr Eheleben, das sie damit zubrachte, durch die ganze Welt zu reisen, immer meinem Vater hinterher, und in fremden und vor allem für Frauen oft schwierigen Kulturen zu leben, während ihre Kinder in ein anderes Land aufs Internat geschickt wurden. Die wache Intelligenz meiner Mutter passte nie so recht zu den vormittäglichen Kaffeekränzchen, die die Tage der im Ausland lebenden Ehefrauen prägten.

Außerdem konnte meine Mutter, und ich denke, das ist für eine Frau von ihrer unabhängigen Wesensart und Intelligenz besonders wichtig, nie berufstätig sein, da es in den Ländern, in die mein Vater versetzt wurde, keine Arbeit für Frauen gab. Sie gehörte jener Generation von Frauen an, von denen erwartet wurde, völlig abhängig von ihren Ehemännern zu sein; das Selbstvertrauen dieser Frauen war dadurch so geschmälert, dass sie oft Angst vor den Anforderungen der großen weiten Welt hatten und diese Angst hinter einem Schutzwall entschlossener Häuslichkeit verbargen. Ich weiß, dass ich es gehasst hätte, und ich bin meiner Mutter so ähnlich, dass ich nicht glauben kann, dass sie nicht darunter gelitten hat.

Ebenso wenig fand meine Mutter in ihrer Ehe den Trost und die Geborgenheit, die sie brauchte. Meine Eltern haben eine problematische und manchmal offen unglückliche

Beziehung geführt, aber sie sind nach zweiundfünfzig Jahren noch immer zusammen. In diesem Punkt unterscheiden sie sich nicht von vielen anderen Paaren ihrer Generation, die trotz offensichtlicher Probleme zusammengeblieben sind. Mit dem Alter sind sie sanfter geworden, und sie sind jetzt vielleicht glücklicher, als sie es je zuvor gewesen sind. Ob das ein Argument ist, um an einer schwierigen Ehe festzuhalten, das vermag ich wirklich nicht zu sagen.

Ich weiß aber, dass ihre unglückliche Beziehung schwere Auswirkungen auf mich und meinen jüngeren Bruder Tony hatte, der die ersten Jahre seines Erwachsenenlebens in der Überzeugung verbrachte, er würde niemals heiraten oder Kinder haben, da er die Möglichkeit des Elends, das sich daraus zwangsläufig ergeben würde, nicht ertragen könnte.

Zum Glück hat er dann doch geheiratet und Kinder bekommen. Tatsächlich ist er zu dem Schluss gekommen, dass es das Risiko wert ist, auch wenn es nicht immer leicht für ihn war. Und Michael ebenfalls. Aber schließlich standen sie meiner Mutter auch weniger nah, die mich als ihre Vertraute benutzte – und allzu oft als Mülleimer für ihre Enttäuschung und Verbitterung über meinen Vater. Vielleicht sah sie mich fälschlicherweise als Erwachsene an und verstand nicht, dass wir in Gegenwart unserer Eltern immer Kinder bleiben. Ich hörte ihr stundenlang zu, wie sie von ihrer Abneigung gegen ihn sprach, von ihrem Wunsch, ihn zu verlassen, der nie in die Tat umgesetzt wurde. Wenn ich je vorschlug, sie solle ihn verlassen, sagte sie mir entweder, ich würde es nicht verstehen, oder sie fand irgendeinen anderen Grund, weshalb es unmöglich war.

Ich liebe meinen Vater sehr, und es fiel mir zunehmend schwer, der Litanei meiner Mutter über seine Unzulänglichkeiten Gehör zu schenken. Ich liebe auch meine Mutter, und ich hatte Mitleid mit ihr und war betrübt ob ihres

Unglücks. Ich war hin- und hergerissen, und die einzige Lösung, die ich für mich erkennen konnte, bestand darin, allen beiden aus dem Weg zu gehen, aber auch das konnte ich nicht. Sie sind eben immer noch meine Eltern.

Ich bin der festen Überzeugung, dass meine Mutter keine Schuld trifft. Sie hat nie Hilfe im Umgang mit ihren Emotionen oder ihrer Depression bekommen und in einer Zeit gelebt, in der die Analyse von Gefühlen nicht als hilfreich galt. Ihr ist bewusst, dass sie von Zeit zu Zeit depressiv wird, aber sie weiß nicht, wie sie damit umgehen soll – und erst recht nicht, wie schwer die Depression werden kann. Als ich sie anrief, um ihr zu sagen, bei mir sei soeben eine schwere klinische Depression diagnostiziert worden und ich würde in eine psychiatrische Klinik eingewiesen werden, war ihre erste Reaktion: »Ich bin so depressiv, ich brauche das Bett neben dir.«

Als ich einer Therapeutin von diesem Kommentar erzählte, schauderte sie protestierend, und sie tat es wieder, als ich ihr sagte, meine Mutter hätte mich in drei psychiatrischen Kliniken nur ein einziges Mal und auch nur kurz besucht. Mein Vater kam überhaupt nicht. Das mag erstaunlich erscheinen, und nüchtern betrachtet wundere ich mich selbst darüber, aber ich weiß, dass es nicht aus Gleichgültigkeit geschah, sondern weil sie dachten, es sei besser, mich den Fachleuten zu überlassen.

Manche Leute sagen: »Ach, das ist eben ihre Generation«, aber es gab dort jede Menge ältere Leute, die ihre Söhne und Töchter besuchten. Damals sagte ich nichts davon zu meinen Eltern, da ich das Gefühl hatte, dass es nichts zu sagen gab; es war nur symptomatisch für die emotionale Distanz in meiner Familie und für das Stigma, das eine unüberwindliche Barriere um diejenigen errichtet, die an einer psychischen Krankheit leiden.

Durch diesen offensichtlichen Mangel an Betroffenheit seitens meiner Familie und die Angst und Geheimnistuerei, die einem Aufenthalt in einer psychiatrischen Klinik anhaften, fühlte ich mich unbeschreiblich einsam, was meinen Zustand natürlich nur noch verschlimmerte. Aber das lag nicht nur an meiner Familie. Einer meiner engsten Freunde, der mir nähersteht als ein Bruder, schaffte es nicht, mir auch nur eine Karte zu schicken, geschweige denn, mich zu besuchen. Er ist ein Mann, der, wenn ich Grippe hatte, Lieferanten mit Orangensaft, Zeitschriften, Blumen und Trauben an mein Bett schickte, da er selbst nicht da sein konnte. Und doch war er, nachdem ich die psychiatrische Klinik verlassen hatte, verwirrt von meinen Tränen und meiner Wut über seine Abwesenheit. »Aber ich dachte, es wäre richtig«, sagte er, nun selbst unter Tränen. »Ich dachte, ich sollte dich allein lassen.«

Warum? Mit welcher anderen Krankheit würden wir die Leute allein lassen? Das ist nebensächlich, ich weiß, aber es ist vielleicht wichtig für jemanden, der nicht weiß, was er tun soll, wenn ein Freund oder geliebter Mensch in einer psychiatrischen Klinik ist. Besuchen Sie ihn, es sei denn, er ist zu krank, um Besuch zu empfangen, oder hat ausdrücklich gesagt, dass er keinen Besuch wünscht. Die Schwestern werden es Ihnen schon sagen, wenn das der Fall ist. Schicken Sie ihm etwas, egal, ob Liebe, Blumen oder eine Karte. Lassen Sie ihn wissen, dass Sie sich um ihn sorgen, dass er Ihnen wichtig ist. Warten Sie nicht darauf, darum gebeten zu werden, denn der Depressive ist nicht imstande, eine solche Forderung zu äußern. Er weiß ja selbst kaum, was in ihm vorgeht.

Die Unfähigkeit meiner Mutter, ihre wahren Gefühle zu äußern, hat ihr im Laufe der Jahre großen Kummer bereitet und zu einer ständigen, schwelenden Frustration und Verärgerung geführt, die sie im Allgemeinen an meinem Vater auslässt. Es ist eine Qual, dabei zuzusehen. Wie so viele Männer zieht sich mein Vater dann einfach zurück und wird nur noch schweigsamer. Es entspricht nicht seiner emotionalen Veranlagung, solche Dinge persönlich zu nehmen, was sich natürlich in Gleichgültigkeit äußert und das Verhalten meiner Mutter nur noch verschlimmert. Sie will eine Reaktion, selbst wenn es eine negative ist, und das frustrierte Bedürfnis, eine Antwort zu bekommen, macht sie blind für ihr eigenes eskalierendes und mitunter grausames Verhalten.

Ähnlich zermürbende Kleinkriege werden auch heute noch landauf, landab in unzähligen Haushalten geführt. Meine Eltern sind da keine Ausnahme. Einem Kind, das seine beiden Eltern liebt, bricht es das Herz, dabei zuzusehen, und doch ist es das Schicksal vieler Kinder, egal, welchen Alters, die in einer unglücklichen Ehe aufwachsen. Ihr Loyalitätskonflikt droht sie zu zerreißen, und Kinder fühlen sich, aus welchem Grund auch immer – und hierzu gibt es eine ganze Reihe von Theorien –, stets für das Glück ihrer Eltern verantwortlich. Es liegt, rein biologisch betrachtet, in ihrem besten Interesse. Ein Kind muss sich auf seine Eltern verlassen – es hat keine andere Wahl –, daher wird es jegliche Probleme leugnen und verinnerlichen, indem es sich zurückzieht und verschließt. Entweder das, oder es wird schwierig, widerspenstig oder aktiv aggressiv werden. Alles, um die Aufmerksamkeit seiner Eltern auf sich zu ziehen, um sie von der – offenen oder versteckten – Feindseligkeit abzulenken, mit der sie gegeneinander zu Felde ziehen.

Wenn ein Elternteil allzu vertieft in seine eigenen Probleme oder sein Unglück ist, dann hat er nur wenig Zeit für die Bedürfnisse seines Kindes. Seine eigenen stehen an erster

Stelle. Seine eigenen Emotionen sind ihm so wichtig, dass sich alle Anspannungen und Auseinandersetzungen vor den Augen der Kinder abspielen. Ichbezogenheit ist mächtig; sie macht uns blind für jede Art von destruktivem Verhalten – selbst gegenüber denen, die wir am meisten lieben.

Die schlimmste und schwerwiegendste Folge des unglücklichen Zusammenlebens meiner Eltern war meine Auffassung von Beziehungen. Wenn man in einer Atmosphäre angespannten und mitunter giftigen Schweigens aufwächst oder eine Beziehung miterlebt, in der sich zwei Erwachsene nur selten berühren oder küssen, dann lernt man kaum, wie man selbst eine gute Beziehung führt. Oder auch nur, wie eine gute, intime Beziehung aussehen könnte. Folglich hatte ich immer das Gefühl, dass es besser ist, allein zu sein, während ich mich gleichzeitig nach Verbindung sehne. Das ist keine glückliche Situation, und wenn eine Depression durch Stressoren ausgelöst wird, dann ist einer der schlimmsten, die wir erleiden können, das Scheitern unserer intimen Beziehungen. Die meisten wissenschaftlichen Untersuchungen über die Auswirkungen unglücklicher Ehen auf Kinder konzentrieren sich auf die Folgen einer Scheidung, in der etwas vorschnellen Annahme, dass jedes eheliche Unglück in einer Scheidung endet. Weniger Studien gibt es über die Auswirkungen, die ein langfristiges, chronisches und oft unausgesprochenes eheliches Elend, das sich über mehrere Jahrzehnte erstreckt, auf Kinder hat, aber die wenigen Studien, die es gibt, sind durchaus schlüssig.

Eine Untersuchung von E. Mark Cummings, Professor für Psychologie an der University of Notre Dame, Indiana, hat die Auswirkung elterlicher Konflikte auf das künftige Verhalten der Kinder analysiert. Dabei stellte er fest, dass die Art, wie Eltern mit alltäglichen ehelichen Konflikten umgehen, eine deutliche Auswirkung darauf hat, wie sicher sich ihre Kinder fühlen, was wiederum deren künftige emotionale Anpassung deutlich beeinflusst. Destruktive Formen eines ehelichen Konflikts – wie zum Beispiel persönliche Beleidigungen, defensives Verhalten, Rückzug aus der Ehe, Traurigkeit oder Angst – setzten Ereignisse in Gang, die später zu emotionaler Unsicherheit und Anpassungsstörungen bei Kindern führten, unter anderem zu Depressionen, Angst und Verhaltensproblemen.[19]

Untersuchungen von Alan Booth und Paul Amato an der Penn State University zufolge führt ein dauerhafter Konflikt zwischen verheirateten Eltern zu weniger Kontakt und größerer emotionaler Distanz zwischen Eltern und ihren erwachsenen Kindern, unabhängig davon, ob die Ehe der Eltern letztendlich in einer Scheidung geendet hatte oder nicht. Auch wenn es bisher noch nicht untersucht wurde, deutet dieses Ergebnis doch darauf hin, dass sich selbst Kinder mit nicht geschiedenen Eltern zwischen beiden hin- und hergerissen fühlen können. Mit streitenden Eltern aufzuwachsen bedeutet darüber hinaus erhöhte psychologische Stresspegel, selbst nachdem die Kinder das Elternhaus verlassen haben.[20]

Wir können das letzte Wort hierzu Freud überlassen. Wem sonst?

Wenn es Streitigkeiten zwischen den Eltern gibt oder wenn ihre Ehe unglücklich ist, dann wird bei ihren Kindern der Boden bereitet für die schwerste Prädisposition einer Störung der sexuellen Entwicklung oder einer neurotischen Erkrankung.

Die Verärgerung und Enttäuschung meiner Mutter über meinen Vater hat eine Ursache, auch wenn sie uns nicht klar war, als wir aufwuchsen. Obwohl die Diagnose offiziell nie gestellt wurde, scheint es fast sicher, dass er am Asperger-Syndrom leidet. Diese Erkrankung, auch bekannt als hochfunktionierender Autismus, war bis Anfang der Neunzigerjahre nicht offiziell anerkannt, obwohl sie bereits im Jahr 1944 von Hans Asperger in der medizinischen Literatur beschrieben wurde. Ihr Bekanntheitsgrad hat jedoch seit dem Erscheinen des Bestsellers *Supergute Tage oder Die sonderbare Welt des Christopher Boone* von Mark Haddon erheblich zugenommen, in dem die Hauptfigur, ein kleiner Junge, am Asperger-Syndrom leidet. Die Betroffenen sind überwiegend männlich, und das Spektrum der Erkrankung reicht in seinen Erscheinungsformen von sehr leicht bis schwer.

Die der Krankheit erst kürzlich zuteil gewordene Aufmerksamkeit erklärt, warum mein Vater, der inzwischen in den Achtzigern ist, von seiner Erkrankung überhaupt nichts bemerkte. Sie wurde ihm erst bewusst, als die Diagnose bei meinem Neffen, Michaels Sohn, gestellt wurde und er ein Fachbuch über das Syndrom las, um das Leiden des eigenen Enkels besser verstehen zu können. Er sagte, dass er sich selbst auf jeder Seite wiedererkannte. Und wir erkannten ihn wieder. Michael, dem bewusst ist, dass er selbst ebenfalls typische Merkmale der Asperger-Krankheit aufweist, ist überzeugt, dass mein Vater davon betroffen ist.

Es war immer offensichtlich, dass irgendetwas an meinem Dad so ganz anders war. Es war nur so, dass wir bis vor Kurzem nicht wussten, was. Die deutlichsten Merkmale des Syndroms sind ein soziales Unbehagen, das so weit führen kann, dass man jede Situation mit fremden Leuten oder Orten vermeidet, sich wiederholende Verhaltensmuster an den Tag legt und anderen Leuten nur schwer in die Augen sehen kann. Als Kinder haben wir das seltsame Verhalten unseres Vaters auf eine fast pathologische Schüchternheit zurückgeführt. Selbst normale Interaktionen, die für uns selbstverständlich sind, fallen ihm schwer.

Möglicherweise besteht auch ein Zusammenhang zwischen der Asperger-Krankheit und der Depression. Dem Autism Research Institute zufolge gehen Wissenschaftler davon aus, dass das Asperger-Syndrom »vermutlich erblich bedingt ist, da viele Familien berichten, einen oder zwei ›seltsame‹ Verwandte zu haben. Außerdem werden Depressionen und bipolare Störungen oft sowohl bei Leuten mit dem Asperger-Syndrom als auch bei deren Familienangehörigen festgestellt.«

Das andere, schwierigste Merkmal des Asperger-Syndroms ist das auffällige Nichtvorhandensein von dem, was wir normale Emotionen oder Einstellungen nennen. Zu den geschilderten Verhaltensweisen des Syndroms gehören:

Schwierigkeiten damit, die Gefühle anderer zu verstehen. Pedantische, förmliche Sprechweise; oft »kleiner Professor« genannt, weitschweifig. Extreme Schwierigkeiten damit, soziale Hinweise zu lesen und/oder zu interpretieren. Sozial und emotional unangemessene Reaktionen. Wortwörtliche Interpretation der Sprache. Schwierigkeiten damit, Andeutungen zu verstehen.[21]

Ich hatte zwar immer das Gefühl, wegen meines journalistischen Talents geschätzt und geliebt zu werden, aber ich fühlte mich nie, in keiner Weise, von meinem Vater verstanden. Gleichzeitig hatte ich nie das Gefühl, ihn zu verstehen, und daher auch nie das Gefühl, Männer oder männliches Verhalten zu verstehen. Genau dafür benutzen aber nach allen wissenschaftlichen Erkenntnissen kleine Mädchen ihre Väter: als eine Art Testfall.

Meine Brüder waren mir auch keine große Hilfe, da sie beide in ein Internat verschwanden, als ich noch sehr klein war. Vielleicht ist es kein Wunder, dass auch ich nichts von Beziehungen verstand oder davon, wie man sie führt, wie zwei gescheiterte Ehen bezeugen. Ich wundere mich immer noch, wenn Männer freundlich zu mir sind, und es fällt mir schwer, emotionale Ängste oder Schwächen zu zeigen, nicht aus Angst, mich lächerlich zu machen, sondern weil ich immer befürchte, damit entweder auf pures Unverständnis oder auf Gleichgültigkeit zu stoßen. Bei meinen Freundinnen habe ich solche Probleme nicht.

Das ist das Erbe meines Vaters an mich. Oder vielmehr das Erbe der Krankheit, an der er leidet. Und ich bin sicher, dass es das Erbe eines jeden Kindes ist, das mit einem an Asperger leidenden Elternteil aufwächst, auch wenn darüber nur wenig dokumentiert oder geschrieben worden ist. Die moderne Wissenschaft scheint sich fast ausschließlich mit Theorien zum Umgang mit an Asperger leidenden Kindern zu befassen, aber da die Forschung zu dieser Krankheit in jeder Hinsicht noch in den Kinderschuhen steckt, ist das vielleicht nicht verwunderlich.

Ich liebe meinen Vater sehr. Er ist ein freundlicher Mann, der es in jeder Beziehung wirklich gut meint. Er hat in jeglicher Hinsicht einen guten Charakter. Aber manchmal konnte ich an seinem Verhalten verzweifeln. Und dann betrachtete ich ihn mit einer Mischung aus Liebe und Hoffnungslosigkeit, wollte, dass er sich verantwortlich zeigte, dass er die Kontrolle übernahm oder irgendeine Form von Empathie und Verständnis zeigte. Und ich, in den Fußstapfen meiner Mutter, verspürte ebenso blinden Ärger. Warum konnte er sich nicht so benehmen wie normale Männer?

Am schlimmsten war das natürlich, als ich ein Teenager war und mich nach irgendeiner Anleitung oder Führung und, was noch wichtiger war, nach etwas emotionaler Unterstützung und Verständnis sehnte. Mein Vater ist nicht unfähig zu lieben. Ganz im Gegenteil. Vielmehr ist er unfähig, Empathie zu empfinden. Dieser Unterschied mag klein erscheinen, aber auf meiner emotionalen Skala ist er riesig. Ich bin mir eines ständigen Gefühls von Frustration bewusst, einer unterschwelligen Furcht, ständig missverstanden zu werden, und der Überzeugung, dass man meine innersten und wichtigsten Gefühle immer zurückweisen oder ignorieren wird. Dass meine Mutter aufgrund ihrer eigenen nicht diagnostizierten Depression eine ähnliche emotionale Blindheit gegenüber meinem Vater hegte, verschärfte diesen Zustand um ein Vielfaches.

In einem größeren Kontext betrachtet, richtet ein Kind, das sich ignoriert oder missverstanden fühlt, diese Botschaft gegen sich selbst. Sie wird zu einem *Ich habe kein Recht, mich so zu fühlen, wie ich mich fühle.* Und für einen Analytiker eröffnet sich damit zwangsläufig eine andere Ebene. Ein Kind, dessen tiefere Gefühle ständig heruntergespielt, infrage gestellt oder einfach ignoriert werden, wird letztendlich glauben: *Ich habe kein Recht, so zu sein, wie ich bin. Ich lehne mich selbst ab.*

Die Depression, glauben manche Denker, ist eine Ablehnung des Selbst.

John Bowlby, Psychotherapeut und Begründer der Bindungstheorie, drückt es so aus: »Ob ein Kind oder ein Erwachsener in einem Zustand von Unsicherheit, Angst oder Leiden ist, wird zu einem Großteil von der Zugänglichkeit oder Reaktionsfähigkeit seiner Hauptbindungsfigur bestimmt.«[22]

Diese Reaktionsfähigkeit oder, wie wir es heutzutage nennen könnten, diese bedingungslose positive Beachtung ist die Eigenschaft, die Kinder aktiv brauchen, um sich gesund zu entwickeln. Es ist mit Sicherheit die Eigenschaft, die die Grundlage für einen emotional gesunden Erwachsenen schafft. Ein Mangel an dieser Eigenschaft oder eine Schwäche ist als Bindungsstörung bekannt, und die unterschiedlichsten emotionalen Erkrankungen von der Depression bis hin zur Sucht werden auf ihr Vorhandensein zurückgeführt.

Heutzutage kann ich mir die Reaktionen meiner Eltern ansehen und ihr gespenstisches Echo in meine Kindheit zurückverfolgen. Ihre Reaktionen auf mich als Erwachsene sind kaum anders als ihre Reaktionen auf mich als Kind, als das sie mich in vielerlei Hinsicht zwangsläufig noch immer ansehen. Deswegen kann das Verhalten unserer eigenen Eltern in uns als Erwachsene Reaktionen auslösen, die völlig unangemessen erscheinen. Sie sind eingeimpft, fest verdrahtet, wenn Sie so wollen, in unsere persönlichen Glaubenssysteme. Sie mutieren zu Drehbüchern, nach denen wir unser Leben leben. Ohne bewusste Anstrengung lassen sie sich nur sehr schwer ändern. Und das ist der Punkt, an dem die harte Arbeit der Therapie einsetzt.

Mein Vater ist selbst Jahre danach noch immer verblüfft von Jonathans und meiner Entscheidung, unsere Ehe zu beenden. Damals konnte er es schlicht nicht glauben, und unsere fortdauernde Freundschaft verwirrte ihn nur noch mehr. Als ich sagte, wir würden uns trennen, da wir sehr unglücklich seien, fragte er: »Was hat Unglücklichsein denn damit zu tun?«

Er meinte es nicht provokativ. Für ihn ist das eine völlig logische Frage. Er versteht die offenkundigeren Emotionen wie Schmerz oder Glück, aber er begreift nicht die Zwischenformen, die feinen Nuancen des Unglücks oder Glücks, die Körpersprache und das unausgesprochene Verhalten, die mindestens achtzig Prozent der Kommunikation ausmachen. Emotionen wie Unglück, Isolation, Mangel an Intimität, Auseinanderleben; all das könnte für ihn genauso gut eine Fremdsprache sein.

Bevor ich wusste, dass mein Dad Asperger hatte, dachte ich immer, ich sei ihm einfach egal. Ich fand mich schließlich damit ab und gab die Hoffnung auf, dass er sich je emotional auf mich einlassen würde, aber genau in dieser Hoffnungslosigkeit liegt eine tiefe Quelle der Einsamkeit. Es war nicht so, dass ich dachte, er würde mich nicht lieben, denn er zeigte mir, dass er es tat, auf alle möglichen praktischen Arten. Es war nur so, dass ich wusste, dass er mich nicht kannte und offenbar auch gar nicht kennenlernen wollte. Er zeigte keinerlei Interesse an mir, das im Grunde nicht rein pragmatisch war; wusste nichts von meinen Hoffnungen oder Träumen, meinen Ängsten oder Problemen. Die wenigen Gespräche, die wir hatten, waren knappe, emotionslose Wortwechsel; wir gaben uns mit Fakten ab, nicht mit Gefühlen.

Er versteht es, auf andere Leute Eindruck zu machen, und hat am Ende stets ungewollt die Lacher auf seiner Seite. Mein Vater hat sich mein Leben lang immer wieder erstaunlich taktlos benommen, zumindest nach den üblichen gesellschaftlichen Konventionen. Wenn ein Gast bei einer Dinnerparty bei ihm zu Hause ein Dessert mit der Begründung ablehnt, er habe in letzter Zeit zugenommen, dann gibt er ihm einfach recht.

»Ich bin so dick geworden!«, ruft der Gast zum Beispiel in gespielter Verzweiflung.

»Ja, das bist du allerdings«, sagt mein Vater dann und beäugt den Umfang seines Bauchs.

Er nimmt die Leute wortwörtlich und ist verblüfft von den Nuancen der Sprache und des Verhaltens, die ihm vorschreiben, dass er ihnen widersprechen soll, wenn sie etwas sagen, was so offensichtlich stimmt.

Aber genau wie der Großteil des Sozialverhaltens erlernt wird, wird auch der an Asperger leidende Mensch allmählich lernen, mit den verwirrenden Launen der Menschen umzugehen. Das ist bei Dad mit Sicherheit der Fall. Er ist im Alter sanfter und gelassener geworden, aber schließlich hatte er auch achtzig Jahre Zeit, um sich an unser Verhalten zu gewöhnen. Ich sage »unser« nicht in einem abwertenden Sinn, sondern weil es, denke ich, so ist, als ob man auf die Erde kommt und nur Marsianisch spricht.

Bald nachdem ich krank wurde, fragte mich eine Therapeutin, wie meine Beziehung zu meinem Vater sei. Ich merkte, dass ich ihr darauf nicht wirklich eine Antwort geben konnte. Ich konnte sagen: »Ich liebe ihn, und er liebt mich«, aber mehr als das war unmöglich. Bevor ich krank wurde, hatte ich mich noch nie allein mit meinem Vater hingesetzt und mit ihm über irgendetwas Wichtiges gesprochen. Und wenn ich sage, nie, dann meine ich das nicht als dramatische Übertreibung. Ich meine nie, nicht ein einziges Mal. Daher rief ich meinen Vater an und bat ihn, mich zu besuchen. Ich sagte, ich müsse mit ihm reden, da ich nicht wüsste, wer er sei. Ich weinte.

Ein langes Schweigen folgte. Ich konnte fast hören, wie sein Verstand versuchte, diese seltsame und für unsere Familie eindeutig bizarre Bitte zu verarbeiten. Schließlich sagte er: »Ich bin dein Vater, und ich liebe dich.«

Was, wie ich bereits sagte, etwas ist, was ich schon immer gewusst habe. Das Einzige über ihn, das ich schon immer gewusst habe. Und in dieser Aussage liegen zugleich all die schöne Logik und Schlichtheit des Asperger-Verstandes.

Und so kam er, um mit mir zu Mittag zu essen, allein (was an sich schon ungewöhnlich war), wie er es in den darauf folgenden Wochen noch oft tun sollte. Ich war zu der Zeit bereits zu krank, um meine Wohnung zu verlassen, daher kam mein Dad mit dem Zug nach London. Ich sah zu, wie er langsam die Straße zu meiner Wohnung hochlief, mit seiner flachen Tweedmütze auf dem Kopf und (immer) einem Blumenstrauß in den Händen. Bei seinem Anblick brach ich in Tränen aus. Er sah so nah aus, so lieb und vertraut, und doch wusste ich aus langer Erfahrung, wie weit weg er tatsächlich war.

Während dieser Mittagessen versuchte ich, ihn kennenzulernen, indem ich ihm eine Reihe von Fragen stellte.

Zuerst fragte ich ihn, wie er sich selbst beschreiben würde.

Darauf hat er Folgendes gesagt:

»Ich bin ein Mann, der keine Vorstellungskraft hat.«

Er meinte nicht, er hätte keine kreative Vorstellungskraft, obwohl er tatsächlich keine hat. Vielmehr meinte er, er hätte nicht die Fähigkeit, sich vorzustellen, wie sich andere Leute fühlten, und ohne Vorstellungskraft kann es keine Empathie geben. Wenn man sich den Schmerz eines anderen Menschen nicht vorstellen kann, dann kann man kaum Mitleid mit ihm empfinden.

Er sagte: »Ich verstehe nicht, wovon die Leute überhaupt reden. Ich habe zum Beispiel noch nie Witze verstanden. Wenn jemand einen Witz erzählt, dann beobachte ich alle anderen ganz genau. Und wenn sie lachen, dann lache ich auch.«

Das heißt nicht, dass er keinen Sinn für Humor hat. Den hat er, aber der dreht sich immer um ein Wortspiel – was typisch für die Asperger-Krankheit ist. Witze, sagt er, verstünde er nicht. Oder abstrakte Begriffe wie zum Beispiel Verzweiflung. Ich hatte meinen Eltern nie erzählt, dass ich in der schlimmsten Phase meiner Depression versucht habe, mir das Leben zu nehmen. Stattdessen habe ich in einer Zeitung darüber geschrieben.

Dies waren die ersten Zeilen des Zeitungsartikels, erschienen im *Daily Telegraph*:

Heute vor genau einem Jahr habe ich versucht, mir das Leben zu nehmen. Zum Glück (oder Unglück, wie ich es damals empfand) bin ich mit einer eisernen Konstitution gesegnet. Morgens um drei Uhr zwanzig wachte ich auf. Aufgrund irgendeiner kranken Ironie (wer sagt, der Himmel hätte keinen Sinn für Humor?) war es auf die Minute genau dieselbe Zeit, zu der ich ein Jahr lang immer aufgewacht war, bevor bei mir schließlich eine klinische Depression diagnostiziert wurde.

Auf eine ähnlich offene (manche würden vielleicht sagen, brutale) Weise ging der Artikel weiter, aber nachdem mein Vater den Artikel gelesen hatte, sagte er nur, er fände, er sei gut geschrieben, und er freue sich zu sehen, dass ich wieder Arbeit hätte. Er fragte mich nicht, wie mir zumute gewesen sei, als ich versuchte, mir das Leben zu nehmen, erkundigte sich nicht nach meiner Krankheit oder gar danach, wie ich zurechtkäme. Er verlor nicht ein einziges Wort über das Thema, um das es eigentlich ging.

Manche Leute halten das vielleicht für seltsam. Ich denke nur, das ist eben mein Dad. Seit meiner Krankheit und der Zeit, die wir zusammen verbracht haben, stehen wir uns näher. Er ruft mich an, ohne dass man ihn dazu auffordern muss. Wir sehen uns oft. Wir lösen zusammen Kreuzworträtsel. Ich vertraue mich ihm nicht an, da es mich nur frustrieren und die schreckliche Gewissheit wiederaufleben lassen würde, die ich verspürt habe, seit ich ein Kind war: dass mein Dad nur eine Fata Morgana ist; je näher man ihm kommt, desto weiter weicht er zurück.

Mein Vater war kein normaler Vater, wenn normal heißt, dass man seine Kinder selbstbewusst, in emotionaler ebenso wie praktischer Hinsicht, in die und durch die Welt führt. Zusammen mit der depressiven Neigung meiner Mutter betrachtet heißt das, denke ich, dass meine Brüder und ich jeder für sich allein in die Welt hinausgestolpert sind. Wir sind Reisende ohne sichere Führer; ein Muster, das durch unsere peripatetische und rastlose Kindheit, während der wir in so vielen unterschiedlichen Ländern aufwuchsen, nur noch verstärkt wurde.

Aber ich denke, dass meine Eltern, wie die meisten Eltern, ihr Bestes taten, sodass ich ihnen, wenn ich unsere Beziehung rückblickend betrachte, keinesfalls Vorwürfe machen will. Vorwürfe sind die am wenigsten hilfreichen und destruktivsten aller Emotionen. Sie lösen nichts. Unverzichtbar sind dagegen Akzeptanz und Verständnis. Wenn ich frei von Depressionen sein will, dann muss ich mir der unangenehmen Wahrheiten, die mich überhaupt erst dorthin gebracht haben, bewusst sein. Wenn ich die Ursachen meiner Reaktionen, ihre Schwachstellen und die Art und Weise, wie sie meinem Glück im Wege stehen, verstehen kann, dann habe ich vielleicht eine bessere Chance, sie zu verändern. Die Wahrheit, wie es so schön heißt, wird mich befreien.

Alice Miller, Psychoanalytikerin und Autorin von *Das Drama des begabten Kindes*, drückt das am besten aus, als sie schildert, wie wir die Analyse der Vergangenheit und der prägenden Erfahrungen unserer Kindheit nutzen können:

Sie kann uns unsere verlorene Kindheit nicht zurückgeben, ebenso wenig kann sie Fakten der Vergangenheit ändern. Niemand kann gesund werden, indem er eine Illusion aufrechterhält oder pflegt. Das Paradies der präambivalenten Harmonie, auf das so viele Patienten hoffen, lässt sich nie erreichen. Aber das Erleben der eigenen Wahrheit und das postambivalente Wissen um sie ermöglicht, auf einer erwachsenen Stufe, die Rückkehr zur eigenen Gefühlswelt – ohne Paradies, aber mit der Fähigkeit, zu trauern. Und diese Fähigkeit gibt uns tatsächlich unsere Lebendigkeit zurück.

KAPITEL 15

Wer bin ich?

Die schlimmste Einsamkeit ist es,
sich mit sich selbst nicht wohlzufühlen.

Mark Twain

Ach ja, die Lebendigkeit – genau das Gegenteil von Depression. Sie ist die Lebenskraft, die Energie, die dafür sorgt, dass wir uns um unsere eigene Existenz kümmern, und die uns befähigt, uns weiter durchs Leben zu kämpfen, selbst wenn es schwer ist. Das, nicht so sehr der Verlust abstrakter Dinge wie Glück oder Zufriedenheit, ist das wahre Kennzeichen der Krankheit.

Das einzig Positive an der akuten, katatonischen Phase einer schweren Depression ist, dass wir nicht mehr selbstbewusst genug sind, um uns darum Sorgen zu machen. Wir haben kein Bewusstsein des Selbst mehr. Wir wissen nicht mehr, wer wir sind. Wir sind für uns selbst ebenso verloren wie für Sie. Sobald wir diese Phase hinter uns haben, sind wir uns unseres Verhaltens ebenso bewusst wie Sie, und nahezu machtlos, um irgendetwas dagegen zu unternehmen.

Die schreckliche Wahrheit über die Depression, und der Teil ihres Wesens, der mir am meisten Angst macht, ist die Tatsache, dass sie offenbar völlig außerhalb der Vernunft operiert; Gefühle nehmen Besitz von einem ohne ersichtlichen Grund. Das heißt, im Allgemeinen gibt es einen ursprünglichen Grund, einen »Auslöser«, wie man in therapeutischen Kreisen sagt, aber bei einer schweren Depression halten die Gefühle von Traurigkeit, Schmerz, Einsamkeit und Verzweiflung noch lange an, nachdem sich die Situation geklärt hat. Es ist, als ob die Depression ein Eigenleben hat, was vielleicht der Grund ist, weshalb so viele Betroffene sie als etwas Lebendiges bezeichnen, eine Art Dämon oder Bestie.

Wenn man versucht, an uns als die Person zu appellieren, die wir einmal waren, oder eine bestimmte Charaktereigenschaft anspricht, die wir einmal hatten, dann wird man uns vermutlich ebenfalls in Verzweiflung stürzen. Als ich noch immer ziemlich krank war, aber bereits versuchte, mir einen Anschein von Leben zusammenzubasteln, ging ich einmal auf eine Party. Es war eine Weihnachtsfeier, die von engen Freunden ausgerichtet wurde, und ich hatte versprochen zu kommen, obwohl ich entsetzliche Angst davor hatte. Es war die Art von Party, für die ich mich immer hatte begeistern können – ein entspanntes Fest mit vielen gut gelaunten Menschen.

Während meines früheren Daseins war ich eine Partylöwin par excellence. Vielleicht dachten sie, ich sei es noch immer. Vielleicht dachte ich selbst, ich sei es noch immer. Ich weiß es nicht. Ich weiß nur, dass ein Teil von mir davon überzeugt war, dass, wenn ich nur dieses Mädchen wiederaufleben lassen könnte, das so gern auf Partys ging, ich mich selbst wiederfinden würde.

Daher ging ich hin. Ich brauchte Stunden, um mich fertig zu machen; Stunden, in denen ich mich an- und wieder auszog. Den Großteil dieser Zeit verbrachte ich unter Tränen, nicht aus irgendeinem tiefen Gefühl von Selbstmitleid, sondern weil ich mich nicht mit der Person in Einklang bringen konnte, zu der ich geworden war. Jedes Kleidungsstück, in das ich schlüpfte, erschien mir seltsam. Ich konnte keine Übereinstimmung zwischen meinem inneren und meinem äußeren Selbst finden. Selbst in meinen vertrautesten Kleidern sah ich wie eine Fremde aus.

Letztendlich entschied ich mich für eine schwarze Hose, hochhackige schwarze Stiefel und ein schlichtes, unscheinbares Jackett; der Look der Anonymität, könnte man sagen, ohne bestimmten Typ oder Überzeugung.

Auf der Party hielt ich mich ungefähr eine Stunde lang sehr gut. Ich redete, ich hörte zu, ich lachte, aber mir war die ganze Zeit bewusst, dass ich mich selbst beobachtete. »Siehst du«, schien ich zu mir selbst zu sagen, »du kannst das. Du kannst am Leben teilnehmen. Du kannst reden und herumlaufen und dich als Sally ausgeben.«

Dann stand ich auf einmal einer Frau gegenüber, die ich nicht besonders gut kenne, mit der ich aber, zumindest beruflich, viel zu tun gehabt hatte. Wir unterhielten uns eine Weile, und dann sagte sie: »Geht es Ihnen gut?«

Ich bejahte.

Sie sagte: »Es ist nur, Sie wirken so nervös und erregt. Sie waren doch früher so ruhig.«

In diesem Stil redete sie noch eine Weile weiter, staunte über die charakterliche Veränderung in mir, bis ich gezwungen war, zuzugeben, dass ich an einer Depression erkrankt war. »Aber jetzt geht es Ihnen wieder gut«, sagte sie mit dem fröhlichen, wegwerfenden Ton von jemandem, der sich seine gute Laune nicht von irgendwelchem Gerede über Krankheiten verderben lassen will.

Das war der Augenblick, als ich begriff, dass es mir nicht gut ging, dass es mir alles andere als gut ging, und ich schließlich einen Freund bat, mich nach Hause zu fahren.

»Was ist denn los? Was ist passiert?«, fragte er immer wieder, während ich auf dem Weg zurück zu meiner Wohnung in einem fort zusammenhangslos schluchzte.

»Ich war doch früher«, wiederholte ich immer wieder. »Ich war doch früher ... Siehst du das denn nicht? Ich habe mich so bemüht, und ich konnte einfach nicht ich selbst sein. Ich werde nie wieder ich selbst sein. Ich werde nie wieder zu mir zurückfinden.«

Er war ebenso bestürzt wie ich, aber ich konnte sehen, dass er, sosehr er sich auch bemühte, keine Ahnung hatte, wovon ich redete.

»Du bist du«, sagte er immer wieder. »Natürlich bist du du. Du bist nur ein bisschen down, das ist alles.«

»Hätte dieses Ich denn früher eine Party vorzeitig verlassen und auf dem ganzen Weg nach Hause geweint, weil ich nicht mehr ich bin?«

»Nein. Ja. Ich weiß nicht«, sagte er seufzend, bevor er in ein verblüfftes Schweigen verfiel.

Später rief er mich an. »Geht es dir besser?«

Ich wollte sagen: »Besser als was?« Aber das tat ich nicht. Er wollte nur, dass ich glücklich war. Daher sagte ich: »Ja, danke. Es geht mir schon viel besser.« Und noch während ich das sagte, fragte ich mich, auf welche Weise ich mir am besten das Leben nehmen könnte.

Ich konnte es nicht ertragen, ich zu sein, oder vielmehr die Person, zu der ich geworden war, aber ich wusste nicht, wie ich es schaffen sollte, wieder ich selbst zu werden. Und das, denke ich, ist der Grund, weshalb sich manche Depressive das Leben nehmen und warum ihre Freunde und Angehörigen so fassungslos sind, wenn sie es tun. »Aber es schien ihm doch so viel besser zu gehen. Er hat doch selbst gesagt, es ginge ihm gut. Ich weiß ja, dass er depressiv war, aber es sah doch aus, als hätte er es überwunden. Er ist auf eine Party gegangen. Als wir das letzte Mal miteinander sprachen, sagte er, es ginge ihm besser.«

Wissen Sie, wir wollen, dass es uns besser geht, wir wollen wir selbst sein, und es ist nicht so, dass wir uns nicht genug bemüht haben, wenn wir scheitern. Aber wir scheitern eben doch, weil wir tief in einer Krankheit stecken. Und dieses Scheitern und dieser Kampf, das ist es, was uns in eine solch tiefe Verzweiflung stürzt, dass wir lieber gar nicht existieren würden.

Diese gläserne Wand, die uns vom Leben trennt, von uns selbst trennt, das ist das wirklich Erschreckende an der Depression. Es ist ein entsetzliches Gefühl unserer eigenen überwältigenden Realität, einer Realität, die, wie wir wissen, nichts mit der Realität zu tun hat, die wir einmal kannten. Und der wir, so glauben wir, niemals entkommen werden. Es ist, als würden wir in einem Paralleluniversum leben, aber einem Universum, das so leer von vertrauten Zeichen oder Leben ist, dass wir treibend sind, verloren.

Mitunter ist jemand imstande, die Hand durch diese Glaswand zu strecken und uns zurückzuholen. Sarah rief mich nach der Party an, um zu sehen, wie es mir ging. Ihr war mein plötzliches Verschwinden nicht entgangen. Ich erzählte ihr, was passiert war, von dem »Sie waren doch früher«.

Sie reagierte zornig, wütender, als ich sie je erlebt hatte. »Diese dämliche Tante. Wie konnte sie so etwas Idiotisches sagen. Sie weiß doch genau, wie krank du warst. Natürlich bist du im Augenblick nicht dieselbe. Ich kann nur sagen, *sie war doch früher* durchaus intelligent.«

Ich lachte. Es ging nicht so sehr um das, was Sarah sagte, sondern darum, dass sie verstand. Sie nahm meine Realität und führte sie mit ihrer eigenen zusammen. Und indem sie das tat, reichte sie mir die Hand zurück ins Leben.

Es gibt die Vorstellung, dass die Depression ein positives Ereignis ist, dass sie nicht unbedingt ein Zusammenbruch ist, sondern vielmehr ein Durchbruch zu einem freieren, weniger gebrochenen Gefühl des Selbst. Das ist zwar tröstlich, aber allzu oft ist es eine leichte, romantisierte Interpretation einer ursprünglichen Idee des Psychiaters R. D. Laing, der sagte: »Verrücktheit muss nicht unbedingt Zusammenbruch sein. Sie kann auch Durchbruch sein. Sie ist potenziell so sehr Befreiung und Erneuerung wie Versklavung und existenzieller Tod.«[23]

Ich denke, dass Laing recht hat, oder recht haben kann, aber es besteht die Gefahr, seine Idee falsch aufzufassen und zu glauben, dass eine ernste Depression nichts weiter ist als ein kurzes Zwischenspiel, eine knappe, scharfe Transformation, die uns durch einen Schock in einen neuen und positiven Zustand versetzt. Eine Sache von, sagen wir, ein paar schwierigen Monaten.

Diese Idee hat auch einen Anklang von Moral, eines »guten« oder »schlechten« Zustands, was uns sofort zu der Vorstellung zurückbringt, dass die Depression eine Art moralische Schwäche oder ein gefährlicher Charakterfehler ist.

Dieser Ansatz geht davon aus, dass wir gerade durch die Erfahrung einer schweren Depression irgendwie zu besseren Menschen werden, dass mit ihr jede Menge Mitgefühl, Weisheit, Freundlichkeit und allgemeine Selbstverbesserung einhergehen. Jeder Sieg hat seinen Preis, und das ist alles.

Diese Vorstellung ist noch schlimmer, wenn sie auf das Gebiet anderer psychischer oder emotionaler Krankheiten wie zum Beispiel Alkoholismus übertragen wird, wo der geheilte Alkoholiker manchmal als »reformierter« Alkoholiker bezeichnet wird, als müsse der Betreffende lediglich den Irrtum seines Verhaltens erkennen. Das passiert so oft, dass es bei der Bewegung der Genesenden einen Satz gibt, der lautet: »Wir sind keine schlechten Leute, die versuchen, gut zu sein; wir sind kranke Leute, die versuchen, gesund zu werden.«

Eine psychische Krankheit ist keine Frage von gut oder schlecht oder gar von vor und nach charakterlichen Veränderungen – wie jeder, der je an einer solchen Krankheit gelitten hat, weiß. Die Depression zwingt uns vielleicht, unsere Denkweise, unser Verhalten und unsere Identität selbst zu hinterfragen, aber es ist keine Transformation, die über Nacht passiert – oder eine, die zwangsläufig überhaupt passiert. Ebenso wenig kommt diese »potenzielle Befreiung«, die Laing schildert, ohne ihren eigenen Schmerz und ihre eigene Angst aus. Es dauert lange, sich zu ändern, manchmal ein Leben lang, und es erfordert intensive, harte Arbeit.

Ich weiß, das ist kein verlockender Gedanke in einer Kultur, die sofortige und augenblickliche Ergebnisse verlangt, aber es ist die Wahrheit. Jeder – ob Therapeut, Seelenklempner, Heiler oder Arzt –, der etwas anderes behauptet, ist entweder ein irregeleiteter Dummkopf oder ein Lügner. Jeder Einzelne von uns, der je krank gewesen ist, kennt den dringenden Wunsch, gesund zu werden, gleich hier, gleich jetzt. Niemand will das mehr als der Depressive, der in einem Zustand unerträglichen psychischen und emotionalen Schmerzes gefangen ist.

Laings Durchbruch kann tatsächlich passieren. Es kann nach der Depression zu einem »Gefühl der Erneuerung« kommen. Ich weiß, dass ich nicht mehr der Mensch bin, der ich einmal war. Ich bin nicht besser oder schlechter, aber ich bin wacher, bewusster, wenn Sie so wollen. Ich bin mir der Struktur meiner Tage bewusster, des Lichts und des Dunkels, das sie überschattet. Ich verschwende weniger Zeit mit Sorge, Angst, Wut, damit, Leuten zu gefallen, die ich nicht mag und die ich nicht mögen will. Ich verbringe mehr Zeit mit Leuten, die ich liebe, und mit den Dingen, die ich gern tue, wie zum Beispiel Lesen, Gärtnern, Herumhängen mit Freunden. Die Arbeit kommt jetzt erst an zweiter Stelle. Ich will damit nicht sagen, dass ich weniger hart arbeite, aber Erfolg oder sogar Scheitern haben die Bedeutung verloren, die sie einmal hatten. Wenn ich es vermassele, dann vermassele ich es eben. Ich versuche, mir vor Augen zu halten, dass ich, wie mir einmal jemand gesagt hat, »eine menschliche, keine perfekte Erfahrung« machen will.

Und ich habe gelernt, das Leben weniger persönlich zu nehmen. Das klingt seltsam, ich weiß, denn was ist mein Leben, wenn nicht persönlich? Na ja, zunächst einmal ist es einfach das Leben, und zu lernen, es auf eine neue Art oder neue Arten zu sehen, ist einer der Schlüssel, um sich der Depression nicht nur anzunähern, sondern sie auch in Schach zu halten.

Indem wir mit alten Gewohnheiten brechen (mit »altem Verhalten« oder »altem Denken«) und uns neue zu eigen machen, ändern wir unsere Denkweise. Und eine dieser alten Gewohnheiten könnte eine Art tief verwurzelter Zynismus sein, eine Weigerung, neue Dinge oder Ideen auszuprobieren, nur weil wir, zumindest von außen betrachtet, glauben, dass sie lächerlich oder peinlich oder beides sind.

Zynismus, oder ein verschlossener Geist, ist eine Zuflucht, die sich Depressive nicht erlauben können. Er könnte sogar der Grund sein, weshalb wir überhaupt erst dort gelandet sind. Bei meiner gänzlich subjektiven Betrachtung von dem, was Glück oder Freiheit von der Depression ausmachen, würde ich sagen, dass die absolut effektivste Angewohnheit ein offener und empfänglicher Geist ist.

KAPITEL 16

Die zweite Klapsmühle

Depression ist Melancholie abzüglich ihres Charmes.

Susan Sontag

Tom brachte mich in die psychiatrische Klinik. Ich meine nicht, dass er mich durch Liebe um den Verstand brachte, auch wenn das zum Teil zutrifft, sondern dass er mich in seinen Wagen gesetzt und für meinen zweiten Aufenthalt dorthin gefahren hat. Hier lernte ich Kate und Susie kennen, und Nigel, dessen Freundschaft sich als so außerordentlich wertvoll erweisen sollte.

Es war acht Monate her, seit ich die erste Klinik verlassen hatte. Diesmal bat ich meinen Psychiater, mich einzuweisen. Die Trostlosigkeit meiner Stimmung ließ einfach nicht nach. Ich litt körperliche Schmerzen, entweder waren es die Auswirkungen der Depression oder die Nebenwirkungen der Antidepressiva – oder vielleicht beides –, und ich litt emotional unter der dunklen Brutalität meiner Stimmung. Schmerzfrei war ich nur, wenn ich schlief, von Pillen fast bewusstlos oder betrunken war.

Inzwischen spielte ich, wie so viele Depressive, mit meinen Medikamenten. Die hohe Dosis Antidepressiva, die ich nahm, schien keine Wirkung zu haben, aber ich stellte fest, dass ich, wenn ich einen Tranquilizer (oder zwei, manchmal drei) zusammen mit einer Flasche Wein (ein guter französischer weißer Burgunder war meine bevorzugte Droge) zu mir nahm, zu einem Zustand relativen Friedens finden konnte. Ich maß den Wein genau ab und trank nie mehr als zwei Flaschen am Tag; viel, ich weiß, in jedem normalen Leben, aber mein Leben war nicht normal. Das war die Zeit, als meine Alkoholabhängigkeit ihren Anfang nahm. Ich trank nicht wegen des Geschmacks. Der Alkohol wurde mein Betäubungsmittel, das Einzige, was mir annähernd half, den grässlichen Würgegriff um meine Kehle zu lockern. Offen gestanden gefiel es mir, den ganzen Tag und jeden Tag leicht, aber ständig betrunken zu sein.

Ich stellte fest, dass eine stete Alkoholzufuhr, zusammen mit Valium oder Xanax – was immer mein Psychiater mir verschrieb –, langsam eingenommen, mir durch die Schwärze meiner Tage und in die Nacht hinein helfen konnte, bis ich eine Schlaftablette nahm und völliges Vergessen fand, zumindest für ein paar Stunden. Ich liebte meine Schlaftabletten; sie verhalfen mir zu den einzigen Augenblicken des Friedens, die ich in diesem quälenden Jahr finden konnte, in dem meine Depression am schlimmsten war.

Hätte jemand sie mir weggenommen (wie ein wohlmeinender Allgemeinarzt mir drohte) und mir diese wenigen Stunden der Bewusstlosigkeit geraubt (und mein Psychiater war zu schlau oder kannte meine Stimmung und meinen Charakter zu gut, um so etwas zu tun, auch wenn manch Geringerer es vielleicht versucht hätte), dann hätte ich mir mit Sicherheit das Leben genommen. Aber so waren sie mein Ticket zu psychischer Gesundheit – oder besser, zu der einzigen Art psychischer Gesundheit, die ich damals erreichen konnte. Wenn ich wusste, dass die Nacht mir süßes Vergessen schenken würde, dann konnte ich den Tag gerade noch überstehen.

Es war ein gutes System insofern, als ich wusste, dass es funktionierte. Aber es war auch ein schlechtes System, denn ich würde in nicht allzu ferner Zeit, vielleicht in ein paar Jahren, infolge der Mengen an Alkohol und verschreibungspflichtigen Medikamenten, die ich tagtäglich zu mir nahm, sterben. Ich sah meinem Tod mit grimmiger Zwiespältigkeit ins Auge. Wenn ich starb, dann hatte ich gewonnen – dann war ich frei von Schmerz. Aber wenn ich starb, dann hatte auch die Depression gewonnen – sie war die Ursache des Schmerzes, von dem ich frei sein wollte. Ich konnte mich nicht entscheiden, wen ich lieber als Sieger sehen wollte.

Ebenso wenig konnte ich das alles mit der Person in Einklang bringen, die ich einmal gewesen war, mit dem Leben, das ich einmal geliebt hatte und das mir jetzt wie ein schöner Traum erschien, den ich einmal geträumt hatte. Genau wie meine Tochter ein schöner Traum war, so blau und golden und unschuldig süß, dass ich höllische Angst hatte, ich würde sie allein schon dadurch, dass ich am Leben blieb, mit meiner Dunkelheit anstecken. Aber wenn ich starb, dann würde der Makel meines Todes ihr noch lange anhaften, nachdem ich physisch längst aufgehört hatte, zu existieren. Ich hatte genug gelesen, um die entsetzlichen Auswirkungen des Suizids eines Elternteils auf ein Kind zu verstehen und mir des erhöhten Risikos einer künftigen psychischen Störung bei Kindern, einschließlich einer Depression, völlig bewusst zu sein.

Das Letzte, was ich wollte, war, das Grauen dieser Krankheit meinem geliebten Kind zuzufügen.

Das Letzte, was ich wollte, war, am Leben zu bleiben.

Was sollte ich also tun?

In dieser Stimmung war ich, als ich auf meinem Sofa lag und die Ereignisse des 11. September auf dem winzigen Bildschirm meines tragbaren Fernsehers ablaufen sah. Ich fühlte nichts, weder Entsetzen noch Empörung. Es schien mir unvermeidlich, dass solche Dinge auf der Welt passierten. Mehr als alles andere war es dieser Mangel an moralischer Empörung und die Abwesenheit jeglichen Gefühls, was mich überzeugte, dass ich irgendetwas tun musste, um diesen entsetzlichen Griff, mit dem mich die Depression festhielt, zu lockern. Ich war so in meiner eigenen Welt verloren, dass ich keinerlei Mitleid oder Gefühle mehr für andere Leute hatte. Wenn der Anblick von Körpern, die aus einem brennenden Gebäude herunterfielen, mich nicht entsetzte, dann tat es mit Sicherheit die Abwesenheit jeglichen Gefühls.

Am nächsten Tag rief ich meinen Psychiater an und bat ihn, mich in die Klinik einzuweisen. Und ich bat Tom, zu mir zu kommen und zusammen mit mir zu warten, bis sie ein freies Zimmer für mich hatten – was nicht so leicht war, wie man vielleicht meinen könnte. Selbst private psychiatrische Kliniken haben schrecklich lange Wartelisten, was viel über die psychische Gesundheit dieser Nation aussagt.

An dieser Stelle ein Wort zu Tom. Wir sahen uns zum damaligen Zeitpunkt noch immer, auch wenn unsere Beziehung wechselhaft und aufgeladener war, als für uns beide angenehm oder auch nur erträglich war. Er hatte sich bereits von seiner Partnerin getrennt, die ein paar Monate zuvor hinter unsere Affäre gekommen und verständlicherweise wütend war, auch wenn ihre Beziehung zu Tom, wie sie selbst einräumte, schon seit Jahren tot war.

Ich hatte ein schlechtes Gewissen. Ich hatte sie betrogen, und ich war gequält von Schuld- und Schamgefühlen; Emotionen, an denen ich nichts ändern konnte, da ich in jeder Hinsicht im Unrecht war. Das änderte nichts an meinen Gefühlen für Tom; es machte sie nur noch komplizierter und unbequemer. Ebenso wenig bedeutete die Tatsache, dass wir nun beide frei waren, dass wir auch frei waren, eine feste Beziehung einzugehen oder einander in wahrer Liebe verbunden zu sein. Zu einer guten Beziehung gehört mehr als schlichte Verfügbarkeit.

Ich liebte ihn uneingeschränkt. Wenn es so etwas wie völlige, allumfassende Liebe für einen anderen Menschen gibt, der nicht unser Kind und kein Teil von uns ist, dann habe ich sie für Tom empfunden. Er war in jeder Hinsicht mein Vertrauter. Aber manchmal lässt uns die Liebe im Stich. Manchmal geht sie schief, selbst wenn sie absolut wahr ist, dann ist der Schmerz katastrophal. Und so war es bei Tom und mir. Es waren Kinder beteiligt, und er stellte seine Kinder – zu Recht – über alles andere, über sich selbst und über mich. Er hatte den Schmerz über einen Vater, der nie da war, selbst erfahren, und er war entschlossen, dass seine Kinder nicht auf dieselbe Weise leiden sollten. Sein Unglück und seine eigenen Gefühle, sagte er, spielten dabei keine Rolle. Und meine, demzufolge, auch nicht.

Aber starke Emotionen und Bedürfnisse haben die Angewohnheit, sich bemerkbar zu machen, selbst wenn jeder richtige und rationale Teil in uns sie wegschiebt. Es gibt flüchtige Momente, in denen wir glauben, wir könnten glücklich sein, in denen wir es uns gestatten, Hoffnung zu verspüren. Und dann, ebenso rasch, begreifen wir, dass wir uns geirrt haben, und die Enttäuschung über diese Hoffnung ist noch schrecklicher, als wenn es sie nie gegeben hätte.

Auf diese Weise (er kämpfte inzwischen ebenso hart um das Sorgerecht für seine Kinder wie ich mit der schweren Depression) schlugen wir uns durch jenes Jahr; ein absolut schreckliches Jahr, für uns beide. Wir liebten und wir stritten uns, wir waren nett zueinander und verletzten einander, kamen zusammen und trennten uns wieder. Wir konnten nicht zusammen sein, und wir konnten auch nicht ohne einander sein. Ich meine das nicht in irgendeinem großartigen romantischen Sinn. Es war nicht romantisch. Es war hässlich und zermürbend, und hinter alledem lag die Erkenntnis, dass wir uns liebten und irgendeine unerschütterliche Verbindung erkannten, aber es nicht schafften, sie in den Griff zu bekommen. Es gab kaum glückliche Momente. Es war, auf eine spezielle Art, die Hölle.

Diese zerstörerische Liebesaffäre hat meine Depression nicht verursacht, aber sie war insofern einer der Gründe, weshalb sie andauerte, da das ständige Neuerleben von Hoffnung, Verlust und tiefer Enttäuschung ein ausreichend guter Grund für eine Depression ist.

In diesem Jahr fühlte ich mich, als würde mein Herz immer wieder aufs Neue brechen. Unsere Unfähigkeit, das Chaos, das uns umgab, zu ordnen oder wenigstens anzunehmen, und die Wochen oder Monate, wenn Tom verschwand, physisch ebenso wie emotional, und sich in sein eigenes Elend zurückzog, all das schien sich in einem Teil von mir einzunisten, der ohnehin schon labil war. Vielleicht war es der Teil, in dem ich ein tiefes Gefühl von Verlassenheit verspürte, oder es bestärkte mich in meinem unerschütterlichen Glauben, dass die Leute, die ich am meisten liebe, nie auf mein Unglück reagieren werden. Zu dem Zeitpunkt war ich bereits zu krank, um die Hand nach ihm auszustrecken oder irgendetwas gegen den Schmerz zu unternehmen, an dem er so offensichtlich litt, daher fühlte ich mich nur noch hilfloser und hoffnungsloser als je zuvor.

Komplizierte Beziehungen können zwar unerträgliches Leid hervorrufen, aber in einer Liebesaffäre allein die Ursache für das Entstehen und Andauern einer Depression zu sehen, hieße, die Krankheit völlig falsch zu verstehen. Wenn eine schwere Depression sich erst einmal festgesetzt hat, lässt sie sich nicht mehr abschütteln, bis sie ihren Verlauf genommen hat oder dieser Verlauf durch eine entsprechende Behandlung abgewendet wurde. Es gab Zeiten, Wochen und sogar Monate, in denen ich dachte, Tom und ich wären zusammen, und zwar glücklich. Das hatte nicht die geringste Auswirkung auf die Schwere meiner Depression. Sie dauerte an, unermüdlich und unerbittlich. Sie besserte sich nicht, wenn Tom da war, und kehrte nicht plötzlich wieder, wenn er fortging. Meine Stimmung änderte sich vielleicht. Die Depression tat es nicht. Aber man würde ja auch von keiner anderen Krankheit erwarten, dass sie sich abhängig davon bessert, wer vor einem steht und wie glücklich er einen vielleicht macht.

Während wir auf ein freies Krankenzimmer warteten, lagen wir zu Hause auf meinem Bett, und Tom las mir aus dem Buch *Über die Freiheit* des Philosophen und politischen Ökonomen John Stuart Mill aus dem neunzehnten Jahrhundert vor; er schwärmte damals für ihn. Als Jugendliche, vehement gegen soziale Ungerechtigkeit und für die Rechte der Frauen kämpfend, hatte ich mich ebenfalls für John Stuart Mill begeistert, daher schien es mir richtig und vertraut, dass Tom mir seine Worte vorlas. Ich erinnere mich an den Klang seiner Stimme und meinen Kopf an seiner Brust und die Ironie, die mir nicht entging, die darin lag, Tom zuzuhören, wie er über Freiheit las, während ich auf einen Anruf aus der Klapsmühle wartete.

Diesmal wurde ich nicht einfach in der psychiatrischen Abteilung eines Allgemeinkrankenhauses behandelt, sondern in eine ausschließlich psychiatrische Klinik eingewiesen. Als der Anruf kam, luden wir ein paar Habseligkeiten in Toms alten VW Käfer und fuhren schweigend das kurze Stück zur Klinik. Tom trug meinen Koffer durch den eleganten Empfangsbereich und die schäbigen Korrido-

re, die dahinter lagen, und ich hörte das scharfe, metalli-
sche Zuschnappen der Sicherheitstüren, die hinter mir fest
einrasteten.

Wir standen in dem leeren Zimmer, das zumindest für
eine Weile mein Zuhause werden sollte. Darin befanden
sich ein Einzelbett mit einer grün-braun gestreiften Bettdecke, eine Art Sessel mit zerkratzten Armlehnen, der mit
abgewetztem grünen Nylon überzogen war, und ein Toi-
lettentisch aus billigem Furnierholz, der genau unter einem
Spiegel stand, dicht an die Wand geschoben. Das gekippte
Fenster war fest verriegelt und ließ kaum fünf Zentimeter
Luft durch.

Wir starrten uns an.

»Es könnte schlimmer sein«, sagte ich und meinte das
Zimmer.

Tom schüttelte entschieden den Kopf und wandte den
Blick ab, aber da hatte ich seine Miene schon gesehen und
wusste, dass es nicht so war. Es könnte unmöglich schlimmer sein. Ein Psychiater erschien, um eine erste Einschätzung an mir vorzunehmen, und ich sah durch Toms Augen
den schockierenden Ernst meiner Situation. Bis zu diesem Augenblick hatte ich nicht wirklich darüber nachgedacht, wo ich war und warum. Ich war in einer psychiatrischen Klinik, da ich nicht außerhalb von einer bleiben und,
in irgendeinem bedeutungsvollen Sinn, am Leben bleiben
konnte.

Tom ging wenig später.

Am ersten Abend kam Molly mich besuchen, in ihrer
Schuluniform. Dieses unschuldige graue Trägerkleid und
das rot-weiße Gingham-Hemd sahen unter den grellen Ne-
onröhren in den trostlosen grünen Klinikfluren so fehl am
Platz aus, dass ich sie, wenn ich die Energie und die Kraft

dafür gehabt hätte, auf der Stelle hochgerafft und zur Tür hinausgetragen hätte. Stattdessen lenkte ich uns beide ab, indem ich sie mit hinunter zur Kantine nahm, wo um sechs Uhr das Abendessen serviert wurde.

Ich hoffte auf Pizza oder Burger und Pommes frites, aber es gab nicht viel, was sie essen wollte, bis auf Brötchen mit Butter. Das Küchenpersonal schien besonders viel von Quorn zu halten, jenem kreideartigen vegetarischen Fleischersatz. Es gab Quorn-Curry, Quorn-Würstchen und Quorn-Kasserolle, und ich weiß noch, dass ich mich fragte, ob es vielleicht irgendeinen seltsamen Zusammenhang zwischen Fleischersatzprodukten und Geisteskrankheit gab.

Auf der anderen Seite des Raums, der in hellem Chintz gehalten war, mit weiß gestrichenen Bambusmöbeln, wie ein billiger Imbiss-Pub, diskutierte eine Tischrunde auf jene auffällige Weise über mich, die Leute an sich haben, wenn sie versuchen, diskret zu sein. Während ich Mollys Brötchen mit Butter bestrich, war ich in Versuchung, meine Diagnose, *schwere klinische Depression*, in dicken schwarzen Buchstaben auf eine Papierserviette zu schreiben und sie mir auf die Stirn zu kleben, zusammen mit einer Liste meiner Medikamente. Zu der Zeit war ich schon ein alter Hase, der wusste, dass es nur zwei Arten von Informationen gibt, die für Insassen einer psychiatrischen Klinik von leidenschaftlichem Interesse sind: »Weswegen bist du drin?«, war immer die erste Frage und trug ein wenig den Beigeschmack von Gefängnis und langen Haftstrafen, und dann: »Was haben sie dir gegeben?«.

Später kam ein Arzt (kein Psychiater) und nahm eine körperliche Routineuntersuchung an mir vor. Das ist üblich, denn in manchen Fällen hat die Depression eine körperliche Ursache. Außerdem neigen Depressive dazu, weniger gut auf sich zu achten, und leiden daher oft an Mangelernährung oder irgendeiner anderen Erkrankung, die ihren Zustand verschlimmern könnte. Viele von ihnen sind außerdem alkoholabhängig, mit den damit verbundenen körperlichen Schädigungen.

Während der Arzt seiner Arbeit nachging, fragte er mich, warum ich in der Klinik sei.

»Ich habe eine schwere Depression.«

»Und was, glauben Sie, ist der Grund dafür?«

Weil es mir Spaß macht? »Ich habe keine Ahnung.«

Ich war leicht verblüfft. Es ist nicht üblich, dass Ärzte psychiatrische Fragen stellen, nicht einmal in einer psychiatrischen Klinik. Aber dieser Arzt schien fest entschlossen, die Disziplinen zu vermischen.

»Irgendeine Ahnung müssen Sie doch haben.«

Ich murmelte irgendetwas von einer gescheiterten Ehe.

Er war mit seinem Gesicht sehr nah vor meinem, als er meinen Herzschlag mit seinem Stethoskop überprüfte und sagte: »Hassen Sie Männer?«

Im ersten Augenblick dachte ich, ich hätte mich verhört, daher bat ich ihn, die Frage zu wiederholen. Er sagte noch einmal denselben abgedroschenen Satz. Ich war so wütend, dass ich versucht war, ihn zu schlagen, aber ich wusste, was das für Konsequenzen in meiner Krankenakte haben würde. »Seien Sie kein gottverdammter Idiot«, sagte ich und brach in Tränen aus, eher aus Wut als aus irgendwelchen anderen Gründen.

Mit einer selbstgefälligen, wissenden Miene steckte er sein Stethoskop wieder ein.

Meine Mutter war in dem Moment anwesend, das einzige Mal, dass sie je da war, während ich in der Klinik war.

»Reg dich nicht auf«, flehte sie mich an, nachdem er gegangen war.

»Ich rege mich nicht auf«, sagte ich schluchzend. »Ich werde von jemand anders aufgeregt.«

Meine Mutter ging bald darauf.

Später fragte ich mich, ob der Arzt in Wirklichkeit vielleicht ein Patient war, der ein Stethoskop geklaut hatte.

Ich hatte insofern Glück, als ich imstande war, einigermaßen aktiv zu bleiben. Ich verspürte tiefe Verzweiflung, konnte weder essen noch lesen oder schlafen und war in Gedanken ständig mit Tod und Sterben beschäftigt, aber ich konnte immerhin aufstehen, mich anziehen, sprechen und spazieren gehen.

Gegenüber auf meinem Flur war eine Frau, die nichts von alledem konnte. Sie lag reglos da, den Kopf unter einer Decke, und ihr träger Körper formte einen länglichen Buckel, wie eine Düne aus schwerem, nassem Sand, die zu einem Einzelbett geformt ist. Ihre offene Tür, durch die man sie in ihrem entsetzlichen, reglosen Zustand sehen konnte, wurde Tag und Nacht von einer Schwester bewacht, die auf einem grauen Plastikstuhl saß, der quietschte, wenn sie sich bückte, um noch eine *Hello!*-Ausgabe von dem Zeitschriftenstapel zu ihren Füßen aufzuheben. In Gedanken war sie bei Posh und Becks, aber mit ihren Augen beim Suizid.

Ich erfuhr nie den Namen der Patientin. Ich wusste nur, dass sie alle paar Stunden das Bett verließ und sich mit donnernder Wucht gegen die Wände warf, sodass sie sich schlimme Prellungen zuzog und sich den Kopf an der Wand aufschlug. Danach hoben sie sie hoch und legten sie wieder ins Bett. Und so ging es in einem fort.

Suizidversuche in psychiatrischen Kliniken kommen, was kaum verwunderlich ist, häufig vor, und die Verzweiflung des Suizidgefährdeten ist im wahrsten Sinne des Wortes ergreifend. Das Besteck ist aus Plastik, ebenso die Tassen, um ernsthafte Verletzungen zu vermeiden (Porzellanscherben sind mit ihren scharfen Kanten als Waffe zu wirkungsvoll, um sie zuzulassen), aber das hält die Leute nicht davon ab, mit kaum gezackten Plastikmessern an ihren Handgelenken herumzusäbeln. Als ich dort war, tränkte eine Frau ihr Kopfkissen mit Wasser, legte sich dann in ein Vollbad und drückte sich das Kissen über den Kopf. Als die Schwestern sie fanden, war sie stark unterkühlt, und ihre Haut sah aus wie bei einer Dörrpflaume. Und sie war am Leben und untröstlich über diesen Gedanken. Eine andere stach sich mit einer Augenbrauenpinzette blutige Löcher in die Handgelenke. An den gläsernen Glühbirnen ließ sich nichts ändern, und die meisten von uns fragten sich, warum sie nicht öfter benutzt wurden, entweder als Klingen oder zermahlen und gegessen.

Die Klinik war in Etagen aufgeteilt, entsprechend den Erkrankungen der Patienten. Ich war im Erdgeschoss, bei den Depressiven – den »Trauerklößen«, wie wir genannt wurden – und denen, die an schweren Angststörungen litten, oder an beidem, da schwere Angst oft eine Begleiterscheinung der Depression ist. Auf der Etage über uns waren weitere Trauerklöße untergebracht, da die Depression die häufigste psychische Krankheit ist, und darüber war noch eine Etage mit den zwangseingewiesenen Patienten, die gegen ihren Willen untergebracht wurden, da sie zu krank, zu gewalttätig oder einfach nicht gewillt waren, sich freiwillig einweisen zu lassen. Auf der obersten Etage war die Entgiftungsstation für Alkoholiker und Drogenabhängige (»Alkis und Junkies«), die oft hinunter zu den Trauerklößen verlegt wurden, sobald sie entgiftet waren. Auf der anderen Straßenseite war die Station für Essstörungen, in der hauptsächlich junge Mädchen untergebracht waren, aber auch ein paar ältere Langzeit-Magersüchtige und -Bulimikerinnen.

Wir alle, mit Ausnahme der zwangseingewiesenen Patienten (den »Geschlossenen«, wie sie genannt wurden), aßen zusammen in der Kantine. Die meisten hockten entsprechend ihren Erkrankungen an Tischen beisammen, Trauerkloß neben Trauerkloß, Alki neben Junkie, und die Magersüchtigen neben einer Krankenschwester, die sie beim Essen beaufsichtigte. Die Gespräche kreisten immer um Medikamente (Depressive klingen, als hätten sie ganze medizinische Lehrbücher geschluckt) oder Therapien, wobei den Unzulänglichkeiten, echten oder eingebildeten, eines jeden Therapeuten besondere Aufmerksamkeit gewidmet wurde.

Es war, als würde man wieder in der Schule sein; die Therapeuten erhielten, wie damals die Lehrer, Spitznamen, von denen keiner schmeichelhaft war. Aber genau das passiert, wenn das Kräftegleichgewicht katastrophal gestört wird; wenn man außerstande ist, für sich selbst zu sorgen oder am Leben zu bleiben, und sich machtlos fühlt, es in einem erwachsenen Sinn zu tun, dann rutscht man leicht in die Rolle des Abhängigen.

Nicht lange nachdem ich eingewiesen worden war, vielleicht am zweiten Tag, wurde ich angesprochen, als ich mir einen Teller mit Essen nahm.

»Hallo«, sagte er in einem so bewusst vertrauten Ton, dass ich wie angewurzelt stehen blieb.

»Hallo«, erwiderte ich.

Er starrte zu mir hinunter. Er war sehr groß, mit schwarzen Locken, die den Großteil seines Gesichts verbargen.

»Ich kenne Sie.«

Das ist immer eine heikle Situation in einer psychiatrischen Klinik, vor allem, wenn der Betreffende dünn wie ein Skelett ist, in voller Ledermontur und mit lauter Piercings. Ich konnte mich nicht an ihn erinnern, aber andererseits war mein Gedächtnis damals auch nicht in Bestform. Kannte er mich tatsächlich, oder war ich nur ein Teil irgendeiner virtuellen Realität, die sich in seinem Kopf abspielte?

»Natürlich«, sagte ich, denn es erschien mir einfacher, ihm beizupflichten.

»Weshalb sind Sie drin?«

»Depression. Und Sie?«

»Drogen«, antwortete er, als hätte ich mir das doch denken können. »Sie wissen schon. Die alten Zeiten.«

Ich versuchte, ihn einzuordnen. Mode? Zeitschriften? Fleet Street? Nichts an ihm kam mir bekannt vor. Ich zuckte mit den Schultern. »Na ja, jetzt haben sie uns beide, auf die eine oder andere Weise.«

»Auf jeden Fall.« Er hob wohlwollend eine Hand. »Machen Sie's gut«, sagte er und entschwand.

»Wer war das denn?«, fragte Nigel.

»Ich hab keine Ahnung.«

»Hängst jetzt schon mit den Junkies rum, was?«, zog er mich auf.

»Nein, ich meine, ich habe wirklich keine Ahnung. Nicht die geringste. Aber er kennt mich. Oder er glaubt mich zu kennen.«

»Er ist Rockstar, Thin Lizzy«, sagte Nigel. »Oder er glaubt es zu sein.«

Wir stehen in einer Kopfsteingasse in London. Es ist halb elf Uhr abends, und ein leichter Nieselregen lässt die Gehsteige glänzen. Ich trage ein Nachthemd und ein Paar Flipflops. Nigel sagt, ich hätte ständig Flipflops getragen, meistens unpassend, sagt er, aber ich kann mich nicht erinnern. Sie waren mit funkelnden Steinchen verziert, und meine Zehennägel waren rot lackiert. An die lackierten Zehennägel kann ich mich erinnern. Ich war zu dem Zeitpunkt total auf meine Hände und Füße fixiert; ich dachte, wenn sie perfekt maniküt und lackiert seien, dann könnte ich noch immer den Anschein von Kontrolle erwecken. Ich ignorierte die Tatsache, dass ich die Dinge dazwischen nicht unter Kontrolle hatte. Ich hatte zwanzig Jahre lang beruflich mit Mode zu tun gehabt, aber ich hatte jede Verbindung zu mir selbst, jedes Verständnis von mir selbst so völlig verloren, dass ich nicht einmal mehr wusste, wie ich mich anziehen sollte. Sich anzuziehen erfordert eine Identität, die ich offenbar verloren oder zumindest verlegt hatte.

Während ich in meinen Flipflops im Regen in dieser Gasse stehe, begreife ich, dass die meisten von uns vor lauter Medikamenten durchgedreht sind. Das heißt, noch durchgedrehter als ohnehin schon. Unsere Medikamente werden uns immer um Punkt halb zehn verabreicht, mit anderen Worten: Wir haben unsere Dosis vor einer Stunde bekommen. In meinen Ohren summt es leise von den Schlaftabletten, die ich geschluckt habe. Höchstdosis – oder so ähnlich – hat die Schwester, die sie mir gegeben hat, zu mir gesagt.

»Jetzt werden Sie schön schlafen«, erklärte sie fröhlich.

Das war, bevor der Feueralarm losging und alle Patienten aus der Klinik auf die Seitenstraße hinausströmten. Manche von uns, die schlimmsten Fälle, mussten getragen werden, in Decken gewickelt.

Ein Mann sitzt im Rollstuhl, sein Kopf hängt schlaff herunter, Speichel läuft ihm über die Wange. Rings um ihn reden Leute aufgeregt, mit schrillen, sich überschlagenden Stimmen. Die meisten rauchen wie wild. Es sieht aus wie ein verrückter Rave, eine Lagerhaus-Pyjamaparty. Eine Phalanx von Krankenschwestern steht etwas weiter oben auf der Straße, die Arme verschränkt wie Türsteher, obwohl sie da sind, um zu verhindern, dass wir aus der Gasse herauskommen, nicht dass wir hineinkommen.

Eine Frau brüllt. Sie ist spindeldürr, mit durchsichtiger weißer Haut und wirrem roten Haar, und sie trägt ein zerschlissenes Spitzennegligé unter einer abgewetzten alten Lederjacke.

»Mein Scheißpsychiater hat mich scheiß zwangseingewiesen!«, brüllt sie, an niemand Bestimmtes gewandt. »Ich sag zu ihm: ›Was soll'n der Scheiß, Sie Scheißkerl? Ich bin doch nicht verrückt. Wie können Sie es wagen, mich zwangseinzuweisen? Wissen Sie nicht, wer ich bin? Einen Scheiß wissen Sie. Ich bin scheiß Janis Joplin, Sie Scheißkerl!‹«

Und dann beginnt sie zu singen, und ihre Stimme erhebt sich über das Heulen der Sirenen, als die Feuerwehr eintrifft. Für eine Joplin-Imitation ist sie gar nicht schlecht, aber alle ignorieren sie.

Eine Stimme sagt: »Sally?«

Ich drehe mich um. Eine Frau mit einem entzückenden Gesicht starrt mich an. Sie ist jung und hübsch, obwohl ihr Gesicht vom Alkohol aufgedunsen ist. Sie kann höchstens um die dreißig sein, und sie trägt ein Gap-Kapuzenshirt über einem gestreiften Herrenpyjama. Einen Augenblick lang kann ich sie nicht einordnen.

»Ich bin's«, sagt sie. »Lily.«

Ich kenne sie tatsächlich. Sie ist auch Autorin.

»Hallo«, sage ich. Ich frage sie nicht, wie es ihr geht. In der Klapsmühle lernt man, solche Fragen nicht zu stellen.

»Weshalb bist du drin?«, fragt sie.

»Depression. Du?«

»Ich bin bei den Alkis, oberste Etage. Sie bringen mich ab und zu hierher, damit ich trocken werde. Und danach fang ich einfach wieder von vorne an.« Sie schneidet eine Grimasse. »Ich mach alle verrückt. Hast du Geld dabei?«

Ich sehe auf mein Nachthemd und die Flipflops und meine leeren, bloßen Hände. Unter dem Neonlicht der Straßenlaternen sehen sie halb tot aus. »Nein.«

»Schade. Der Pub oben an der Straße hat noch offen. Wir könnten vor der Sperrstunde noch schnell eins zischen.«

Ein Mann hinter uns sprintet los, rennt laut jauchzend die Straße hoch. Die große Flucht. Die Phalanx der Schwestern rückt nervös zusammen.

»Der hat's kapiert«, sagt Lily, während sie ihm nachsieht, wie er auf den Pub zusteuert.

Auf halbem Weg die Straße hoch hält der Mann inne, die Arme weit ausgebreitet, und stößt dann wieder zu uns herunter wie ein geistesgestörter Vogel.

»Hast du Geld?«, fragt Lily ihn.

»Das ist der Hammer«, stößt er keuchend hervor. »Das musst du versuchen. Es ist wie *Freiheit!*«

»Hast du Geld dabei?«, wiederholt Lily.

»Dumme Kuh«, sagt er, und dann scheint alle Energie aus seinem spindeldürren Körper zu weichen, und er lässt sich auf den nassen Gehsteig fallen. »Glaubst du, sie lassen uns bald wieder rein?«, winselt er kläglich. »Ich bin so müde.«

Lily wendet sich abrupt ab und verschwindet in der Menge. Ich höre ihre Stimme hoch über dem Lärm: »Hat irgendwer Geld dabei?«

Das ist das letzte Mal, dass ich sie sehe. Zwei Jahre später höre ich von gemeinsamen Bekannten, dass sie tot ist, nach einer versehentlichen Überdosis, erschwert durch ein Übermaß an Alkohol. Ich bin traurig, aber nicht überrascht.

Ein Pfleger taucht auf, umrahmt in der erhellten Tür. »Alle Mann zurück ins Bett«, sagt er. »Ende der Aufregung.«

Wir schlurfen zurück in das Gebäude wie artige Schulkinder. Offenbar hat irgendein Verrückter sein Bett in Brand gesetzt. Oder einen Stapel Zeitschriften. Oder einen Brief, über den er sich geärgert hat. Die Geschichten variieren.

Es gibt noch zwei Feuerwehrübungen diese Woche. Beide aus gutem Grund.

Tom kommt mich jeden Abend nach der Sechs-Uhr-Mahlzeit besuchen. Wir legen uns auf das harte Einzelbett, die Arme umeinandergeschlungen. Ich küsse ihn, und er küsst mich, und dann weicht er ein Stück zurück.

»Zu seltsam«, sagt er. Wir liegen nebeneinander, ohne viel zu reden. Ich weiß nicht, was er denkt. Ich frage ihn nicht, und er sagt es nicht. Ich versuche, ihm von meinem Tag zu erzählen, von der Routine, in die wir allmählich gleiten, so leicht wie in ein heißes Bad. Es ist tröstlich, gesagt zu bekommen, wohin man gehen soll, was man tun soll und sogar, was man denken soll, wenn man nicht die Kraft hat, selbst Entscheidungen zu treffen. Aber es ist schwer, das jemandem zu erklären, dem noch immer der Geruch der Außenwelt anhaftet, klar und deutlich und herzzerreißend vertraut, daher lasse ich es bleiben.

Tom bleibt nie lange. Ich kann spüren, wie es ihn drängt, wieder zu gehen, schon wenn er kommt. Ich nehme ihm das nicht übel. Es ist kein Ort, um zu verweilen, es sei denn, man muss.

Ich habe angefangen, unter meinen Mitpatienten Freunde zu finden. Wir sind rund dreißig Depressive, aber obwohl ich in der Gruppe ihren Geschichten zuhöre, bleiben die meisten für mich so undurchschaubar, wie sie es vermutlich für sich selbst sind.

Einer, mit dem ich mich anfreunde, ist Andy, suizidgefährdet. Er wurde eingewiesen, nachdem er sich sechsmal ein Küchenmesser in den Bauch gerammt hat. Man fand ihn in den frühen Morgenstunden, unter einem Busch in einem öffentlichen Park, wo er leise vor sich hin verblutete. Er kann sich nicht erinnern, wie er dorthin gekommen ist und erst recht nicht, warum. Sie haben ihn ins Krankenhaus gebracht und seine Eingeweide wieder zusammengeflickt, und dann haben sie ihn hierher geschickt, um seinen Kopf untersuchen zu lassen. Sein Kopf ist kahl rasiert, oder vielleicht hat er auch einfach eine Glatze, und er hat einen Stiernacken und einen Bauch, der vermutlich, man kann es nur hoffen, ein paar der schwersten Stiche abgefedert hat.

»Hat es wehgetan?«, will ich wissen.

Er verdreht die Augen. »Natürlich, es hat verdammt wehgetan. Nur ein Irrer kann so etwas fragen.«

Trotz seines äußeren Erscheinungsbildes ist er ein sanfter Mann, Grafikdesigner von Beruf. Die Geschäfte laufen schlecht. Es ist ein gnadenloser Beruf, und Andy hat vor allem das Gefühl, dass er keine Gnade bekommen hat. Nicht nur in seiner Arbeit, sondern überall.

Er ist wissbegierig und findet leicht Freunde, ist fast zu entschlossen, sich beliebt zu machen, und nicht im Geringsten irritiert von seiner Umgebung. Er scheint sie vielmehr zu genießen. Manche Leute tun das. Nach der einsamen Hölle der Geisteskrankheit kann einem eine Klinik mit all ihren Regeln und Vorschriften wie eine sichere Zuflucht erscheinen.

Er ist keiner von den Rauchern, obwohl er mit ihnen herumhängt. Sie treffen sich vor meinem Zimmer, das genau am Ende des Korridors liegt, abgeschieden von den anderen. Dort gibt es einen Tisch, ein paar Stühle, zwei überquellende Aschenbecher und zu jeder Zeit drei oder vier Leute, die wie wild rauchen. Ich weiß nicht, wieso wir einen Raucherbereich brauchen, da wir auch alle auf unseren Zimmern rauchen dürfen. Ich begegne den Rauchern jedes Mal, wenn ich mein Zimmer verlasse, um mir in der kleinen

Küche am anderen Ende des Korridors eine Tasse Tee zu machen.

»Entschuldigung, Entschuldigung.« Kate rudert wild mit den Armen, um den Rauch zu vertreiben, aber sie erreicht nur, dass er durch die offene Tür genau in mein Zimmer zieht. Nicht dass es viel ändert. Mein Zimmer ist ohnehin schon völlig verqualmt.

Kate ist stämmig, laut und auffällig, mit dunklem Haar, dunkelblonden Strähnchen und haselnussbraunen Katzenaugen. Sie trägt Kapuzenshirts und Jogginghosen (»das Einzige, in das mein fetter Arsch passt«) und weiße Turnschuhe mit Neonstreifen. Und falsche Nägel (»die sind perfekt, die besten, ich sag dir, wo du sie dir machen lassen kannst, wenn du willst«) und jede Menge Schmuck. Sie arbeitet in der Werbung. Das scheint der falsche Job für jemanden mit einer lähmenden Angststörung zu sein. Nicht dass man ihr die jetzt anmerken würde.

»Du würdest den Menschen nicht wiedererkennen, als der sie hierhergekommen ist«, sagt Nigel später. »Sie hat kaum etwas gesagt, hatte die Arme immer um sich geschlungen und den Kopf tief gesenkt. Und sie trug diese unheimliche Brille, ganz schmal und streng. Wir hatten alle schreckliche Angst vor ihr.«

Kate lacht über irgendetwas, was Susie gesagt hat. »Dumme Kuh.« Die beiden sind unzertrennlich, verbunden durch ihre gemeinsame Diagnose einer schweren Angststörung. »Tut mir leid, das mit dem Rauchen«, sagt sie noch einmal und rudert erfolglos mit den Armen durch die Luft.

»Schon gut«, antworte ich. »Kein Problem.«

Andy sagt: »Wir feiern eine Party. Willst du ein Stück Geburtstagskuchen?«

Ich schüttele den Kopf. Ich habe stundenlang geweint. Ich bin nicht in der Stimmung, Leute zu sehen.

»Schlechter Tag?«, fragt Kate.

Ich schüttele noch einmal den Kopf, traue es mir nicht zu, etwas zu sagen, und beginne, den Korridor hinunterzugehen.

»Bis später!«, ruft Kate mir nach.

In der Gruppentherapie sehen wir uns wieder und widmen uns gemeinsam den Negativen Automatischen Gedanken. Das ist eines der Elemente der Kognitiven Verhaltenstherapie (KVT), der Therapieform, die in psychiatrischen Kliniken und beim staatlichen Gesundheitsdienst am häufigsten angewandt wird. Das hat zum Teil finanzielle Gründe, da man davon ausgeht, dass die KVT bereits nach zehn Sitzungen Wirkung zeigt, nicht erst nach den zehn oder mehr Jahren, die im Allgemeinen freudianisch ausgerichteten Analysen gewidmet werden.

Anders als die Analyse streift die KVT die Vergangenheit nur kurz und konzentriert sich stattdessen darauf, gegenwärtige Probleme zu lösen. Eines dieser Probleme, so glaubt man zumindest, ist die Tatsache, dass Depressive an einem starren negativen Denkmuster festhalten, was dazu führt, dass sie auf eine selbstzerstörerische Weise handeln. Die Hauptthese der KVT lautet, dass Gedanken Verhalten auslösen – daher ihr Name, *kognitiv*, wie in Gedanken, und *Verhaltens-*, wie in Handeln.

Sie besteht im Wesentlichen aus einer Reihe von Wiederholungsübungen, die darauf abzielen, diese negativen Denkmuster zu identifizieren und dann infrage zu stellen und durch neue Denk- und Verhaltensweisen zu ersetzen. Das Ganze ist als Übungskurs gedacht; mit einem Anfang, einer Mitte und einem Ende, was es ermöglicht, Ergebnisse empirisch zu bewerten; eine Eigenschaft, die keine andere Therapieform für sich in Anspruch nehmen kann (da eine Therapie von Natur aus unstrukturiert ist; man durchwandert die Kindheit, hält in der Jugend inne, kommt ins Erwachsenendasein und schlängelt sich wieder zurück zur Kindheit). Und da Kliniken und Gesundheitsdienste gern Ergebnisse oder Programme auf der Grundlage von Nachweisen sehen wollen und da die Therapie zeitlich begrenzt ist, ist sie zu der angesehensten und daher beliebtesten Therapieform im Angebot geworden. Bei vielen kommunalen Gesundheitsdiensten ist sie sogar die einzig verfügbare Therapieform.

Ihre größte Stärke liegt in der Behandlung von Angststörungen, die für die Art Logik, die die KVT nahelegt, empfänglicher sind als viele andere emotionale Störungen. Die meiste Angst beruht auf fehlerhaftem Denken oder unbegründeten Befürchtungen, und die KVT-Übungen können diese Befürchtungen infrage stellen und anschließend lösen, wenn sie konsequent angewandt werden. Und sie eignet sich hervorragend für die Behandlung von Phobien, die, wie ein Psychiater es ausdrückte, »in die Knie gezwungen werden müssen.«

Weniger gut, und das ist lediglich eine persönliche Einschätzung, eignet sie sich für die Behandlung einer schweren Depression oder zumindest einer Depression, die keine offensichtliche Einzelursache hat. Für den Fall einer reaktiven Depression, die, wie der Name schon andeutet, eine Depression ist, die durch eine Reaktion auf ein bestimmtes Ereignis ausgelöst wird, eignet sie sich oft besser. Aber in der Depression als Pathologie scheint sie lediglich imstande, auf dem harten Block gefrorener Gefühle oder dem Mangel an Gefühlen, charakterisiert durch das schwarze Loch, von dem so viele Betroffene sprechen, herumzuhacken.

Ein Teil der Strategie der KVT besteht darin, auf die absolute Überzeugung zu setzen, dass Emotionen nichts anderes als Gedanken in Aktion sind. Ein Gedanke löst eine

Emotion aus, und nicht umgekehrt. Ich bin mir nicht sicher, dass ich dem völlig zustimme. Manche Emotionen lassen sich nicht ausdrücken, sie sind ohne Worte oder Sprache. Sie scheinen irgendeinen primitiven, präverbalen Ursprung zu haben. Erinnerungen beruhen auf Sprache, um zu existieren, sie bilden eine Erzählung, eine fortdauernde Schleife, die durch unseren Kopf verläuft. Ohne Worte können Erinnerungen nicht existieren. Oder zumindest können wir über unseren Verstand keinen Zugang zu ihnen haben. Aber vielleicht können wir über unseren Körper Zugang zu ihnen haben, was eine Erklärung für die erstaunliche Körperlichkeit von Emotionen sein könnte – Magenkrämpfe, ein steifer Nacken.

Es kann aber durchaus sein, dass diese körperlichen Emotionen Erinnerungen sind, die zu einer Zeit verankert wurden, als wir Kleinkinder und präverbal waren, als es noch keine Worte gab. Das ist ein Teil der Denkweise, die in die analytische Therapie Eingang findet, und der Grund, warum sie sich so nachdrücklich auf die ersten beiden Lebensjahre konzentriert, um Zugang zum Unterbewussten oder Unbewussten zu bekommen. Heutzutage stellen Neurowissenschaftler immer öfter fest, dass diese frühen Denker und Gründer der analytischen Theorie vielleicht doch nicht so irregeleitet waren, wie moderne Ansichten gern behaupten. Das Gehirn ist nicht, wie einmal angenommen wurde, starr, sondern auf eine empfindliche Weise plastisch; das heißt, ein Missbrauch in den ersten Jahren oder sogar das Scheitern einer Mutter-Kind-Bindung kann dazu führen, dass bestimmte Bereiche des Gehirns nicht entwickelt werden oder sich anormal entwickeln. Unausgesprochene Emotionen können darüber hinaus eine posttraumatische Störung zum Teil erklären. Wenn Ereignisse allzu entsetzlich sind, um sie verbal zu äußern, oder allzu grauenhaft, um sie in die verbale Erzählung der Erinnerungen einzuweben, dann setzen sie sich im Körper fest und äußern sich in Zittern, Schweißausbrüchen und Flashbacks.

Ich weiß nicht, ob das stimmt, aber es klingt in gewisser Weise logisch. Ich habe den Eindruck, dass niemand die Genesis der Emotionen, ob steuerbar oder nicht, versteht, auch wenn Neurowissenschaftler in letzter Zeit immer größere Fortschritte dabei erzielen, die Funktionsweise des menschlichen Verstandes zu begreifen. Vielleicht werden wir in nicht allzu ferner Zukunft neue Therapieformen aufkommen sehen.

Doch im Augenblick sind unserem Verständnis noch enge Grenzen gesetzt, und daher sitze ich nun inmitten einer Gruppe von Leuten, um meine Negativen Automatischen Gedanken zu untersuchen.

Zuerst, sagt die Therapeutin, müssen wir uns sämtliche Imperative aus dem Kopf schlagen. Kein »müssen« oder »sollen« ist erlaubt. Solche Wörter sorgen dafür, dass wir im negativen Denken verhaftet bleiben. Daher werden wir angewiesen, »ich *muss* gesund werden« durch »ich *werde versuchen*, gesund zu werden« zu ersetzen.

Oder wie wär's damit: »Ich *sollte* meine Mutter lieben« durch »ich *werde versuchen*, mich besser mit meiner Mutter zu verstehen«.

Ich hebe die Hand.

Die Therapeutin lächelt aufmunternd. »Ja, Sally?«

»Wenn wir uns alle Imperative aus dem Kopf schlagen sollen, ist das dann nicht selbst ein Imperativ? Wir *dürfen nicht* in Imperativen sprechen. Wir *dürfen nicht* ›sollte‹ sagen.«

»Nein, eigentlich nicht, nicht in der Weise, in der wir sie benutzen.«

Ich werfe einen flüchtigen Blick auf Kate. Ein breites Grinsen zieht sich quer über ihr Gesicht. Sie riecht Ärger.

Ich sage: »In welcher Weise benutzen wir sie nicht?«

Ein winziges, verärgertes Stirnrunzeln zeichnet sich über den Augen der Therapeutin ab. »Wollen wir darüber vielleicht später sprechen, Sally?«

Ich zucke mit den Schultern. Ich versuche nicht, widerspenstig zu sein. Ich will eine Methode nur vollständig begreifen, bevor ich mich auf sie einlasse. Kate verdreht ausdrucksvoll die Augen, und nur für einen Moment erhasche ich einen Blick auf den Menschen, der sie ist. Sie ist das böse Mädchen, das immer in der letzten Reihe sitzt. Und ich bin die Nervensäge, die gern die Autorität infrage stellt. Beides ist, wie sich später zeigt, zutreffend.

Als Nächstes stellt uns die Therapeutin eine Aufgabe. Die KVT besteht hauptsächlich aus Aufgaben oder Übungen. Und es gibt Hausaufgaben oder schriftliche Arbeiten, von denen ich keine einzige erledige. Nicht weil ich glaube, dass die KVT reine Zeitverschwendung ist. Manchen Leuten hilft sie, und zwar sehr. Leuten wie Kate und Susie zum Beispiel hat sie wunderbar geholfen. Ich selbst war damals außerstande, zu lesen oder zu schreiben, daher war sie für mich kaum von Nutzen. Außerdem konnte ich mich nicht auf sie einlassen, zum Teil aufgrund der Logik, die sie vorschreibt, die mir allzu beschränkt und prosaisch erscheint. Sie geht davon aus, dass das Leben logisch ist, während all meine Beweise mir zeigen, dass es das nicht ist. Und sie geht davon aus, dass meine Gedanken oder mein Verstand logisch sind, was mit Sicherheit nicht der Fall ist.

Die Therapeutin bittet uns, uns etwas vorzustellen, eine Aktivität, die wir am meisten hassen. Ich habe zwei. Autofahren (wovor ich zehn Jahre lang eine voll entwickelte Phobie hatte) und öffentliches Reden. Beides sind Dinge, vor denen Angst zu haben mir völlig plausibel erscheint. Mit der einen Sache könnte man sich selbst oder jemand anders töten, was ein ausreichend guter Grund ist, es nicht zu mögen; die andere Sache zwingt uns, vor großen Menschenmengen allen Blicken ausgesetzt zu sein, eine Situation, die ich noch nie gemocht habe.

»Sally, was hassen Sie am meisten?«, fragt die Therapeutin.

»Öffentliches Reden. Lieber würde ich mir Reißzwecken über die Augen ziehen lassen.«

Sie zuckt leicht zusammen. »Interessante Wortwahl.«

»Aber anschaulich.«

»Was würde passieren, wenn ich Sie jetzt dazu zwingen würde?«

»Ich würde zittern. Meine Stimme würde beben. Meine Hände würden feucht werden. Ich könnte das Gefühl haben, gleich in Ohnmacht zu fallen.«

»Und das würde Ihnen Angst machen?«

»Ja, natürlich. Das sind alles körperliche Symptome von Angst.«

»Was genau macht Ihnen Angst?«

»Dass diese Dinge passieren könnten.«

»Und was würden die Leute von Ihnen denken?«

»Dass ich Angst habe.«

»Und warum ist das schlimm?«

»Wir alle vermeiden Angst. Niemand hat sie gern.«

»Würden Leute, die glauben, dass Sie Angst haben, Ihnen das Gefühl geben, weniger wert zu sein, ein schlechter Mensch zu sein?«

»Nein. Sie würden mir das Gefühl geben, ein ängstlicher Mensch zu sein.«

»Und Sie ziehen es vor, nicht auf diese Weise gesehen zu werden?«

»Natürlich.«

»Warum?«

»Weil es mich verletzlich macht.«

»Und Sie glauben, Verletzlichkeit ist etwas Schlechtes?«

»Nein, sie hat ihren Platz. Aber öffentliches Reden ist nicht ihr Platz.«

»Warum nicht?«

Ich versuche es, ich versuche es wirklich, und ich kann sehen, wohin sie mich führen will. Es ist nur so, dass ich nicht glaube, dass dieser Weg ans Ziel führt.

»In der Öffentlichkeit eine Rede zu halten erfordert Autorität, wenn man in irgendeiner Weise überzeugend sein will.«

»Und Sie glauben, dass Sie sie nicht haben?«

»Nein, ich glaube, dass ich Angst vor dem öffentlichen Reden habe. Das hat nichts mit Autorität zu tun. Es hat mit Angst vor anderen Leuten zu tun.«

»Warum haben Sie Angst vor anderen Leuten? Glauben Sie, dass sie Sie nicht mögen?«

»Nein, ich glaube, dass eine Menschenmenge Angst einflößend sein kann, weil sie unberechenbar ist.«

Sie versucht es anders. »Warum wäre es für Sie so schlimm, wenn Sie zittern und Ihre Hände feucht werden würden?«

»Es würde sich unangenehm anfühlen.«

»Würde es Ihnen das Gefühl geben, ein schlechter Mensch zu sein, wenn Sie so fühlen?«

»Nein, ich würde mich schlecht damit fühlen. Das ist ein Unterschied.«

Ich weiß, was sie von mir hören will, aber ich kann es einfach nicht sagen. Ich würde ihr gern aushelfen. Sie versucht mir zu helfen, meine automatischen negativen Gedanken infrage zu stellen. Sie glaubt, dass jeder Depressive im

Grunde seines Herzens ein Mensch ist, der sich für schlecht hält. Sie versucht, diesen negativen Glauben infrage zu stellen. Was vielleicht helfen würde, wenn ich mich tatsächlich für schlecht halten würde. Aber das tue ich nicht. Ich leide nicht an einem niedrigen Selbstwertgefühl. Ich leide an purer, entfremdender Verzweiflung. Das ist ein Unterschied, aber einer, der in der gruppentherapeutischen Praxis oder bei einem Nullachtfünfzehn-Ansatz wie der KVT allzu oft verwischt wird.

Sie fordert mich auf, ein Gedicht laut zu lesen, vor der Gruppe.

Ich tue es.

Sie klatscht aufgeregt in die Hände, wie ein Kind. Ihre Freude hat etwas Liebenswertes. »Aber das war ja wundervoll. Sie lesen so schön. Wie ging es Ihnen dabei?«

»Fürchterlich.«

Ihre Miene wird ernst, und einen Augenblick lang tut es mir leid. »Ich habe nicht gesagt, dass ich es nicht tun könnte«, erkläre ich. »Ich habe gesagt, dass ich es nicht gern tun würde.«

»Aber Sie können es. Gibt Ihnen das nicht das Gefühl, etwas geleistet zu haben, sich besser zu fühlen?«

»Nein.«

Später sagt Kate zu mir. »Du bist schwierig. Das gefällt mir.«

Ich sage, dass ich nicht versuche, schwierig zu sein. Ich versuche zu verstehen.

Sie umarmt mich. »Du denkst zu viel.«

Nigel ist, wenn das überhaupt geht, noch schlimmer als ich. In der Gruppe verscheucht er Worte wie Fliegen. Deshalb fällt er mir gleich beim ersten Treffen auf. Er trägt ein marineblaues Kapuzenshirt und eine schwarze Kampfhose, abgewetzt an den Rändern. Er kauert auf seinem Stuhl, die Arme verschränkt, die Beine übereinandergeschlagen. Ich kann sehen, wie er versucht, mit der Aufrichtigkeit teilzunehmen, die die KVT verlangt. Er kann es nicht, obwohl er es versucht, weitaus mehr versucht als ich. Nach einer Weile fangen wir an, herumzualbern, was keinem von uns besonders gut tut – zumindest nicht in irgendeinem therapeutischen Sinn. Wir amüsieren uns auf eine andere, ebenso therapeutische Weise, werden Verbündete und später Freunde.

Dann, eines Tages, sind wir nur zu dritt in einer Gruppensitzung. Ich, Nigel und ein Mann namens Michael, der wie wir an suizidaler Depression leidet.

Die Sitzung beginnt. Nigel und ich werfen, wie üblich, Ideen und Worte durch den Raum. Kernkonzepte, wie sie in der KVT genannt werden. Wir amüsieren uns. Michael sagt kaum ein Wort, obwohl wir ihn ermuntern, sich zu beteiligen.

Nach einer Weile fragt die Therapeutin: »Michael, wie fühlen Sie sich?«

Michael schüttelt den Kopf. »Ich fühle mich schlecht. Richtig schlecht. Ich verstehe das nicht, und ich kann Wörter nicht so benutzen wie die beiden. Ich weiß nicht genügend Wörter, oder Wörter wie die, die sie benutzen. Daher werde ich nur sagen, dass ich mich schlecht fühle.«

Nigel und ich sehen uns beschämt an. Michael hat recht. Wir sagen Michael, dass er recht hat, dass uns beiden nur langweilig ist oder dass wir versuchen, uns vor der eigentlichen, der zentralen Frage zu drücken – der Frage, weshalb wir hier sind. Nämlich, weil wir uns schlecht fühlen. Im Grunde sind keine anderen Worte nötig. Und dann fangen wir alle an zu reden, um wirklich zu sagen, wie wir uns fühlen. Jetzt fühlen wir uns alle besser.

Ich will die KVT nicht völlig von der Hand weisen. Sie hat durchaus ihren Zweck, vor allem den, dass sie uns beibringt, negative Gedanken infrage zu stellen und uns zu überlegen, warum sie überhaupt erst entstanden sind. Als Werkzeug ist sie hilfreich, aber Nachdenken ist nur ein Aspekt dessen, was uns depressiv macht, oder menschlich. Außerdem bin ich besorgt wegen der Versprechen, die uns gegeben werden, die KVT würde in einem zeitlich begrenzten Rahmen »helfen«, wir würden »geheilt« werden, und unsere destruktivsten Gedankenprozesse könnten binnen weniger Stunden verändert werden. Eine Genesung verläuft anders. Sie verläuft langsam und stolpernd; ein tiefes Verständnis von uns selbst und der Impulse und Emotionen, die uns steuern, kommt in Schüben. Andererseits sollte man die KVT nicht dafür verantwortlich machen. Das Erlernen der Fähigkeit, sich in der eigenen Haut wohlzufühlen, kann manchmal ein Leben lang dauern, falls sie überhaupt erlernt wird.

Die beste Therapie scheint für mich darin zu bestehen, dass wir verstanden werden oder unsere unkontrollierbarsten Emotionen mit einem anderen Menschen teilen. Die zentrale Vorstellung, dass wir alle unsere Schwächen, Fehler und verwundbaren Punkte haben, dass absolut niemand von schwierigen Gefühlen ausgenommen ist, das ist für mich die beruhigendste Therapieform und die beste und kostbarste Kommunikation von allen.

KAPITEL 17

Reisen durch die Therapie

Man muss sich selber lieben lernen –
also lehre ich –, mit einer heilen und gesunden
Liebe: dass man es bei sich selber aushalte
und nicht umherschweife.

Friedrich Nietzsche

Ich fühle mich einsam. Ich habe viele und gute Freunde, und ich fühle mich trotzdem einsam.

Ein Therapeut sagte einmal: »Wenn ich Sie ansehe, denke ich, Sie könnten der einsamste Mensch sein, der mir je begegnet ist.«

Ich war verblüfft. Das war vielleicht das einzig Interessante, was dieser Therapeut je zu mir gesagt hat, aber das war es nicht, was mich verblüffte oder meine Aufmerksamkeit erregte. Ich war verblüfft, da ich glaubte, es so gut zu verbergen. Damals steckte ich bis zum Hals in Depression und Sucht, die beide manchmal Krankheiten der Einsamkeit genannt werden. Daher war das vielleicht nicht überraschend. Überraschender war vielmehr, dass ich, ganz allgemein betrachtet, denke, dass er recht hatte. Ich bin mir häufig eines tief verwurzelten Gefühls von Einsamkeit bewusst. Es ist seit meiner Kindheit gegenwärtig, und ich weiß, dass ich damit nicht allein bin. Viele Depressive leiden darunter, aber es wird selten analysiert oder diskutiert, selbst in der

Gruppentherapie. Die KVT zum Beispiel würde versuchen, es infrage zu stellen, indem sie die Fakten konstatiert und sie benutzt, um die Vorstellung von Einsamkeit infrage zu stellen.

Fakt ist: Ich habe ein Kind, das ich sehr liebe; einen Mann, den ich sehr liebe; ein Haus; eine Katze; eine Familie, die mich liebt; viele Freunde; eine erfolgreiche Karriere. Meine Einsamkeit hat nichts mit der Realität zu tun. Sie ist vielmehr irgendeine existenzialistische Sehnsucht nach Bedeutung, nach Sinn oder Verbindung.

Als ich depressiv war, dachte ich, ich hätte den Grund für meine Einsamkeit gefunden. Ich dachte, natürlich fühle ich mich einsam. Ich fühle mich einsam, weil ich nicht funktionieren kann, zumindest nicht auf irgendeine effektive oder bedeutungsvolle Weise. Ist Funktion also das Gegenteil von Depression; bedeutet Funktion Leben? Oder ist es vielleicht die Bedeutung, die Leben gibt? Mein Kampf besteht nicht darin, herauszufinden, wie ich funktionieren soll, mein Kampf besteht darin, einen Sinn zu finden, warum ich funktionieren soll. Oder, anders ausgedrückt, herauszufinden, was der Sinn von mir ist. Vielleicht geht es genau darum bei der Depression. Es geht darum, dass man den Sinn von sich selbst verliert. Wenn das der Fall ist, wie entdeckt man ihn dann wieder? Vergessen Sie wiederentdecken. Wie entdeckt man ihn überhaupt erst?

Das sind meine Fragen, und die KVT beantwortet sie nicht besonders gut. Sie bringt mir vielleicht bei, wie ich glücklicher und effektiver funktionieren kann, aber nicht, was es überhaupt für einen Sinn hat, gut (oder schlecht) zu funktionieren. Vielleicht hat es gar keinen Sinn? Vielleicht gibt es nur die Akzeptanz, dass es keinen Sinn hat. Vielleicht ist das der Sinn. Vielleicht sind unsere Erwartungen einfach zu hochgeschraubt, und Freud hatte recht, als er sagte: »Es ist viel damit gewonnen, wenn es uns gelingt, Ihr hysterisches Elend in allgemeines Unglücklichsein zu verwandeln.«

Die Vorstellung von Hysterie, angewandt auf Geisteskrankheit, hat mir immer missfallen, vielleicht aufgrund ihres modernen Beigeschmacks von Übertreibung. Auch Freud hat mir im Grunde immer missfallen, wenn auch nicht als Denker. Manche seiner Gedanken sind gut. Was mir an ihm missfällt, das ist sein Erbe, die eiskalte Praxis der psychoanalytischen Psychotherapie, aber vielleicht sollte man ihm das nicht zum Vorwurf machen.

Vielleicht war es anders, in Wien auf der Couch des großen Mannes zu liegen, als in Nordlondon in einem kahlen Zimmer auf einem glänzenden grünen Sofa zu sitzen. Vielleicht hätte er auf eine onkelhafte Art gelächelt oder etwas persönlichen Charme oder Magnetismus verströmt. Vielleicht hätte er »Hallo« gesagt, als ich das Zimmer betrat, anstatt mir ein eisiges kleines Nicken zu schenken oder mir ein Gesicht zu zeigen, aus dem jeder Ausdruck so gründlich gelöscht war, dass ich das Gefühl hatte, durch die falsche Tür gegangen zu sein.

Das ist das moderne Gesicht der Analyse, das die meisten Leute für eine Therapie halten. Ich gehörte dazu. Bevor ich die außergewöhnlichen, lebensverbessernden Vorzüge einer guten Therapie (oder einer Therapie, die gut für mich war) endlich verstand, stolperte ich durch, oder vielleicht sollte ich sagen, vorbei an vier verschiedenen Therapeuten, die alle nach der psychoanalytischen Schule praktizierten. Eine ließ mich fünf Minuten im Regen stehen, weil ich zu früh gekommen war. Sie reagierte nicht auf die Türklingel, obwohl sie da war und – nach allem, was ich sehen konnte – mit nichts beschäftigt war. Als sie mich schließlich hereinließ, bot sie mir weder einen heißen Kaffee noch ein Handtuch an. Ein solcher Hauch schlichter Menschlichkeit beeinträchtigt angeblich nur den therapeutischen Prozess.

In der psychoanalytischen Kultur gilt ein solches Verhalten als normal. Der Analytiker verhält sich wie ein weißer Bildschirm. Er zieht aus Ihrer Reaktion Rückschlüsse auf die Hauptbereiche Ihres emotionalen Schadens. Nun, ich konnte schon zu meinen besten Zeiten nicht gut mit Situationen umgehen, in denen ich auf Schweigen stoße. Noch schlechter ergeht es mir, wenn von mir erwartet wird, mein verwundetes Herz auf jemandes Sofa auszuschütten.

Ich kenne Leute, die jahrelang zu einem Therapeuten gegangen sind, ohne offensichtlichen Nutzen. Das liegt zum Teil daran, dass sie nicht wissen, was eine Therapie wirklich ist, oder den Unterschied zwischen guter und schlechter Therapie nicht kennen. Ebenso wenig wissen sie, dass sie die Wahl haben. Apathie, Angst, Resignation und unangebrachte gute Manieren sorgen dafür, dass viele Leute einer schlechten Therapie verhaftet bleiben.

Genauso verhält es sich mit dem Schmerz. Wir wollen geheilt werden, und wir wissen nicht, wie wir es selbst anstellen sollen. Selbstregulierung widerspricht der Kultur, in der wir leben, in der wir all unsere Macht und Verantwortung an Fachleute abgeben sollen. Die meisten von uns wissen so wenig über Therapie, dass wir es nicht wagen, sie infrage zu stellen. Ehrlich gesagt wissen wir nicht einmal, was wir infrage stellen sollten. Daher gibt es nur wenige andere Dienstleistungsindustrien (und die Therapie ist eine davon, täuschen Sie sich nicht), in denen wir so bereitwillig für kaum nennenswerte Ergebnisse Geld hinblättern. Das liegt zum Teil an dem pseudowissenschaftlichen, medizinischen Mäntelchen, in das die Therapie gehüllt ist, aber noch mehr hängt es mit dem Stigma zusammen, das psychischen Störungen anhaftet und das verhindert, dass sie und ihre erfolgreiche Behandlung entschieden oder klar diskutiert werden.

Ich wurde einmal von einer Bekannten wütend dafür zurechtgewiesen, dass ich erwähnte, ein gemeinsamer Freund sei in Therapie. Dieser Freund redet selbst völlig offen darüber, aber mir wurde gesagt, solche Dinge sollten nicht vor anderen Leuten erwähnt werden. Ich entgegnete, wenn er Krebs hätte, sollte dann auch nicht erwähnt werden, dass er einen Onkologen aufsuchte? Nein, das war in Ordnung. Offenbar macht es einen Unterschied, ob man Hilfe für seine körperliche oder für seine emotionale Gesundheit sucht oder auch nur darüber redet.

Selbst die Grundzüge werden kaum verstanden. Wenn ich zu der Zeit, als ich krank war, je erwähnte, dass ich sowohl zu einem Psychotherapeuten als auch zu einem Psychiater ging, blickten die Leute im Allgemeinen verwirrt. Warum denn beides? Weil mein Psychiater die Menge an chemischen Substanzen in meinem Kopf überwachte und meine Medikamente entsprechend einstellte, während mein Therapeut die Menge an Leiden in meinem Kopf überwachte und meine Therapie entsprechend einstellte. Im einen Fall ist es eine Heilung durch Medikamente, im anderen eine Heilung durch Reden. Therapeuten dürfen, da sie keine medizinische Ausbildung haben, keine Medikamente verschreiben. Psychiater dürfen zwar reden, aber da die meisten den menschlichen Verstand auf einem relativ hohen empirischen Niveau betrachten, würde ich nur wenige von ihnen als Berater in Herzensangelegenheiten empfehlen.

Dann ist da der Begleitjargon – Leugnen, Widerstand, Übertragung, Projektion, Grenzen, Probleme, Kernüberzeugungen –, mit dem sich der Durchschnittsmensch leicht wie ein Fremder in einem noch fremderen Land vorkommen kann.

Hinzu kommen die persönlichen Probleme. In einer der psychiatrischen Kliniken setzte der leitende Therapeut mich ständig herab, sagte mir, ich sei zu schlau, zu intellektuell, ich würde ausgefeilte Wörter wie eine Rüstung benutzen. Ich bin Autorin, sagte ich, das ist mein Beruf. Mein Kopf ist ständig voller Wörter. Er ließ nicht locker. Letztendlich hörte ich auf zu reden, zog mich immer weiter in mich selbst zurück. Mein Gefühl von Einsamkeit und Isolation nahm zu. Als Kind wurde ich schikaniert, wenn ich zeigte, wie schlau ich war. Als ich das erwähnte und ihm sagte, er würde mir das Gefühl geben, eher noch mehr zurückgewiesen zu werden anstatt weniger, war seine Antwort, er würde »meinen intellektuellen Widerstand brechen, damit ich die Gefühle wirklich fühlen könnte«.

Ich verstand seine Methode, aber nicht sein Benehmen. Viele von uns sind imstande, sich mit dem Kopf über das Herz hinwegzusetzen, Gefühle zu leugnen, die uns buchstäblich krank machen können. Und ich wusste, dass es bei ihm etwas Persönliches war. Er fühlte sich selbst nicht schlau genug; er überspielte seine eigenen Unsicherheiten, indem er die Leute heruntermachte, von denen er glaubte, sie könnten seine Autorität infrage stellen. Und das therapeutische Umfeld, das voller zerbrechlicher Seelen ist, gab ihm die uneingeschränkte Erlaubnis dazu. Jeder, der glaubt, dass jeder Therapeut seine eigenen Vorurteile und Neurosen an der Tür überprüft, bevor er ein Zimmer betritt, sollte sich mal gründlich untersuchen lassen. Die besten tun es, aber manche eben nicht.

Dann gibt es auch noch die Pillen-oder-Reden-Debatte. Ein Therapeut sagte zu mir, ohne Medikamente könnte ich vielleicht gesund werden, aber ohne Therapie niemals. Ein anderer stand meinen Antidepressiva grundsätzlich ablehnend gegenüber und behauptete, chemische Substanzen

277

würden den Schmerz nur überdecken, sodass die eigentlichen Probleme, die der Depression zugrunde lägen, nie angegangen würden.

Diese Einstellung ist völlig unverantwortlich. Wenn man einem gesunden Menschen Antidepressiva gibt, dann haben sie keine andere Wirkung als die durch das Medikament verursachten Nebenwirkungen. Antidepressiva überdecken oder entfernen keinen Schmerz – das ist die Disney-Version –, sie rücken das Gehirn nur in gewisser Weise wieder ins Blickfeld. Ohne dieses Blickfeld ist es unmöglich, sich überhaupt auf eine Therapie einzulassen. Unter den Therapeuten selbst herrschen in diesem Punkt oft durchaus heftige Meinungsverschiedenheiten. Viele schwören auf Medikamente als notwendigen Teil des Heilungsprozesses, andere schwören auf eine ganze Reihe spiritueller Praktiken wie zum Beispiel Meditation, Yoga oder ein Zwölf-Schritte-Programm – worüber sich wieder eine andere Richtung lustig macht. Ein KVT-Therapeut könnte die psychoanalytische Psychotherapie rundheraus ablehnen und die Form als überholt, kostspielig und zeitaufwändig ansehen. Noch mehr Fachleute verurteilen die KVT als kurzzeitige Intervention oder vorläufiges Heftpflaster. Kein Wunder, dass es dem Durchschnittsmenschen schwerfällt, aus alledem schlau zu werden. Ich habe es versucht, ich habe es wirklich versucht. Als es mir am schlechtesten ging und ich mitten in meiner schweren Depression steckte, bin ich über ein Jahr lang zweimal die Woche gewissenhaft zur Therapie gegangen, um die Ursachen und Gründe für mein Unglück zu analysieren. Mir wurde gesagt, andernfalls könne ich nicht gesund werden.

Ich bekam von meinem Psychiater eine Therapeutin zugewiesen. Nennen wir sie Margaret. Sie war stämmig, hatte langes dunkles Haar und eine Vorliebe für bunte, bauschige Röcke, Kittelkleider und Schals. Sie hatte eine gewisse schüchterne Eitelkeit an sich; vor mir saß eine Frau, die sich in ihrer eigenen Haut nicht wohlfühlte. Warum, fragte ich mich, glaubte sie dann, sie könnte mir helfen, mich in meiner wohlzufühlen? Aber sie war freundlich und wohlmeinend, entschlossen, Gutes zu tun und ihren Patienten zu helfen, und sie hatte eine mütterliche, tröstliche Art an sich. Sie war intelligent und belesen in ihrem Fachgebiet, auch wenn ihr Verstand weder originell noch überraschend war. Sie sorgte sich um mich und mein Leiden.

Ich konnte sie nicht ausstehen.

Ich ging jeden Montag und jeden Donnerstag zu ihr, nicht aus Vergnügen oder gar Pflichtgefühl, sondern aus purer Verzweiflung. Ich wusste, dass ich mich einer Therapie unterziehen musste, um gesund zu werden. So viel hatte man mir klar und deutlich zu verstehen gegeben. Die beste Behandlung einer Depression besteht aus Medikamenten und Therapie, in Kombination. Aber niemand sagte mir, welche Therapie genau mir helfen könnte. Es hieß einfach »Therapie«, genau wie ein Therapeut einfach nur ein Therapeut ist, jemand, der eine bestimmte Kunst oder Disziplin ausübt, nicht ein anderer Mensch, auf den man sich vielleicht einlassen würde – oder auch nicht.

Und da ich mir keinen anderen Rat wusste und zu der Zeit auch nicht fähig war, eine rationale Entscheidung zu treffen, da ich keinen nennenswerten Verstand besaß, ging ich immer wieder zu ihr, eine schmerzliche Woche nach der anderen. Die Kosten gingen in die Tausende von Pfund. Das ist mir egal. Geld ist dazu da, ausgegeben zu werden, oder verschwendet. Zeit nicht. Zeit kann ich nicht zurückbekommen. Das ist mir nicht egal.

»Wir müssen versuchen«, sagte Margaret so gern, »Sie zusammenzuhalten. Mit anderen Worten, wir müssen versuchen, den Schmerz zusammenzuhalten, der Sie zu erdrücken droht, Sie so schlimm zu überwältigen droht, dass Sie ihn nicht länger ertragen können und sich das Leben nehmen wollen. Fühlen Sie sich jetzt mehr zusammengehalten?«, fragte sie dementsprechend oft am Ende einer Sitzung mit erwartungsvoll leuchtenden Augen.

»Ja«, sagte ich dann immer, obwohl das für mich kein endgültiger Standpunkt war. Ich fühlte mich vielleicht weniger zusammengehalten oder mehr zusammengehalten, aber ich fühlte nicht ein einziges Mal den Trost der Geborgenheit, die dieses Wort beinhaltete.

Es war auch nicht hilfreich, dass ich den Prozess verabscheute. Es ärgerte und quälte mich, und schließlich benahm ich mich einfach so fürchterlich, dass Margaret ihre Sitzungen mit mir ebenso abgrundtief gehasst haben muss wie ich. Die meiste Zeit war ich wütend, irritiert von einer Methodologie, die in meinen Augen völlig unlogisch war.

Das Beziehungsmodell, auf dem Margaret ständig herumritt, trieb mich buchstäblich in den Wahnsinn. »Was denn für eine Beziehung?«, fragte ich sie jede Woche. Ich wusste nichts über sie. Wir führten keinen Dialog. Sie weigerte sich, auch nur eine meiner Fragen zu beantworten. Wie konnten wir dann eine Beziehung haben? Dieser unpersönliche Ansatz gestattet es dem Therapeuten, nach der analytischen Tradition, angeblich, die emotionalen Reaktionen des Patienten abzuschätzen und auf sie einzugehen. Das Beziehungsmodell heißt nichts weiter, als dass der Therapeut aus der »Beziehung im Raum« (der Art, wie der Patient während einer Sitzung auf einen Therapeuten reagiert) eine direkte Interpretation seines Verhaltens in der Welt ableitet. Wenn mein Verhalten in diesem Raum in irgendeinem Bezug zu meinem Verhalten in der Welt stand, dann hätte

Margaret wohl annehmen müssen, dass ich eine Verrückte war, die dazu neigte, unschuldige Fremde anzubrüllen.

»Was denn für eine Beziehung?«, fragte ich immer wieder. »Wir haben keine Beziehung. Ich weiß nichts über Sie. Sie wissen alles über mich. Das Kräftegleichgewicht ist völlig unausgewogen. Wie kann das denn die Basis für eine Beziehung sein?«

»Regt es Sie auf«, fragte sie, »wenn Sie wütend auf mich werden?«

»Nein. Dafür bezahle ich Sie. Regt es Sie auf, wenn ich wütend auf Sie werde?«

Sie gab mir keine Antwort.

Das Wenige, was ich über sie wusste – und das meiste davon erfuhr ich über die Körpersprache, Eigenheiten, Kleidung und all die anderen stillen Methoden der Kommunikation – brachte mich zu der Überzeugung, dass wir, abgesehen von meiner Krankheit, absolut nichts gemeinsam hatten. Fast nichts, was sie sagte, interessierte mich oder ließ mich auch nur kurz genug aufhorchen, um mich glauben zu lassen, dass sie vielleicht eine bemerkenswert bessere Einstellung zum Leben hatte. Hätte ich sie unter normalen Umständen kennengelernt, in einer Beziehung außerhalb dieses Raums, hätte ich ihr absolut nichts zu sagen gehabt.

Dennoch ging ich weiterhin zu ihr, weil ich glaubte, es würde mir helfen, gesund zu werden. Ich dachte, sie sei speziell für psychische Erkrankungen ausgebildet und ich nicht. Ich ging zu ihr, weil ich nicht wusste, was ich sonst tun sollte.

Erst später begriff ich, dass uns eine Therapie nicht so fremd oder so kalt vorkommen muss und dass ein Therapeut nur ein weiterer Experte ist, den wir konsultieren, wenn wir krank sind. Und den wir, genau wie jeden anderen Experten, verlassen, wenn wir mit den Ergebnissen nicht zufrieden sind. Als Depressive bin ich weder an Mitleid noch an Theorie interessiert. Ich bin nur daran interessiert, gesund zu werden. Und das sollte in meinen Augen die einzige und goldene Regel sein. Wenn Sie einen Therapeuten nicht mögen, wenn Sie keine Ergebnisse bekommen, dann gehen Sie. Suchen Sie sich einen anderen.

Ich weiß, dass das jemandem, der mitten in einer schweren Depression steckt, unerträglich schwer erscheinen mag, aber ich kann Sie gar nicht genug drängen, Freunde oder Angehörige zu bitten, Ihnen zu helfen. Die besten Therapeuten findet man im Allgemeinen über eine persönliche Empfehlung, daher lohnt es sich, jeden zu fragen, der Ihnen einfällt. Das setzt natürlich voraus, dass Sie offen mit Ihrer Krankheit umgehen, aber der Versuch, gesund zu werden, ist keine Schande. Wenn Sie nach einem anderen Spezialisten suchen würden, wäre es auch nur natürlich, herumzufragen. Warum sollte es bei einer Therapie anders sein? Versuchen Sie es, bis Sie jemanden finden, bei dem Sie sich wohlfühlen und der Ihnen nach einer Sitzung zumindest eine kurze Verschnaufpause gestattet.

Ich hatte keine Verschnaufpause.

Eines Tages hörte ich, ohne dass es meine Absicht war, einfach mit der Therapie auf.

Ich war erst seit ein paar Minuten im Raum gewesen.

»Wie fühlen Sie sich?«, fragte Margaret.

»Schrecklich.«

»Was glauben Sie, warum das so ist?«

Ich behauptete, meine Periode sei fällig, daher sei es hormonell bedingt, ich sei gereizt und körperlich erschöpft. Und ich hatte mit dem Trinken aufgehört, nachdem mir klar geworden war, dass mein Alkoholkonsum allmählich gefährliche Ausmaße annahm. Ich war dabei, mich zu entgiften, einen Alkoholentzug zu machen, und in Anbetracht der Mengen, die ich getrunken hatte, fühlte ich mich sehr schlecht.

»Aber was steckt hinter alledem?«, fragte sie.

»Es steckt nichts dahinter«, erwiderte ich gereizt. »Ich habe Ihnen doch eben gesagt, dass es hormonell bedingt ist und ich auf Entzug bin. Ich fühle mich beschissen. Das ist alles.«

»Aber was steckt dahinter?«, fragte sie noch einmal.

Anfangs dachte ich, sie würde einen Witz machen. Doch dann begriff ich, dass sie es ernst meinte. Entsprechend ihrer Ausbildung in Psychoanalyse konnte oder sollte nichts für bare Münze genommen oder gar als vernünftig angesehen werden. Da wusste ich, dass ich keinen Augenblick länger in diesem Raum bleiben konnte. Dass es, wenn ich schon verrückt war, noch verrückter war, zwei völlig einleuchtende physiologische Gründe zu ignorieren. Daher stand ich auf und sagte: »Es tut mir leid, ich kann das nicht länger machen.« Dann ging ich einfach.

Ihre Stimme folgte mir die Treppe hinunter. »Sally? Sally? Wohin gehen Sie?«

Ich gab keine Antwort. Ich ging einfach weiter. Ich hatte das Gefühl, frei zu sein, alles im Griff zu haben, zum ersten Mal, seit ich depressiv geworden war.

Später rief sie mich an. »Was sollte das denn alles?«

Ich hatte keine Lust, Ausreden vorzubringen und sagte, was in meinen Augen voll und ganz der Wahrheit entsprach: »Ich hasse es. Ich will das keine Minute länger machen.«

»Dann lassen Sie es eben«, war ihr Kommentar.

Ich gab die Therapie für ein Jahr auf. Ich gab sie nicht nur auf, ich stand allein schon der Idee ablehnend gegenüber. Ich verabscheute sie, dachte, sie sei den Gutmenschen mittleren Alters und mittleren Verstandes aus der Mittelschicht vorbehalten, von denen die meisten selbst eine persönliche Krise durchgemacht hatten, was sie mit ein bisschen Ausbildung dafür qualifizierte, die Schmerzen anderer Leute zu richten.

Ich glaube immer noch, dass das zum Teil stimmt. Jeder x-Beliebige kann sich schließlich als Therapeut niederlassen, und nicht selten tut es auch ein x-Beliebiger. Therapien sollten einer weitaus stärkeren Regulierung unterliegen. Das Fehlen von entsprechenden Vorschriften ist gefährlich und symptomatisch für die Kurzsichtigkeit, mit der wir als Gesellschaft jegliche Form von Geisteskrankheit betrachten. Wir wissen so wenig über die Funktionsweise des Verstandes, dass wir davon ausgehen, dass jeder, der sie, wenn auch noch so flüchtig, studiert hat, immer die passende Antwort parat hat. Das stimmt einfach nicht.

In einer guten Therapie geht es um Verbindung – darum, jemandem zu helfen, wieder Verbindung zum Leben aufzunehmen. Dies ist ein solch seltenes Gut innerhalb der menschlichen Rasse, dass es absolut keinen Grund zu der Annahme gibt, Therapeuten hätten es für sich gepachtet. Ein guter Therapeut ist sowohl ein guter Lehrer als auch ein Heiler – jemand mit Weisheit und Weitblick. Und er muss ein gutes Rollenbild abgeben. Um ihm zu vertrauen und etwas zu lernen, muss man zumindest einen Teil von dem haben wollen, was ihn ausmacht. Eine Therapeutenausbildung bietet das nicht. Das Leben schon, oder ein guter Genpool. Wer kann das schon wissen?

Die meisten von uns wissen allerdings, dass wir es spüren, sobald es nicht da ist. Nur sind wir bedauerlicherweise so verwirrt von der Therapie und dem Geheimnis, das sie umgibt, dass wir genau diese Instinkte ignorieren.

Das ist etwas, was ich noch immer bereue. Die ersten gescheiterten Therapieversuche haben mich noch tiefer in die Depression gestürzt. Ich dachte, es gäbe für mich weder Hilfe noch Hoffnung; ich dachte, ich sei unheilbar krank. Gleichzeitig hatte ich mit meinen Medikamenten zu kämpfen, die keine erkennbare Wirkung auf das Dunkel in meinem Kopf zu haben schienen, sondern mich stattdessen körperlich so krank machten, dass ich kaum noch funktionieren konnte.

Schließlich fand ich eine Therapeutin, Elizabeth, die mir genügend Kraft und Hoffnung gab, darauf zu vertrauen, dass es ein Leben nach der Depression gab und dass ich eines Tages vielleicht wieder Glück erleben würde. Sie tauchte in einem Kurort auf, mitten auf dem Land, wohin ich in einem verzweifelten Versuch gefahren war, um meine noch immer heftige Depression mithilfe von Meditation, Akupunktur und Yoga zu heilen. Alles, nur keine Therapie. Als wir uns kennenlernten, stand ich jeder Form von Therapie kämpferisch und absolut feindselig gegenüber.

Das Erste, was sie tat, war, mich zum Lachen zu bringen. Sie gab Widerworte. Sie war respektlos, zynisch, witzig, warmherzig und vor allem menschlich. Sie praktizierte keine psychoanalytische Therapie, sondern eine Kombination unterschiedlicher Formen, darunter die personzentrierte Therapie, die Transaktionsanalyse und die Beziehungstherapie. Viele Therapeuten lassen sich in mehr als einer Therapieform ausbilden und erweitern so im Laufe der Jahre allmählich ihr Wissen (das sich ständig ändert).

Jetzt, wo ich ein bisschen mehr über die unterschiedlichen Therapien weiß, ist mir bewusst, dass ich keine persönliche Lieblingsform habe. Ich habe nur Lieblingstherapeuten, die bei ihrer praktischen Arbeit die Disziplinen der Therapie mit einer Weisheit und Menschlichkeit vereinen, die ich vielleicht selbst gern besitzen würde.

Genau das war bei Elizabeth der Fall. Während meines Aufenthalts in dem Kurort erfuhr ich, dass sie eigentlich in London lebte und arbeitete. Also fragte ich sie, ob ich einmal die Woche zu einer zweistündigen Sitzung zu ihr kommen könnte. Ich unterziehe mich der Therapie gern in größeren, ununterbrochenen Abschnitten, während andere Leute das zu strapaziös finden und die übliche fünfzigminütige Sitzung bevorzugen. Für mich sind zwei Stunden das Richtige.

So ließ ich mich auf die letzte Phase der Therapie ein, die fast zwei Jahre andauerte. Schließlich wurde ich von Elizabeth gefeuert. »Ich glaube, ich sollte kein Geld mehr von Ihnen nehmen«, sagte sie.

»Haben Sie es denn nicht gern?«

»Ich liebe es! Ich kann mir tolle Schuhe davon kaufen, aber ich denke, Sie sind jetzt emotional gesund genug, um allein in die Welt hinauszugehen. Probieren Sie es aus, sehen Sie, wie es sich ohne Sicherheitsnetz anfühlt. Das Leben ist dazu da, gelebt zu werden, Sally. Eine andere Möglichkeit gibt es nicht.«

Das ist eine der Eigenschaften, die einen guten Therapeuten ausmachen – zu wissen, wann man aufhören soll.

»Sie können jederzeit wiederkommen, wenn Sie müssen.«

Das tat ich. Einmal.

KAPITEL 18

Entzug

Die Höll ist ledig, und alle Teufel hier!
William Shakespeare

Ich verließ die zweite Klinik ebenso überstürzt wie die erste, und aus demselben Grund: kein Versicherungsschutz. Diesmal war ich in Tränen aufgelöst.

»Wir können nicht zulassen, dass etwas so Idiotisches wie Geld dich davon abhält, gesund zu werden«, sagte Sarah. »Wenn wir welches auftreiben, willst du dann bleiben?«

»Nein, dann muss ich es später zurückzahlen, aber ich kann nicht arbeiten. Und wenn ich nicht arbeiten kann, wie soll ich es dann zurückzahlen? Dann mache ich mir ständig Sorgen deswegen und versuche zu arbeiten. Das würde mich fertigmachen. Ich kann im Augenblick nicht einmal lesen, geschweige denn schreiben. Ich kann in den Mustern auf der Seite keinen Sinn erkennen.«

»Du musst es uns nicht zurückzahlen.«

»Doch. Ich könnte niemals glücklich sein, bis ich es getan habe. Du weißt doch, dass ich es hasse, mich jemandem verpflichtet zu fühlen.«

Sarah lachte wehmütig. »Ja.«

»Aber trotzdem danke.«

Schweigen. »Was wirst du jetzt tun?«

»Ich werde nach Hause fahren.«

»Ich glaube nicht, dass du im Augenblick allein sein solltest. Komm mit zu uns.«

»Nein, aber trotzdem danke. Ich möchte lieber zu Hause sein. Das ist der einzige Ort, an dem ich mich geborgen fühle.«

»Wirst du zurechtkommen?«

»Ich schaff das schon.«

Ein tiefer Seufzer. »Na schön. Aber ruf mich an.«

»Ja, natürlich.«

Ich schaffte es nicht. Es ging mir, wenn überhaupt, nur noch schlechter, mit dem Unterschied, dass ich jetzt Leute hatte, die es verstanden. Meine Wohnung verließ ich nur noch, um zu meiner Therapeutin oder meinem Psychiater zu gehen, oder wenn Kate, Andy, Susie oder Nigel, die alle die Klinik bald nach mir verlassen hatten, mich hinauszerrten. Die Medikamente, die ich nahm, waren so stark, dass ich ständig zittern musste, aber wenn man unter Freunden ist, die ebenfalls von ihren Medikamenten zittern, kommt einem das fast normal vor.

»Ach das«, meinte Nigel, als ich mein Getränk verschüttete, »das ist noch gar nichts. Ich muss meinen Kopf an das Glas legen und daraus schlabbern wie ein Hund.«

Wir saßen in einer Bar, irgendwo im Londoner East End. Ich, Nigel, Andy, Susie und Kate. Es war das erste und einzige Mal, dass wir einen Abend zusammen ausgingen.

Es war so düster dort drinnen, dass keiner von uns etwas sehen konnte.

»Scheiße«, sagte Kate, als sie über einen Hocker stolperte. »Ich habe meine Brille nicht auf.«

»Wo ist Susie?«

»Ich glaube, sie hat sich auf dem Weg zurück vom Klo verlaufen.«

»Ach, na ja«, sagte jemand.

»Sie wird schon wieder auftauchen«, meinte jemand anders.

»Ich kam nicht mehr aus dem Klo«, erklärte Susie, als sie schließlich wieder auftauchte. »Die Tür war so unlogisch. Und die Spülung lief ständig, ganz von allein. Ich hätte fast einen verdammten Herzinfarkt gekriegt.«

Nigel lachte. »Du Ärmste. Genau das Richtige bei Panikstörung.«

Die Musik war so laut, dass wir uns kaum verständigen konnten. Wir bekamen alle Kopfschmerzen und gingen bald wieder nach Hause.

Meine Füße taten mir schrecklich weh. Ich trug zum ersten Mal seit Monaten wieder Schuhe mit hohen Absätzen, die ich schließlich auszog und lieber barfuß durch die dunklen, eisigen Straßen lief.

»Wenigstens trägst du keine Flipflops«, sagte Nigel.

Wir feierten eine Party. Die Betriebsweihnachtsfeier der Knalltüten, wie wir sie nannten. Keiner von uns arbeitete. Wir konnten einfach nicht. Nigel und Andy hatten beide ihre eigene Firma (»oder was davon noch übrig war«, wie Nigel sagte), und die anderen waren krankgeschrieben. Jonathan und ich hatten unser Haus verkauft, sodass ich genügend Geld auf der hohen Kante hatte, um davon zu leben, wenn ich gewissenhaft damit umging.

»Alle anderen, die arbeiten, haben eine Weihnachtsfeier«, sagte Kate. »Warum dann nicht auch wir? Wir arbeiten schließlich hart daran, nicht verrückt zu sein.«

Ich kochte Huhn mit allem Drum und Dran. Ich tauchte tief in meine Mode-Vergangenheit und meinen Kleiderschrank ein und holte ein schwarzes Jasper-Conran-Jerseytop hervor, einen schwarzen Betty-Jackson-Satinrock und Lederstiefel von Helmut Lang. Na bitte, dachte ich, ich habe mich angezogen. Ich bin normal. Und dann vermasselte ich alles, indem ich so viel Mascara auftrug, dass meine Augen von der Ofenhitze zusammenklebten und die Kartoffeln hoffnungslos verbrannten. Nigel meinte, meine Augen würden aussehen wie geistesgestörte Spinnen.

Susie tauchte drei Stunden zu spät auf, da sie sich verfahren hatte. Ich hielt ihr das Essen im Ofen warm.

»Köstlich«, sagte sie, während sie den Teller mit klebrigem, verkochtem Essen beäugte, und zündete sich eine Zigarette an. Wir alle betranken uns sinnlos, selbst Kate, die normalerweise nichts trinkt, und Susie, die sonst Tee bevorzugt. Natürlich gab es auch Geschenke. Nigel schenkte mir ein Buch, eine Hardcover-Ausgabe von Angela Brazils *The Nicest Girl in the School* aus den Fünfzigerjahren.

Kate stritt sich mit Andy, Susie schrie ständig sich selbst an, dass sie ein solcher Loser sei, weil sie sich mit der U-Bahn verfahren hatte, und ich stritt mich mit Nigel, da er mich, wie ich fand, ständig auslachte.

»Er lacht doch jeden aus«, meinte Kate.

»Pass bloß auf«, sagte Andy. »Humor bedeutet Leugnen.«

»Ach, scheiß drauf!«, riefen alle im Chor, und Susie schlief ein, dicht an Bert, den Kater, geschmiegt.

Wir waren uns alle einig, dass es eine sehr schöne Weihnachtsfeier war.

Tom kam und ging. Er lebte in einer Mietwohnung, was er hasste, aber mehr konnte er sich nicht leisten. Sie lag an einer Bahnlinie und war quadratisch, wie ein Karton, mit drei winzigen Zimmern. Er kämpfte um das Recht, seine Kinder zu sehen. Dafür ging sein ganzes Geld und der Großteil seines Verstandes drauf.

»Als ich zwanzig war«, sagte er, »hatte ich mein eigenes Haus. Offenbar lebe ich mein Leben in der falschen Reihenfolge.«

»Das tun wir beide«, antwortete ich, während ich an die ersten Tage unserer Affäre zurückdachte, an die Pubs und die Straßenecken, wo wir uns geküsst und herumgeknutscht hatten wie zwei Teenager. Ich vermisste das. Jetzt fühlte ich mich nur noch alt.

Wir hielten unsere Beziehung geheim, seinen Kindern zuliebe. Das heißt, er hielt sie geheim, was für mich zwangsläufig dasselbe bedeutete. Wenn er mit ihnen zusammen war, ging er nicht ans Telefon und sprach nicht mit mir. Es war, als ob ich gar nicht existierte, was mein ohnehin schon ausgeprägtes Gefühl von Unwirklichkeit nur noch verstärkte. Wir sprachen nie über seine Weigerung, zu unserer Beziehung zu stehen, auch nicht über die Kinder, seine oder meine Situation oder die Zukunft.

»Ich kann keine Zukunft sehen«, sagte er. »Mein Leben steht völlig auf der Kippe. Was gibt es da schon zu diskutieren?«

»Wir könnten einen Plan machen.«

»Die Kinder sind am Boden zerstört.«

Wir konnten keinen Plan machen.

Er kam immer zu mir, und wir landeten dann immer sofort im Bett. Wir empfanden nach wie vor dieselbe Leidenschaft füreinander wie in der ersten Zeit, als wir uns kennenlernten. Aber wir lebten in verschiedenen Seifenblasen: unsere gemeinsame Zeit, unser getrenntes Leben.

»Wir sollten ab und zu ausgehen«, schlug ich vor, obwohl ich wusste, warum wir es nicht taten. Wenn wir ausgingen, dann würden wir uns der Realität stellen müssen. »Wir bleiben immer zu Hause.«

»Mir gefällt es hier.« Er legte die Arme um mich. »Wir haben doch alles, was wir brauchen.«

Alles bis auf die Wahrheit. Es trieb mich in den Wahnsinn.

Das Zittern wurde schlimmer. Es begann jeden Morgen, ungefähr eine Stunde nachdem ich mein Medikament, Venlafaxin, auch bekannt unter dem Handelsnamen Trevilor, eingenommen hatte. Die verschriebene Dosis beträgt im Allgemeinen zwischen 75 und 225 Milligramm täglich, aber manchmal wird zur Behandlung einer schweren oder behandlungsresistenten Depression eine höhere Dosierung eingesetzt. Ich nahm 300 Milligramm und fühlte mich körperlich so schlecht, dass ich an manchen Tagen unfähig war, meine Wohnung zu verlassen. Mein Blickfeld war verschwommen, sodass es mir schwerfiel, Entfernungen abzuschätzen. Und ich zitterte so heftig, dass es meine ganze Konzentration erforderte, eine Straße zu überqueren, während ich auszurechnen versuchte, ob ein Wagen weit genug entfernt war, dass ich in der Zeit schwankend den gegenüberliegenden Gehsteig erreichen konnte. Es schien eine Ewigkeit zu dauern, und mein Herz hämmerte so wild, dass ich mir sicher war, es würde aus meiner Brust springen.

Ich hörte wieder auf zu trinken. Vom Alkohol wurde das Zittern nur noch schlimmer, und ich wollte dem Medikament wenigstens eine Chance geben. Zu meinem Psychiater oder meiner Therapeutin zu fahren, die beide im selben Gebäude arbeiteten, eine kurze U-Bahn-Fahrt entfernt, erforderte meine ganze Energie. Die U-Bahn-Station, die zugleich als Fernbahnhof für Schnellzüge diente, war voller Leute, die an mir vorbeidrängten, während ich stocksteif und zitternd dastand und versuchte, mich kraft meines Willens dazu zu zwingen, noch einen Schritt zu tun. Die Rolltreppe, eine der steilsten in London, schien wie ein Abgrund unter meinen Füßen abzufallen. Ich klammerte mich an den Handlauf, von Schwindel übermannt, und ich war überzeugt, dass ich stürzen würde, während Leute über die scharfen, geriffelten Metallstufen an mir vorbei hinuntertrappelten. Es gab eine Zeit, da bin ich diese Stufen, zwei auf einmal nehmend, selbst hinuntergerannt oder habe mich lässig an Touristen vorbeigedrängt. All das schien mir zu einem anderen Leben zu gehören, zu einer anderen Sally.

»Ich glaube, ich werde allmählich vergiftet«, sagte ich zu meinem Psychiater. »Mein Körper kommt mit dem Medikament nicht klar. Ich muss ständig zittern. Mir wird schwindelig. Ich kann nicht richtig sehen. Manchmal ist es so schlimm, dass ich Angst habe, Krämpfe zu bekommen.«

Mein Psychiater runzelte die Stirn. »Venlafaxin ist das beste Antidepressivum bei einer resistenten Depression. Wir haben es schon mit drei anderen versucht, und Sie haben offenbar keines davon vertragen.«

»Ich hasse es. Vielleicht sollte ich es absetzen.«

»Ich befürchte, dass Ihnen das schwer auf die Stimmung schlagen könnte.«

»Ich bin mir nicht sicher, dass sie überhaupt noch schlechter sein könnte.«

»Es ist nicht zu empfehlen.«

Allmählich hasste ich meinen Psychiater. Oder »dieses Arschloch«, als das er, wie Nigel mir sagte, schon bekannt war. Ich fluchte viel, als ich so krank war. Ich habe keine Ahnung, warum. Wut war ein deutliches und ständiges Kennzeichen meiner Depression. Ich war buchstäblich in schlechter Stimmung. Ich hatte das Gefühl, dass mein Psychiater mir nie richtig zuhörte, dass er mich mit Medikamenten vollpumpte, je nachdem, welche neuen Forschungsberichte er gerade gelesen hatte. Ich kam mir wie ein Versuchskaninchen vor, nicht wie ein Mensch. Außerdem hatte er die Angewohnheit, auch ans Telefon zu gehen, obwohl er gerade mit einem anderen Patienten eine Sitzung hatte. »Sie müssen sich kurzfassen, ich habe jemanden da«, hieß es dann immer.

Schließlich hielt ich es nicht länger aus. »Wenn Sie jemanden dahaben, warum gehen Sie dann überhaupt ans Telefon?«

Eine lange Pause. »Ich bin ein viel beschäftigter Mann.«

Ja, beschäftigt damit, zwei Depressive vor den Kopf zu stoßen anstatt nur einen.

Mein Psychiater sprach. »Wenn wir es mit einem anderen SSRI versuchen, dann heißt das, Sie müssen das jetzige absetzen und warten, bis das neue Wirkung zeigt, was im Allgemeinen bis zu sechs Wochen dauern kann. Meinen Sie, dass Sie das schaffen?«

Ich vergrub mein Gesicht in meinen Händen. »Nein.«

»Wie wär's dann mit einer EKT? Haben Sie darüber noch einmal nachgedacht?«

»Nein und nochmals nein.«

Ich konnte noch immer nicht schlafen, jedenfalls nicht länger als vier Stunden pro Nacht. Ich hatte seit fast zwei Jahren keine Nacht mehr durchgeschlafen.

»Versuchen wir es zusätzlich mit Rohypnol. Sie haben davon vielleicht schon mal unter dem Namen Date-Rape-Droge gehört. Gehen Sie vorsichtig damit um. Es ist sehr stark. Es kann auch einen kurzzeitigen Gedächtnisverlust bewirken, wenn es zusammen mit Alkohol eingenommen wird.«

Ich weiß noch, dass ich an dem ersten Abend, an dem ich das Medikament nahm, aufgeregt war. Ich dachte, wenn ich schlafen kann, dann wird mein Verstand vielleicht wieder in Ordnung kommen.

Es hielt mich wach.

Ich fühlte mich schlechter. Die Behandlung empfand ich als noch brutaler als die Krankheit selbst.

Meine Hände zitterten so heftig, dass ich kaum einen Stift in der Hand halten konnte. Eine Woche lang übte ich meine Unterschrift, aber ich brachte nichts zustande, was ihr auch nur annähernd ähnlich sah. Ich musste Rechnungen bezahlen, Schecks ausstellen.

Ich rief Jonathan an. »Ich brauche deine Hilfe.«

»Was ist passiert?«

»Ich kann meine Rechnungen nicht bezahlen.«

»Ich leihe dir Geld.«

»Nein, Geld habe ich, aber ich kann keine Schecks ausstellen. Meine Hände zittern zu sehr. Kannst du vorbeikommen und meine Rechnungen für mich bezahlen?«

»Na klar«, antwortete er und klang verdutzt.

»Oje«, sagte er nur, als er kam. Ich war totenbleich und klapperte unkontrolliert mit den Zähnen. Ich war im Morgenmantel, aber ich hatte die Arme fest um mich geschlungen, um das Zittern zu unterdrücken. Wenn es allzu schlimm wurde, kippte ich um. Ich wollte nicht, dass irgendjemand das sah. »Was ist los mit dir?«

»Ich glaube, das sind die Medikamente.«

»Dann solltest du sie vielleicht wechseln.«

»Es gibt keine anderen mehr, zu denen ich wechseln könnte.«

»Es muss etwas geben.«

»Es gibt nichts.« Ich war zu erschöpft, um ihm die komplexen Eigenheiten der Psychopharmakologie zu erklären. Außerdem kann man es, wenn man es selbst nicht durchgemacht hat, unmöglich verstehen.

»Es muss etwas geben«, sagte er noch einmal.

»Wenn du die alle bezahlen könntest«, bat ich und zeigte ihm die Rechnungen, die ausgebreitet auf dem Tisch lagen,

»und mir sagst, wie viel ich dir schulde, dann stelle ich dir einen Scheck aus. Ich denke, einen zu unterschreiben könnte ich schaffen.«

Erst nachdem er gegangen war, machte sich Verzweiflung breit. Echte Verzweiflung. Ich saß allein in meiner Wohnung, nicht in der Lage, das Zittern in meinem Körper oder meinem Verstand zu unterdrücken, und ich dachte: Ich kann so nicht weitermachen. Ich kann nicht mehr.

Dann dachte ich: Ich muss. Ich muss mehr über diese Medikamente herausfinden, die ich nehme. Also schaltete ich meinen verstaubten Computer an, ging ins Internet und fand Folgendes:

Venlafaxin
Häufige Nebenwirkungen
Übelkeit
Benommenheit
Müdigkeit
Schlaflosigkeit
Schwindel
Mundtrockenheit
Sexuelle Funktionsstörung
Schwitzen
Lebhafte Träume
Erhöhter Blutdruck
Elektroschockartige Empfindungen
Diffuse Angstzustände zu Beginn der Behandlung

Weniger häufige bis seltene Nebenwirkungen
Schläfrigkeit
Allergische Hautreaktion
Äußere Blutungen
Schwere Knochenmarkschädigungen

Hepatitis
Unregelmäßiger Herzschlag
Erhöhtes Serumcholesterin
Tardive Dyskinesie
Schluckbeschwerden
Psychosen
Feindseligkeit
Blähungen oder Bauchschmerzen
Anormales Sehvermögen
Nervosität, Erregung oder erhöhte Angst
Panikattacken
Depressive Gefühle
Suizidgedanken, suizidale Ideation
Verwirrung
Malignes neuroleptisches Syndrom
Appetitverlust
Verstopfung
Zittern
Pankreatitis
Schlaganfall
Aktivierung von Manie/Hypomanie

In der Testphase vor der Markteinführung des Medikaments gaben neunzehn Prozent der Personen, die Venlafaxin einnahmen, auf, da sie die Nebenwirkungen nicht ertragen konnten.

Ich hörte auf, die Pillen zu nehmen. Das ist das Schlimmste, was man tun kann, auch wenn ich, bis ich es tat, mir nicht vorstellen konnte, wie schlimm es wirklich sein konnte. Man sollte jedes Antidepressivum langsam, in kleinen Schritten, absetzen. Auf jeder SSRI- oder SNRI-Schachtel steht ein Warnhinweis. Es steht in jedem medizinischen

Lehrbuch. Jeder Psychiater wird Ihnen raten, es nie abrupt abzusetzen. Und ich auch.

Tun Sie es nicht.

Damals war ich nicht in der Stimmung, zuzuhören.

Ich rief meinen Psychiater an. Er sagte: »Sie müssen sich kurzfassen. Ich habe jemanden da.«

»Ich will meine Medikamente absetzen. Ich habe vor, ab morgen früh damit aufzuhören, mit anderen Worten, ich habe heute Morgen meine letzte Dosis genommen.«

»Das ist streng kontraindiziert.«

Ich sagte: »Ich habe Ihnen doch schon gesagt, ich habe das Gefühl, vergiftet zu werden. Ich hasse diese Medikamente. Ich muss so schlimm zittern, dass ich anfange, Krämpfe zu bekommen.«

»Kommen Sie zu mir, dann werden wir darüber reden.«

»Ich will nicht wieder eine andere Pille schlucken. Ich glaube, wenn ich noch eine einzige Pille schlucke, werde ich sterben.«

»Das ist sehr unwahrscheinlich, aber wenn Sie abrupt damit aufhören, werden Sie vielleicht ein Absetzsyndrom erleiden. Sie könnten einen Rückfall haben.«

»Einen Rückfall?«

»Ihrer Stimmung.«

Ich lachte.

Er seufzte. »Wenn Sie das Venlafaxin unbedingt absetzen wollen, dann gehen Sie von den dreihundert Milligramm, die Sie jetzt nehmen, auf zweihundert herunter. Aber keinesfalls mehr. Das ist bereits weitaus mehr, als Sie sollten. Und lassen Sie mich wissen, wie Sie damit zurechtkommen.«

»Okay.«

Am nächsten Morgen begann ich mit dem kalten Entzug. Ich wusste, dass ich vielleicht mit einer Verschlimmerung meiner Depression zu kämpfen haben würde. Mit einem extremen körperlichen Entzug hatte ich nicht gerechnet. Man hatte mir gesagt, SSRIs und SNRIs würden nicht süchtig machen. Das ist, wie ich festgestellt habe, völlig falsch. Jedes Medikament, das zu Abhängigkeit führt, macht süchtig. Jede Arznei, die einen so extremen Entzug auslöst, sollte als hochgefährliche Droge eingestuft werden.

Hölle ist ein zu freundliches Wort.

Ich überlasse die Beschreibung dem Internet, wo es heutzutage jede Menge Meldungen über die schrecklichen Folgen der Absetzung von Antidepressiva gibt. Hier ist die deutlichste Beschreibung, aus Wikipedia, und interessanterweise sind die Hervorhebungen nicht meine eigenen. Bedauerlicherweise gab es diese Information noch nicht, als ich das Medikament absetzte. Hätte es sie gegeben, dann hätte ich mich mit dem Wissen, nicht allein zu sein, vielleicht ein bisschen besser gefühlt. Aber so hatte ich nur das Gefühl, noch verrückter zu werden.

Venlafaxin, auch bekannt als Trevilor, kann bei einem plötzlichen Absetzen (für die Absetzung empfohlen wird eine Verringerung der Dosis um 37,5 Milligramm pro Woche; ein plötzliches Absetzen wird nur in Notfällen empfohlen) möglicherweise schwere Entzugssymptome auslösen. Diese sind im Allgemeinen wesentlich schwerer als die Entzugssymptome anderer Antidepressiva, ähneln aber in ihrer Art den Entzugssymptomen von SSRIs wie Seroxat. Als Absetzerscheinungen können Reizbarkeit, Feindseligkeit, Kopfschmerzen, Übelkeit, Erschöpfung, Dysphorie *und das ziemlich einzigartige* »Gehirnzittern« *auftreten. Ein weiteres Symptom kann das Gefühl* sein, dass sich alles dreht, als wäre man betrunken und als würde »das Bett sich drehen«; Patienten könnten ein Drehgefühl in zwei unterschiedliche Richtungen erleben, oft im Kopfbereich zwischen ober- und unterhalb der Nase. Dieses Drehgefühl ist oft mit schwerer Übelkeit und Orientierungslosigkeit verbunden. Zu den selteneren Entzugssymptomen gehören schwankende Beine, Zittern, Schwindelgefühl, Benommenheit und Parästhesie. Andere unspezifische psychische Symptome können sein: beeinträchtigte Konzentration, bizarre Träume, Erregung und Suizidgedanken. Das Auslassen auch nur einer einzigen Dosis kann bei einigen Patienten ebenfalls Entzugserscheinungen, darunter kleinere Psychosen, auslösen.

Die Entzugserscheinungen von Antidepressiva weisen nicht auf eine Sucht hin, sondern sind vielmehr als Folge dessen zu sehen, dass das Gehirn versucht, nach einer abrupten Veränderung wieder neurochemische Stabilität zu erreichen. Diese Entzugserscheinungen können minimiert oder vermieden werden, indem das Medikament allmählich, über einen Zeitraum von mehreren Wochen, abgesetzt wird.

Die Unterscheidung zwischen »Entzugs«-Erscheinungen und Sucht ist vielleicht nichts weniger als Semantik, um zwischen einem verschriebenen Antidepressivum und illegalen Drogen zu unterscheiden, da Süchtige ebenfalls oft an Entzugserscheinungen leiden, wenn sie versuchen, eine illegale Droge abzusetzen. Dieser Umstand entspricht in etwa der Verwendung des Begriffs »Selbstmedikation«, um sich gut zu fühlen, als Euphemismus für Sucht.

In Studien von Wyeth, dem Hersteller von Venlafa-xin, und anderen wurde von gelegentlichen Fällen von Entzugssymptomen berichtet, die schwer genug sind, um eine dauerhafte Einnahme zu erfordern. In einigen dieser Fälle wurde eine erfolgreiche Absetzung schließlich durch die zusätzliche Einnahme von Fluoxetin (Prozac) erreicht, das später wiederum problemlos abgesetzt werden konnte. Es ist wichtig, dass sich die Patienten dieser Risiken bewusst sind, damit sie ihre Entscheidung, dieses Medikament zu nehmen, gegen die Schwere potenzieller Nebenwirkungen abwägen können. Eine Petition an Wyeth vom Juni 2006, unterzeichnet von mehr als elftausend Patienten, erklärt, dass die Offenlegung der Nebenwirkungen und Wirksamkeit weder vollständig noch zutreffend ist, und fordert Wyeth auf, die Trevilor-Dokumentation für Patienten und ärztliche Fachleute zu verbessern.

Eine Woche später ging ich zu meinem Psychiater.

»Wie geht es Ihnen?«

Mein Rückgrat fühlte sich an, als hätte ich es mir gebrochen. Elektroschocks schienen mir übers Gesicht zu laufen. Jedes Mal, wenn ich ein lautes Geräusch hörte, zuckte mein ganzer Körper davon zusammen, als sei der Schreckreflex falsch verdrahtet. Kopf, Arme und Beine taten mir weh. Ich sah meistens nur verschwommen, sodass das Gehen zu einem ernsten Problem für mich wurde. Außerdem hatte ich entsetzliche Albträume, wenn oder falls ich überhaupt einschlief. Ich zitterte am ganzen Körper. Aufgrund der extremen Übelkeit konnte ich nichts essen. Ich war feindselig, paranoid und sehr, sehr wütend.

»Fürchterlich«, sagte ich. »Ich habe die Medikamente abgesetzt.«

Er blickte für einen Moment entsetzt. »Alle auf einmal?«

»Ja, sogar die Schlaftabletten.«

»Das war sehr unklug. Dann glaube ich gern, dass Sie sich schlecht fühlen.«

»Sie hören nie zu. Ich habe Ihnen doch gesagt, wie ich mich mit Venlafaxin gefühlt habe. Ich habe Ihnen gesagt, ich hätte das Gefühl, vergiftet zu werden. Ich habe Ihnen gesagt, ich würde unkontrolliert zittern. Und Sie haben absolut nichts getan.«

»Ich habe Ihnen nicht gesagt, dass Sie Ihre Medikamente absetzen sollen. Ich habe Ihnen gesagt, dass das eine sehr schlechte Idee ist und dass Sie die Dosis verringern sollen, wenn Sie unbedingt müssen. Venlafaxin ist ein hervorragendes Medikament. Es wird sehr gut vertragen. Es hat Millionen von Menschen geholfen, darunter auch einigen meiner Patienten.«

Ich reichte ihm einen dicken Stapel Papier: aus dem Internet ausgedruckte Artikel über die negativen Reaktionen, an denen Leute, die Venlafaxin nehmen, leiden. Das ist die lästigste Angewohnheit eines Journalisten. Alle Ärzte hassen sie.

»Das ist für Sie. Darin geht es um die Leute, die es nicht vertragen, denen es nicht hilft.«

Er legte die Papiere beiseite, ohne sie eines Blickes zu würdigen.

Diese Geste machte mich rasend. Ich hatte meine ganze Kraft aufbieten müssen, um Nachforschungen über das Medikament anzustellen, darüber, warum ich mich vielleicht so fühlte, wie ich mich fühlte, und er ignorierte meine Bemühungen einfach.

»Sie sollen doch Arzt sein und Ihren Patienten zuhören. Aber stattdessen benehmen Sie sich einfach wie der typische herablassende männliche Wissenschaftler vor der hoffnungslos geisteskranken Verrückten. Ich habe Ihnen die Wahrheit gesagt, meine Wahrheit, und Sie können nicht einmal zuhören.«

»Sie sind irrational, Sally.«

»Verdammt, sagen Sie mir nicht, was ich bin. Was ist denn rational an einem Psychiater, der nicht zuhören kann? Einem Psychiater, der ans Telefon geht, wenn er einen Patienten hat? Was, wenn ich suizidgefährdet wäre? Was, wenn der Patient, den Sie dahatten, suizidgefährdet wäre? Wie sollen wir beide uns damit denn fühlen? Dass wir Ihnen nicht egal sind? Oder dass es Sie nicht interessiert, ob wir uns das Leben nehmen? Und Sie wollen ein Arzt für den Kopf sein?«

Mein Psychiater schloss die Augen. Ich konnte sehen, wie er langsam bis zehn zählte. Oder vielleicht auch bis hundert. Er schlug die Augen wieder auf. »Offenbar haben wir einen Zusammenbruch in unserer Kommunikation. Möchten Sie vielleicht lieber zu einem anderen Psychiater gehen?«

»Ja.«

»Bis dahin möchte ich gern, dass Sie eine sehr geringe Dosis eines SSRIs nehmen, um zu sehen, ob wir die Schmerzen lindern können. Sie leiden unter einem schweren Entzug. Es könnte Ihnen helfen.«

Es half mir nicht. Eine winzige SSRI-Dosis löste eine Stunde nach Einnahme der Pille einen solch schweren Durchfall aus, dass ich drei Stunden lang auf der Toilette festsaß. Ich hielt fünf Tage durch, und dann gab ich auf. Ich rief meinen Psychiater an.

»Das klingt sehr unangenehm. Können Sie es schaffen, bei mir vorbeizukommen? Ich würde gern mit Ihnen reden.«

Ich fuhr hin.

»Wie geht es Ihnen?«

»Wie kurz vorm Selbstmord.«

»Das tut mir leid.«

Ich zuckte mit den Schultern. »Mir auch. Und es tut mir leid, dass ich das letzte Mal so gebrüllt habe. Ich war unverzeihlich grob, aber ich war, im nichtpsychiatrischen Sprachgebrauch, neben der Spur.«

»Ich meinte, es tut mir leid, dass ich Ihnen nicht zugehört habe. Sie haben recht. Ich glaube, Sie hatten eine hochgradige Toxizität.«

»Sie meinen, ich war dabei, vergiftet zu werden?«

»Wenn Sie so wollen, auch wenn wir es nicht so ausdrücken würden.« Er fuhr fort. »Ich habe kürzlich eine neue Praxis eröffnet. Ich habe mir zu viel zugemutet. Nach unserem …« – er zögerte – »Gespräch habe ich mein Arbeitspensum halbiert, um mehr Zeit für meine Patienten zu haben. Und ich habe eine andere Psychiaterin angerufen, um zu sehen, ob sie Sie übernehmen könnte. Sie hat leider keine Termine frei, aber ich könnte es bei jemand anders versuchen, wenn Sie wollen. Würden Sie bis dahin – denn ich glaube wirklich, es sollte sich jemand um Sie kümmern – gern weiterhin zu mir kommen?«

Ich sah auf sein Handy, das auf dem Schreibtisch lag.

»Ist Ihr Handy ausgeschaltet?«

Er lächelte. »Ja.«

»Eigentlich will ich gar keinen anderen Psychiater. Ich will nur gesund werden.«

»Ich weiß.«

Ich wechselte zu einem anderen Medikament, Amitriptylin, das zu der älteren Familie von Antidepressiva gehört, die als Trizyklika bekannt sind. Manche Leute vertragen es schlecht. Ich auch, aber es war immer noch besser als Venlafaxin. Die Nebenwirkungen sind unangenehm, darunter Benommenheit, ein verschwommenes Blickfeld, Kurzatmigkeit, schwere Verstopfung, Gewichtszunahme und all die üblichen Scherze der Psychopharmaka. Außerdem wirken sie ziemlich sedierend, was mir gegen meine Schlaflosigkeit half, und sie sind, wenn sie richtig dosiert werden, analgetisch, was mir gegen die Schmerzen des SSRI-Absetzsyndroms half, an dem ich noch drei Monate lang schwer und ein Jahr lang weniger schwer litt.

Alle zwanzig Minuten musste ich mich für fünf Minuten auf den Boden legen, damit die Welt aufhörte, sich zu drehen oder abrupt zu verschwimmen, und um zu versuchen, den Schmerz in Schach zu halten. Mein Rückgrat fühlte sich noch immer wie gebrochen an, und ich litt unter heftigen, grippeähnlichen Schmerzen in Armen und Beinen. Während ich an die Decke starrte, fragte ich mich, wie mein Leben so völlig hatte zusammenbrechen können.

Ich glaube an die alternative Medizin, vor allem, da mir die konventionelle Medizin kaum geholfen hat. Daher ging ich zu einem Akupunkteur, der mir sagte, er könne mir durch den Entzug helfen. Als ich ankam, zuckte ich am ganzen Körper. Es war, als sei meine Haut umgestülpt worden, mit der Innenseite nach außen, sodass alle Nerven bloß lagen. Jedes laute oder auch nur weniger laute Geräusch ließ mich zusammenzucken, und mir brach der Schweiß aus, während elektrische Impulse durch meinen Organismus schossen. Meinem Psychiater zufolge (selbst ein überzeugter Anhänger alternativer Therapien) hatte der Medikamentenentzug das sympathische Nervensystem, das den Kampf- oder Fluchtmechanismus steuert, überstrapaziert.

»Ich werde Ihnen einfach mit einer Nadel in den Rücken stechen«, erklärte der Akupunkteur. »Das wird sich vielleicht etwas seltsam anfühlen.«

Mein ganzer Körper hob vom Bett ab, und Stromstöße schossen mir durch Arme, Beine, Rücken und Kopf. »Was zum Teufel war das denn?«, schrie ich auf.

»Das ist die Stelle, wo das Medikament sitzt, im Rückgrat. Das wird dem Körper helfen, den Entzug zu beschleunigen, aber es ist eine ziemlich schwere Behandlung. Wir können sie nicht sehr oft anwenden, höchstens alle zwei Wochen.«

Bis ich den Akupunkteur verließ, hatte sich mein Körper beruhigt. Ich konnte eine Straße hinuntergehen, ohne zu Tode zu erschrecken oder das Gefühl zu haben, als würde ich jeden Augenblick vor lauter Schock in Ohnmacht fallen. Die Wirkung hielt ungefähr drei Tage an, und ganz allmählich begann das Medikament, meinen Organismus zu verlassen.

Es war mein Pech, dass ich so extrem negativ auf Venlafaxin reagiere. Es ist mein Pech, dass ich keine Antidepressiva vertrage. Ich verwende das Wort Pech ganz bewusst. Es ähnelt einer Lotterie. Ich war einer der Verlierer. Es gibt Gewinner – diejenigen, bei denen das Medikament zu einer effektiven Remission führt –, aber man kann es eben nie mit Sicherheit sagen. Man kann unmöglich wissen, wie jemand auf ein Medikament reagiert, bevor er es nimmt. Man kann es nur herausfinden, indem man es tut. Bedauerlicherweise erfordert das Zeit. Außerdem, und darin liegt eine gewisse groteske Ironie, ahmen die Nebenwirkungen der Medikamente genau die Krankheit nach, die sie behandeln sollen. Tragischerweise verleitet dies Psychiater und Ärzte mitunter zu der Annahme, es sei einfach die Krankheit, die sich zurückmeldet, sodass sie die Sorgen der Patienten, die sie behandeln, nicht ernst nehmen. Bei allen Prozessen gegen Arzneimittelhersteller in Zusammenhang mit Suiziden, die durch eine negative Reaktion auf ein SSRI ausgelöst wurden, lautet das Argument, die Krankheit und nicht das Medikament sei schuld.

Ich weiß, wie es sich anfühlt, gesagt zu bekommen, dass alles nur in deinem Kopf stattfindet.

Es macht einen verrückt.

KAPITEL 19

Der Anfang vom Ende

*… zudem ist es für eine wirklich von Nacht
umfangene Seele immer drei Uhr morgens,
Tag für Tag.*

F. Scott Fitzgerald

Neujahr kam. Tom und ich verbrachten es zusammen. Wir
waren auf eine schlichte, schwärmerische Weise glücklich.
Und auf eine schlichte, unleugbare Weise betrunken.

»Wirst du aufhören, immer wieder zu verschwinden?«,
fragte ich. »Und können wir jetzt zusammen sein?«

Er küsste mich. »Ja, ich werde aufhören, immer wieder zu verschwinden, und wir können jetzt zusammen
sein.«

Über die Realität verloren wir kein Wort. Die Realität erschien uns an diesem Silvesterabend wie ein anderes
Land.

Ich beschloss, gesund zu werden. Ich würde die Depression im alten Jahr zurücklassen, wo sie hingehörte. Meine
Wohnung bot ich zum Verkauf an. Sie war schön, aber mir
kam sie wie ein Gefängnis vor, ein Ort, den ich inzwischen
hasste. Die Depression war in ihre Wände eingedrungen
wie ein kalter, grauer Nebel. Wenn ich meine Hände an die
Oberflächen legte, fühlten sie sich feucht an. Niemand anders konnte es spüren. Aber ich schon.

Der erste Interessent, der sich die Wohnung ansah, machte mir gleich ein Angebot.

Ich nahm an.

Eine Freundin, Lulu, rief mich an.

»Wie geht es dir?«

»Gut.«

Sie klang amüsiert. »Gut, wie wenn man vom Wetter spricht? Wie geht es dir wirklich?«

Ich ließ ein verblüfftes Lachen hören.

Sie sagte: »Ich habe gehört, dass es dir in letzter Zeit nicht gut geht. Ich dachte, vielleicht könnte ich dir irgendwie helfen.«

»Das ist sehr nett von dir, aber ich bin – na ja, ich versuche, mein Leben wieder auf den richtigen Weg zu bringen.«

»Das ist schwer, stimmt's?«

Irgendetwas an ihrer Stimme, ein Tonfall, der völliges Verständnis verriet, ließ mich aufhorchen. Wir kannten uns seit Jahren, wenn auch nicht besonders gut. Unsere Kinder waren befreundet und bis dahin das Einzige, was uns verbunden hatte. Aber ich wusste, dass sie mit einer Depression zu kämpfen gehabt hatte, und erinnerte mich schwach, dass sie auch einmal ein Problem mit Alkohol hatte.

»Ja, ich denke, ich habe vielleicht – ich weiß nicht, warum ich dir das sage, aber ich denke, ich habe vielleicht ein Problem mit Alkohol.«

Sie stockte nicht eine Sekunde. »Lass uns zusammen zu Mittag essen.«

Bevor ich die Wohnung verließ, um mich mit ihr zu treffen, trank ich mir mit einer Flasche Wein Mut an, um ihr zu sagen, was für mich die Wahrheit war, was ich aber nur schwer zugeben konnte, sogar vor mir selbst: »Ich habe ein Problem mit Alkohol.«

Sie sah entzückend aus in einem geblümten Kleid aus chinesischem Seidenkrepp und einem türkisfarbenen Cashmerepullover. Ihre Wangen waren rosig, ihr Mund perfekt rot geschminkt. Als ich mich vorbeugte, um sie zu küssen, roch sie nach Rosen und reiner, frischer Luft. Ihre Augen waren klar und strahlend. Ich konnte mir nicht vorstellen, dass sie wusste, wie mir zumute war. Ich konnte mir nicht vorstellen, dass sie je getrunken hatte, geschweige denn ein Problem damit gehabt hatte, daher sagte ich nichts.

Wir plauderten über Belangloses, über gemeinsame Bekannte, ihr Geschäft, unsere Kinder, den Immobilienmarkt.

Auf einmal sagte sie: »Erzähl mir, wie du zu viel trinkst.«

Ich zuckte mit den Schultern. »Ich trinke zu viel. Das ist alles.«

»Soll ich dir erzählen, wie ich getrunken habe? Würde dir das helfen?«

»Wenn du willst.« Ich war unbeholfen, war es nicht gewohnt, dass jemand so offen über sein Trinken sprach. Ich hielt mein Trinken geheim, sogar vor meinen engsten Freunden. Ich trank gern allein. Auf die Weise konnte ich so viel trinken, wie ich wollte, und niemand sonst wurde Zeuge meiner Schande. Ich schämte mich. Das macht der Alkohol mit einem.

Lulu fing an: »Jeden Abend habe ich mir geschworen, am nächsten Tag nichts mehr zu trinken, und jeden Morgen, wenn ich aufgewacht bin, habe ich mir geschworen, an diesem Tag nichts zu trinken. Wenn ich aus dem Haus ging, um zur Arbeit zu fahren, schwor ich mir wieder, an diesem Tag nichts zu trinken. Wenn ich das Spirituosengeschäft betrat, tat ich, als würden die zwei Miniaturfläschchen mit Wodka nicht wirklich zählen. Wenn ich sie auf dem Weg zur Arbeit trank, würden sie mir wieder zu so viel Gleichgewicht verhelfen, dass ich den Vormittag überstehen konnte.

Noch eines mehr, und ich wäre ein Wrack. Und sobald ich die Fläschchen getrunken hatte, schwor ich mir, nie wieder etwas zu trinken.«

Ich sagte nichts. Diese Schwüre kamen mir bekannt vor. Ich hatte sie selbst unzählige Male abgelegt.

»Den Rest des Tages überstand ich dann irgendwie, aber in Gedanken war ich immer beim Alkohol. Wenn ich vielleicht nur ein Glas trinke, dann könnte ich danach ganz aufhören. Nur das eine konnte doch nichts schaden, oder? Und dann beschloss ich, nein, ich würde brav sein. Ich würde nach Hause fahren, ein Bad nehmen, mir etwas Schönes zu essen machen und früh zu Bett gehen, um am nächsten Tag frisch und ausgeschlafen für die Arbeit zu sein.«

Sie sah mich an, mit ihren klaren Augen.

»Ich wusste, dass ich das tun würde. Aber dann hielt ich trotzdem beim Spirituosengeschäft an, kaufte mir eine Flasche Wein und ging zu Hause sofort zu Bett, ohne mich zu waschen oder etwas zu essen. Ich trank bis zur Bewusstlosigkeit.« Sie grinste, als sie daran zurückdachte. »Dabei mag ich den Geschmack von Alkohol nicht einmal.«

Ich auch nicht. Ehrlich gesagt hasste ich ihn inzwischen. Aber ich liebte die Wirkung, die Art, wie er den Schmerz betäubte, meine Gefühle betäubte.

Als hätte sie meine Gedanken gelesen, sagte sie: »Ich habe getrunken, um zu ändern, wie ich mich fühle.«

In dem Augenblick wollte ich ebenfalls ändern, wie ich mich fühlte, oder das Gefühl ändern, das sie mir gab. Allein schon der Gedanke ans Trinken sorgte dafür, dass ich etwas trinken wollte. Was konnte es schon schaden, ein Glas zu trinken, damit ich mich besser fühlte? Vielleicht wusste sie gar nicht, wovon sie redete. So viel hatte sie schließlich gar nicht getrunken. Ich kannte Leute, die weitaus mehr tranken und nicht glaubten, dass sie ein Problem damit hatten.

»Das klingt nicht, als ob es allzu viel ist, eine Flasche Wein und zwei Miniaturfläschchen am Tag.«

»Es kommt nicht darauf an, wie viel man trinkt. Es kommt darauf an, wie man trinkt. Und warum.«

»Ich trinke nur wegen der Depression. Wenn ich die nicht hätte, würde ich nicht trinken.« Ich lachte nervös. »Oder nicht so viel trinken.«

»Ich weiß. Ich bin selbst depressiv. Manisch, um genau zu sein. Bipolar. Das macht richtig durstig.«

Ich lachte.

»Aber im Ernst, durch das Trinken wird es nicht besser. Dadurch wird es nur noch schlimmer. Wie viel trinkst du?«

»Eine Flasche Wein, vielleicht zwei, am Tag.«

»Kannst du aufhören?«

»Ja, nein.« Ich seufzte. »Ich weiß nicht.«

Ich dachte an meinen Psychiater. »Sie müssen mit dem Trinken aufhören, Sally. Sie geben sich selbst keine Chance. Sie nehmen mit einer Hand Antidepressiva und mit der anderen ein Depressivum. Sie werden nie gesund werden, wenn Sie weiterhin trinken.«

Ich seufzte. »Nein. Na ja, es fällt mir schwer, aufzuhören. Aber ich bin keine Alkoholikerin.«

Lulus Mund verzog sich zu einem schiefen Lächeln. »Was ist denn ein Alkoholiker?«

»Jemand, der auf einer Parkbank schläft? Der umkippt? Der gewalttätig wird? Der keinen Job lange behalten kann?«

Lulus Lächeln wurde noch ein bisschen schiefer. »Ich bin Alkoholikerin.«

Ich sah auf meine Hände hinunter.

Ihr Tonfall war sanft. »Sal, ich weiß genau, was in dir vorgeht. Ich hab auch versucht, es allein zu schaffen – das klappt nicht. Wir brauchen Hilfe. Allein können wir es nicht schaffen.«

»Aber du siehst so gut aus, und glücklich.«

»Ich gehe zu den AA. Das hilft, ich schwör's dir. Warum kommst du nicht mal mit zu einem Meeting und siehst es dir an? Ich pass auf dich auf. Es ist nicht unheimlich. Nur der Gedanke daran ist so unheimlich.«

Ich schüttelte den Kopf. »Ich weiß nicht. Vielleicht kann ich von allein aufhören. Das hab ich schon mal getan.«

Lulu stand auf und umarmte mich. »Wir haben es alle schon mal getan. Wir haben es so oft getan, dass wir es gründlich satthaben, es gründlich sattzuhaben. Wir glauben alle, dass wir es allein schaffen. Es ist nur so, dass wir es nicht müssen. Wir müssen nicht allein sein.«

Ich nickte. Aus irgendeinem Grund wollte ich weinen. »Okay.«

»Ich muss jetzt los. Ruf mich an«, sagte sie, und ich sah ihr nach, wie sie die Straße hochging, in ihrem wippenden geblümten Seidenrock.

Auf dem Nachhauseweg kaufte ich mir eine Flasche Wein. Ich trank sie in meiner Wohnung, und dann ging ich erneut aus dem Haus und kaufte mir noch eine. Ich trank davon, bis ich gar nichts mehr fühlte.

Tom fing wieder an, zu verschwinden. Ich spürte, wie er mir immer mehr entglitt. Ich wollte ihn wiederhaben, wollte die Intimität wiederhaben, die wir einmal so leicht geteilt hatten. Ich fühlte mich, als würden wir auf gegenüberliegenden Seiten eines riesigen Abgrunds stehen, beide unglücklich, beide außerstande, den anderen zu erreichen. Ich begann ihm Vorwürfe zu machen, er würde zerstören, was wir hatten. Ich kam nie auf die Idee, mir selbst Vorwürfe zu machen. Ich war diejenige, die die Hand ausstreckte. Er war derjenige, der sich weigerte, meine Hand zu ergreifen.

Er schickte mir eine E-Mail:

```
Darling,
ich spüre, wie ich wieder in alte Verhaltens-
muster rutsche, die dich, wie ich weiß, in der
Vergangenheit aufgeregt und verwirrt
haben. Meine Lösung, mich zurückzuziehen und zu
sammeln, macht alles nur noch schlimmer, aber
manchmal weiß ich einfach nicht, was ich sonst
noch tun soll.
    Die Ursache all dessen ist meine Wut auf mich
selbst, denke ich, durch die es mir schwerfällt,
Zuneigung zu akzeptieren oder zu erwidern.
    Es tut mir leid.
```

Ich fing an, etwas mehr zu trinken. Das Gefühl der Einsamkeit wurde schlimmer, bis es mir unerträglich erschien. Ich würde niemals von dort wegkommen, würde niemals imstande sein, Verbindung zu anderen Menschen aufzunehmen. Alles lag in Trümmern, und ich konnte keinen Ausweg sehen.

Der Käufer, der mir für die Wohnung ein Angebot gemacht hatte, wollte sehr bald einziehen. Ob wir in vier Wochen alles unter Dach und Fach bringen könnten?

»Er hat sich in die Wohnung verliebt. Er sagt, sie ist perfekt.«

Ich dachte an die feuchten Wände, über die die Tränen liefen. Aber es waren meine Wände und meine Tränen.

»Ich hab keine andere Wohnung.«

»Ich helfe Ihnen bei der Suche«, versicherte der Makler.

»Okay, aber sie muss einen Garten haben.«

»Können Sie sich in der Zwischenzeit mit Ihrem Anwalt in Verbindung setzen, damit wir die Sache in Gang bringen können?«

»Natürlich.« Ich hatte keinen Anwalt. Panik stieg in mir auf, beißend in meiner Kehle. Ich musste einen Anwalt finden, und etwas, wo ich wohnen konnte.

»Vier Wochen?«, fragte ich.

»Sie können immer noch etwas mieten.«

»Das hieße, zweimal umziehen.«

»Er hat den Angebotspreis akzeptiert. Auf dem derzeitigen Markt ist das ein tolles Geschäft. Ich bin mir nicht sicher, ob Sie noch einmal ein solches Angebot bekämen. Sie müssten vielleicht um zehntausend runtergehen, und das reicht, um die Kosten für eine Mietwohnung abzudecken, und noch mehr.«

Ich seufzte. »Okay.«

Als ich den Hörer auflegte, fühlte ich mich sehr erschöpft und sehr allein.

»Mein Name ist Sally, und ich bin Alkoholikerin.«

Die Worte blieben mir in der Kehle stecken. Fünfzig Leute sahen mich an.

»Hi, Sally«, sagten sie im Sprechchor. »Herzlich willkommen.«

Lulu, die neben mir saß, drückte meine Hand. »Gut gemacht«, flüsterte sie.

Ich sank tiefer auf meinem Stuhl zusammen. »Alle sehen mich an.«

»Das tun sie immer, wenn jemand Neues kommt. Sie wollen sich dein Gesicht einprägen, damit sie dir helfen können.«

»Oh, Gott.«

Ich saß bei einem AA-Meeting, da ich wusste, dass mein Trinken außer Kontrolle geraten war. Ich konnte vielleicht vor meinen Freunden so tun, als würde ich nicht allzu viel trinken; ich konnte vor mir selbst so tun, als seien ein, zwei

Flaschen Wein am Tag nicht übermäßig viel. Aber ich konnte nicht länger so tun, als könnte ich für mehr als ein paar Wochen mit dem Trinken aufhören. Ich fing immer wieder damit an, und dieses Scheitern, zusammen mit dem Wissen, was ich meinem Gehirn damit antat, führte dazu, dass ich mich schlechter fühlte als je zuvor. Die Schuld- und Schamgefühle waren entsetzlich, und jedes Mal, wenn ich sie fühlte, wollte ich einfach noch etwas trinken. Ich war in einem Teufelskreis gefangen, aus dem ich mich nicht selbst befreien konnte. Daher rief ich Lulu an und bat sie, mich zu einem Meeting mitzunehmen.

Wir saßen in einem alten Kirchengemeindesaal, auf grauen Plastikstühlen, die im Halbkreis vor einem niedrigen Tisch aufgestellt waren. Dahinter saßen zwei Leute, ein Mann und eine Frau. Die Frau war jung, mit langem, glattem, glänzendem Haar und einem breiten Lächeln. Sie trug eine hautenge Jeans, eine Lederjacke und einen roten Cashmereschal, den sie sich immer wieder anders um den Hals wickelte. »Scheißkalt ist es hier drinnen«, sagte sie. »Ist hier noch irgendjemandem so scheißkalt?« Dann schlug sie sich mit einer Hand auf den Mund. »Scheiße«, sagte sie, »tut mir leid. Ich habe letzte Woche mit dem Fluchen aufgehört.«

Der Mann neben ihr, der eine schwarze Baseballmütze trug, die er sich tief über die Stirn gezogen hatte, tätschelte ihr sanft den Rücken. »Immer Stück für Stück nur eine Sache auf einmal«, sagte er grinsend.

»Okay, Leute«, begann sie, »herzlich willkommen zum Montagabend-Meeting der Anonymen Alkoholiker. Mein Name ist Sarah, und ich bin Alkoholikerin.«

»Hi, Sarah.«

»Der Ablauf dieses Meetings sieht so aus, dass der Sprecher uns fünfzehn bis zwanzig Minuten lang über seine

Kraft, Hoffnung und Erfahrung berichten wird; anschließend werden sich andere zu Wort melden können, um sich einzubringen, bis zur letzten Viertelstunde, in der wir das Tempo des Meetings verlangsamen werden, damit sich jeder, der noch nicht so lange dabei ist, beteiligen und ebenfalls etwas beitragen kann. Es wurde vorgeschlagen, dass wir uns zurücklehnen und entspannen und auf die Ähnlichkeiten, nicht die Unterschiede achten. Und jetzt habe ich das große Vergnügen, unseren Sprecher, Chris, vorzustellen.«

»Mein Name ist Chris, und ich bin Alkoholiker.«

»Hi, Chris.«

Chris lehnte sich auf seinem Stuhl zurück und verhakte die Finger über der Brust. »Yeah, hi«, erwiderte er freundlich. »Ich muss euch sagen, dass das hier nicht meine Idee war. Es war nie meine Idee, zusammen mit einem Haufen Trinker in einem Kirchengemeindesaal zu sitzen. Es war nie meine Idee, ein Trinker zu sein. Ich war nie ein Trinker, der bis zum Umfallen getrunken hat. Ich war nie im Gefängnis, habe nie meinen Job oder mein Haus verloren, bin nie an einem dieser Orte gelandet, an die der Alkohol so viele von uns verschlägt. Ich war ein Trinker erster Klasse, ich war nicht so wie ihr.« Er grinste. »Ich war anders und besonders, das dachte ich zumindest. Ich habe lange gebraucht, um zu begreifen, dass ein Trinker einfach ein Trinker ist. Es spielt keine Rolle, woher er kommt. Es spielt nur eine Rolle, wohin der Alkohol ihn führt, nämlich zum Boden einer Flasche, von wo er in den Abgrund starrt.«

Ein paar Leute nickten, ein paar gähnten. Andere hatten die Augen geschlossen, aber dennoch spürte ich, dass alle aufmerksam zuhörten.

Chris zuckte mit den Schultern. »Ich trank aus einem einfachen Grund. Ich wollte, dass der Schmerz aufhört. Mein Schmerz war, ihr wisst schon, heldenhaft. Niemand sonst konnte meinen Schmerz verstehen. Deswegen habe ich getrunken. Ich konnte keine Verbindung zu anderen Leuten aufnehmen. Rein äußerlich sah ich gut aus, wie das blühende Leben und das alles, aber in mir drinnen, Mann, da war das reinste Chaos. Ich sagte niemandem etwas davon, ich dachte, ich würde das allein schaffen. Aber das konnte ich nicht, und am Ende war ich damit, wie ich schon immer wusste, dass ich es einmal sein würde, allein. In den letzten Jahren meines Trinkens gab es nur noch mich und eine Flasche. Ich ging nicht mehr ans Telefon, ich ging nicht mehr aus dem Haus, ich saß nur noch vor dem laufenden Fernseher auf dem Sofa.« Er zuckte mit den Schultern. »Und trank. Ich suchte in einer Flasche nach der Lösung, und wir wissen ja alle, was für eine beschissene Antwort das ist. Aber ich wollte mir nichts sagen lassen. Ich dachte, ich wüsste es besser. Ich dachte, ich sei anders und besonders, da niemand meinen Schmerz verstehen konnte. Erst als ich hierherkam, begriff ich, dass ich nicht anders oder besonders war und dass auch mein Schmerz nicht anders oder besonders war. Er war irgendwie …« – er dehnte das Wort zur Betonung – »normal.«

Ein paar Leute lachten.

Ich nicht. Ich wusste, wovon er redete. Es heißt, dass man bei den AA nicht hört, was man hören will. Man hört nur, was man hören muss. Man braucht eine Weile, um das zu begreifen. Man braucht noch ein bisschen länger, um so ehrlich zu sein, es zuzugeben, und sogar noch länger, um es zu akzeptieren.

»Und, wie war es?«, fragte mich Lulu danach.

»Es war – interessant.«

»Interessant im Sinne von gut? Oder interessant im Sinne von: Ich weiß nicht, was ich sagen soll, daher sage ich das nur, damit du den Mund hältst?«

»Letzteres.«

»Keine Sorge. Es wird leichter werden.«

»Na klar.«

»Was wirst du jetzt tun?«

Ich wollte nur noch von dort verschwinden, wollte nach Hause und allein sein. Um zu versuchen, den Schmerz zu betäuben, den niemand sonst verstand. Nur dass sie ihn doch verstanden, was es irgendwie noch schlimmer machte. Jetzt hatte ich keine Ausrede mehr. Jetzt wollte ich wirklich etwas trinken.

»Ich werde nach Hause fahren und früh ins Bett gehen.«

»Wirst du zurechtkommen?«

»Na klar.« Ich würde etwas trinken. Nur ein Glas Wein. Das konnte nichts schaden. Nur um dieses Gefühl in meiner Magengrube zu betäuben.

Sie drückte mich in einer raschen, duftenden Umarmung an sich. »Natürlich.« Und dann sagte sie, als könnte sie meine Gedanken lesen: »Versuch, nichts zu trinken. Vergiss nicht, es ist der erste Drink, der den Schaden anrichtet.«

»Na klar. Ich schaff das schon.«

Ich wandte mich ab, aber erst nachdem ich ihren Blick geduldiger Zuneigung aufgefangen hatte. Ich zuckte innerlich zusammen. Sie verstand. »Pass auf dich auf«, sagte sie.

Auf dem Nachhauseweg kaufte ich mir eine Flasche Wein und trank mich in Schlaf.

Tom sagte: »Ich verstehe einfach nicht, was du willst. Offenbar kann ich dich nicht glücklich machen.«

»Aber du machst mich glücklich.«

»Warum bist du dann so unglücklich?«

»Ich weiß nicht. Depression, nehme ich an. Ich bin einsam. Du gibst mir das Gefühl, so einsam zu sein.«

Er wandte sich ab, eine schnelle, verzweifelte Bewegung. »Aber warum? Du hast ein interessantes Leben. Du hast Hunderte von Freunden. Ich verstehe nicht, was ich damit zu tun habe.«

»Du verschwindest immer wieder.«

»Ich habe Zeug zu erledigen, weißt du? Mir steht alles bis zum Hals, mit den Kindern und der Arbeit und dem ganzen juristischen Kram.«

»Ich weiß. Es tut mir leid.«

»Ich will nicht, dass es dir leidtut. Dass ich viel zu tun habe, ist nicht persönlich gemeint. Aber im Moment geht es einfach nicht anders. An Silvester hast du gesagt, du seist glücklich. Ich dachte, wir seien beide glücklich.«

»Wir sind ja auch glücklich. Es ist nur so, dass wir uns offenbar ständig im Kreis drehen.«

Tom setzte sich abrupt und vergrub den Kopf in seinen Händen. »Du scheinst immer irgendwohin zu wollen, und ich verstehe nicht, wohin du willst. Es *gibt* keinen Endpunkt. Das Leben ist eine Reihe von Kreisen, mehr nicht. Wir kommen nie an einen Ort, an dem wir sagen können, hier ist es, das ist der Ort, an dem ich glücklich bin. In dem Augenblick, in dem man dort ankommt, ist er schon wieder verschwunden. Das hat das Leben so an sich, dass es sich immer im Kreis dreht.«

Ich sah auf seinen gesenkten Kopf. Ich wusste, dass ich zu viel von ihm verlangte. Ich wollte, dass er mir meinen Schmerz nahm. Damals wusste ich noch nicht, dass niemand einem anderen Menschen seinen Schmerz nehmen kann. Es liegt nicht in seiner Macht. Ich wollte vor mir selbst gerettet werden.

Ich legte ihm eine Hand auf den Rücken. »Ja, du hast recht. Es tut mir leid. Also, würdest du dich gern mit mir im Kreis drehen?«

Er seufzte. »Ja.« Dann stand er auf und schlang die Arme um mich. »Ja, natürlich.«

»Ich liebe dich.«

Seine Arme drückten mich fester. »Ich dich auch.«

Ich fand keine Wohnung. Es gab keinen Ort, an dem ich leben wollte, keinen Ort, an dem ich sein wollte. Ich wollte nicht einmal in meiner eigenen Haut sein. Mit jedem Anruf von meinem Makler, jedem Brief von meinem Anwalt spürte ich das Dunkel näher rücken.

»Ich schaff das nicht«, sagte ich zu Nigel.

»Dann lass es sein. Blas die Sache ab.«

»Ich kann nicht. Ich hab es versprochen.«

»Du erreichst damit nur, dass du wieder krank wirst. Ich verstehe nicht, warum du überhaupt umziehen wolltest. Das ist das Schlimmste, was wir als Depressive tun können.«

»Ein frischer Start. Ein Neuanfang.«

Nigel lachte. »Wir sind eben erst aus der Klinik gekommen. Das reicht für einen Neuanfang. Du warst suizidgefährdet, hast du das vergessen? Im Augenblick ist es am wichtigsten, dass du dich geborgen fühlst, und geborgen wirst du dich fühlen, wenn du in deiner hübschen, gemütlichen Wohnung bleibst, nicht indem du sie verkaufst und in irgendeine grauenhafte Mietwohnung ziehst. Ruf die Leute an. Sag ihnen, dass du im Augenblick zu krank bist, um zu verkaufen.«

»Ich bin zu erschöpft.«

»Dann werde ich sie anrufen.«

»Nein, ich mach das schon.«

Sie waren nicht erfreut. Ich auch nicht. All meine Pläne für einen Neuanfang schienen in Trümmern zu meinen Füßen zu liegen. Ich würde nie von diesem Ort wegkommen.

Ich meinte nicht meine Wohnung. Ich meinte diesen anderen Ort. Meinen Kopf.

Ich schlug Tom.

Ich habe nie im Leben irgendjemanden geschlagen, weder davor noch danach. Ich dachte, ich sei zu Gewalt nicht imstande.

Ich schlug ihn hart ins Gesicht, eine Geste, die von so viel Bedürfnis, Leidenschaft, Enttäuschung, Wut und komplizierter Liebe erfüllt war, dass sie mich bis in mein Innerstes erschütterte.

Ihn erschütterte sie ebenfalls. Ich konnte es an seinem Gesicht ablesen.

Wir hatten einander verloren.

»Ich gehe«, sagte er.

Er schickte mir eine E-Mail:

```
Es tut mir leid, dass ich dich unglücklich ma-
che, aber ich habe keinen Platz in meinem Her-
zen, um dir zu geben, was du willst.
```

Der Schmerz war so schlimm, dass ich dachte, er würde mich umbringen.

KAPITEL 20

Selbstmord, der letzte Abschied

*Ein Verzweifelnder verzweifelt über etwas ...
Indem er über etwas verzweifelte, verzweifelte er
eigentlich über sich selbst, und will nun sich
selber los sein. Verzweifeln über etwas ist mithin
noch nicht eigentlich Verzweiflung ... über sich
verzweifeln, verzweifelt sich selber los sein wollen,
ist die Formel für alle Verzweiflung.*

Søren Kierkegaard

Als ich das erste Mal versuchte, mir das Leben zu nehmen, war es nicht so sehr ein Versuch, den Tod zu finden, sondern vielmehr die Aufgabe allen falschen Scheins, dass ich ein Leben hatte oder noch länger haben wollte. Ich sammelte einfach alle Pillen ein, die ich greifbar hatte, und nahm sie. Ich zählte sie nicht, sah nicht einmal hin, was für welche es waren, ich schluckte sie einfach. Daher war ich, als ich wieder aufwachte, nicht allzu überrascht, sondern akzeptierte die Tatsache, dass ich am Leben war, einfach mit einer Art erschöpfter Resignation.

Ich verspürte weder Freude noch Schmerz. Um genau zu sein, verspürte ich fast gar nichts, weder Angst noch Staunen noch irgendein Entsetzen über mein eigenes Tun. Ich spürte nur, dass ich, da ich es mit der Einnahme unwissenschaftlicher Mengen von Pillen nicht geschafft hatte, mir das Leben zu nehmen, ebenso gut mit der trostlosen Aufgabe, am Leben zu sein, weitermachen konnte. Ich war mir selbst eine Last, die ich erdulden musste, zumindest bis die Qual, am Leben zu bleiben, unerträglich würde; dann würde ich mich, dachte ich, einfach ein bisschen mehr anstrengen, um zu sterben.

Ich sagte niemandem etwas davon, nicht aus Scham, sondern weil ich glaubte, dass es niemanden etwas anging. Ich glaube immer noch, dass der Suizid etwas Persönliches ist. Ich weiß, das ist keine beliebte Ansicht, und ich verstehe auch, wie Angehörige und Freunde leiden, wenn sich jemand das Leben nimmt. Aber ich weiß auch um das Leiden desjenigen, der sich das Leben nimmt. Ich weiß, wie unerträglich im wahrsten Sinne des Wortes das Leben werden kann.

Als ich ein paar Monate später zum zweiten Mal versuchte zu sterben, verspürte ich etwas. Es war Erleichterung. Ich weiß noch, dass ich, als ich die Pillen nahm, mit absoluter Klarheit dachte: Gott sei Dank ist alles vorbei. Zwei Jahre lang hatte ich wirklich angestrengt versucht, am Leben zu bleiben, hatte durchgehalten, als ich nur noch tot sein wollte. Ich war für andere Leute am Leben geblieben. Ich war nie für mich selbst am Leben geblieben, und mir ist es unmöglich, das Ausmaß dieser Anstrengung auch nur annähernd zu beschreiben.

Ich zählte die Pillen ab, nachdem ich die erforderliche Anzahl für eine tödliche Überdosis im Internet nachgeschlagen hatte. Dann verdreifachte ich die Dosis und nahm, fast im Nachhinein, auch noch meine üblichen abendlichen Schlaftabletten, nur um sicher zu sein, dass ich einschlafen würde. Ich weiß noch, wie ich, selbst während ich die Schlaftabletten nahm, dachte, dass es doch Wahnsinn war, Pillen zu nehmen, um einzuschlafen, wenn ich eben erst Pillen genommen hatte, um zu sterben.

Ich lächelte über meine eigene Torheit, während ich die Pillen schluckte. Ich lächelte, während ich dachte, dass ich nun endlich frei sein würde.

Als ich aufwachte, verspürte ich Entsetzen; kein moralisches Entsetzen darüber, dass ich versucht hatte, mir das Leben zu nehmen, sondern ein ärgerliches Entsetzen darüber, dass mein Körper mich so im Stich ließ, indem er beharrlich am Leben blieb. Und ich verspürte Panik, da ich das Gefühl hatte, von der Hüfte abwärts gelähmt zu sein. Die Panik war nicht so sehr Entsetzen darüber, dass ich gelähmt sein würde, auch wenn das sicher schlimm genug war, sondern Panik angesichts der Vorstellung, dass ich jetzt niemanden davon würde abhalten können, mich wegzusperren. Ich würde keine Pillen mehr bekommen können, um es beim nächsten Mal wirklich zu schaffen. Dann war da die Panik angesichts der Vorstellung, mich all den Leuten erklären zu müssen, die zweifellos vor meinem gelähmten Selbst auftauchen und mir all die guten Gründe würden nennen wollen, weshalb ich am Leben bleiben sollte.

Und dann war da noch meine Tochter. Ich war so tief gesunken, dass ich nicht einmal für meine entzückende, süße, geliebte Molly am Leben bleiben konnte. Ich kenne die Anschuldigungen, egoistisch zu sein. Oft richte ich sie gegen mich selbst. Es fällt mir sehr schwer, mir selbst zu verzeihen. Aber verzeihen musste ich, wenn ich irgendeine Art Frieden finden wollte.

Es war Molly selbst, die mir das beigebracht hat. Als sie zwölf war, sahen wir uns zusammen den Film *About a Boy* an, in dem die schwer depressive Mutter nach einem Suizidversuch ins Krankenhaus verfrachtet wird.

»Was hat sie denn?«, fragte Molly.

»Sie leidet an Depressionen.«

»Wie du früher?«, wollte sie wissen.

»Ja.«

»Hast du auch versucht, dir das Leben zu nehmen?«

Jetzt hätte ich lügen oder die Wahrheit sagen können. Ich fühle mich nicht besonders wohl in diesem Niemandsland, das als Notlüge bekannt ist. Die Wahrheit scheint mir in jeder Situation angebrachter, vor allem gegenüber meiner Tochter, die selbst ein so großherziges und pragmatisches Geschöpf ist, dass Unaufrichtigkeit sie verwirrt. Außerdem ist mein Suizidversuch öffentlich bekannt, da ich in einer landesweiten Zeitung darüber geschrieben habe, und auch wenn Molly diesen Artikel nicht gelesen hatte, wusste ich doch, dass sie es eines Tages vielleicht tun würde. Damals hatte ich mir noch nicht überlegt, dieses Buch zu schreiben, daher spielte das keine Rolle. Ich habe immer versucht, ihr mit Worten, die einem Kind verständlich sind, die Art der depressiven Krankheit und des Suizids als Teil dieser Krankheit zu erklären. Daher sagte ich, ja, das hätte ich versucht.

»Na ja, ich bin froh, dass du es nicht geschafft hast«, sagte sie, rutschte zu mir herüber, gab mir einen Kuss und sah sich dann weiter den Film an.

Ein paar Monate später saßen wir eines Morgens im Bett, tranken Tee und plauderten, wie wir es so gern tun. Auf einmal sagte Molly: »Versprich mir, dass du nicht noch einmal versuchen wirst, dir das Leben zu nehmen.«

Ich sah sie an. »Das kann ich dir nicht versprechen, denn wenn ich es verspreche und mein Versprechen breche, dann würde ich dich doppelt enttäuschen. Außerdem ist der Suizid ein Teil der Depression, und ich bin zwar jetzt nicht depressiv, aber ich kann nicht versprechen, dass ich nicht irgendwann wieder depressiv werde. Es liegt in der Natur der Krankheit, dass sie wiederkommen kann.«

Sie dachte eine Weile darüber nach. »Okay«, sagte sie. »Dann versprich mir, dass du dich bemühen wirst.«

Ich tat es. Ich versprach ihr, dass ich mich wirklich, wirklich bemühen würde; mein Entschluss, gesund zu bleiben, hat daher vor allem den Grund, dass ich niemals ein Versprechen gegenüber meiner Tochter brechen möchte.

Molly war nicht bei mir, als ich diese Pillen nahm. Sie war bei ihrem Vater. Selbst in meinem dunkelsten Augenblick besaß ich so viel Verstand. Und ich besaß so viel Verstand zu wissen, dass mich in den nächsten drei Tagen niemand finden würde. In dieser Hinsicht, könnte man sagen, hatte ich meinen Tod geplant, aber in keiner anderen. Ich hinterließ keinen Abschiedsbrief, brachte keine meiner Angelegenheiten in Ordnung. Aber ich räumte die Wohnung auf und spülte das Geschirr ab. Ich weiß nicht, warum, nur dass es mir noch nie gefallen hat, wenn andere Leute mein Chaos aufräumen mussten. Ich kam nie auf die Idee, dass ich selbst das Chaos war, das andere Leute würden aufräumen müssen.

Ich wachte um drei Uhr zwanzig auf, der Stunde der Schlaflosigkeit; mein wacher Albtraum. Ich musste dringend pinkeln. Ich schwang die Beine aus dem Bett. Sie gaben unter mir nach. Ich fiel hart auf den Boden.

»Was ist mit meinen Beinen passiert?«, fragte ich laut. Es war niemand da, der mir hätte antworten können.

»Was ist passiert?«

Und dann fiel es mir wieder ein. Die Pillen. Wie viele hatte ich genommen? Wie viel Wodka hatte ich getrunken?

Ich versuchte zu kriechen, aber meine Knie knickten unter mir ein. Meine Beine gehorchten mir nicht. Ich musste so dringend pinkeln, dass ich zu platzen glaubte, aber ich konnte doch unmöglich auf meinen eigenen Schlafzimmerboden pinkeln. Ich stemmte mich auf die Ellbogen hoch und kroch den Korridor hinunter. Ich brauchte Stunden dafür; zumindest kam es mir so vor.

Während ich meinen gelähmten Körper diesen Korridor hinunterschleppte, dachte ich: Das habe ich gründlich vermasselt, einfach ohne jede Würde. Genau wie ich alles andere vermasselt habe.

Ich hasste mich.

Ich war nicht tot.

Scheiße.

Ich rief nicht den Notdienst. Ich war zu gedemütigt. Gedemütigt und beschämt, sowohl von dem Impuls, mir das Leben zu nehmen als auch von dem Ergebnis. Ich wollte ins Internet gehen, um mir das Medikamentenprofil anzusehen und festzustellen, wie groß das Risiko einer Lähmung war, aber ich hatte nicht die Kraft dazu.

Wie viel Wodka hatte ich getrunken? Ich konnte mich nicht erinnern. Ich schleppte mich in die Küche und holte die Flasche aus dem Kühlschrank. Es fehlte höchstens ein Glas.

War das ein gutes oder ein schlechtes Zeichen? Wenn ich die ganze Flasche getrunken hätte, wäre ich dann jetzt tot?

Vielleicht.

Ich nahm die Flasche und schleppte mich wieder ins Bett, weinend vor Verzweiflung und Frustration. Ich trank gleich aus der Flasche, bis ich das Bewusstsein verlor.

Meine Träume drehten sich um mein Kind, um ihr stummes, vorwurfsvolles Gesicht.

Wie hatte ich das tun können? Wie hatte ich sie so enttäuschen können?

Wie konnte ich eine so schlechte Mutter sein?

Wie konnte ich noch am Leben sein?

Wie konnte ich nicht tot sein?

Wie konnte ich weiterleben?

Wie konnte ich?

Wie konntest du, Sally? Verdammt, wie konntest du?

Immer wieder verlor ich für kurze Zeit das Bewusstsein. Wach oder schlafend, Molly blieb immer bei mir. Sie ließ mich nicht los.

Wenig später versuchte ich wieder, aus dem Bett zu steigen, um mir ein Glas Wasser zu holen. Meine Beine brachen unter mir weg.

Ich dachte, du bist ganz schön schlecht in Form.

Ha, ha.

Ich dachte, Nigel hätte gelacht. Er lachte tatsächlich, als ich es ihm erzählte. Er schimpfte nicht mit mir, wandte nicht vor Angst oder Abscheu den Kopf ab. Er lachte, und dann umarmte er mich. Es ist, im Kleinen betrachtet, dieser alte Spruch: Wenn du nicht lachst, dann weinst du. In der Klinik, in der wir uns kennenlernten, taten wir beides – aber wir befanden uns nur selten an dem Ort dazwischen. Ein Suizid ist natürlich nicht witzig. Aber Witze darüber zu reißen ist unsere Art, einer Sache das Entsetzen zu nehmen, die uns sehr nahegeht und über die wir normalerweise nicht reden dürfen, schon gar nicht im Spaß.

Er kam und holte mich ab, setzte mich in seine Küche und kochte mir ein Essen, das ich nicht hinunterbekam. Dann brachte er mich in seinem Gästezimmer zu Bett. Er stellte mir einen Aschenbecher neben das Bett, für die Zigaretten, die ich in den endlosen Nächten immer rauchte.

Nigel rauchte nachts ebenfalls. »Es ist *herrlich*, wie Rauchen hinter dem Fahrradschuppen für Erwachsene. Wir können uns gegenseitig zurufen, wenn uns langweilig ist.«

»Ich muss wirklich mit dem Rauchen aufhören«, seufzte ich.

Er lachte. »Ja, du willst dir schließlich nicht dein Leben verkürzen.«

Er versteckte meine Pillen nicht. Er sammelte sogar den Rest vom Tisch neben meinem Bett ein. Ich fühlte mich ohnehin schon gedemütigt genug, auch ohne wie ein Kind behandelt zu werden. Er wusste genau, wie mir zumute war. Er wusste, dass ich, wenn ich sterben wollte, sterben würde; auch ohne seine Hilfe oder seinen Widerstand.

Am nächsten Tag fuhr ich nach Hause.

»Bleib«, sagte er. »Es ist vermutlich besser, wenn du nicht allein bist, zumindest nicht in den nächsten Tagen. Oder vielleicht ist es auch besser, wenn ich nicht allein bin.«

Er ist depressiv. Er zieht es vor, allein zu sein. Ich wusste, dass er nur freundlich war.

Die einzige andere Person, der ich es erzählte, abgesehen von Sarah natürlich, war meine Therapeutin, Margaret, zu der ich damals immer noch ging, und das auch nur, weil ich das Gefühl hatte, dass ich sollte.

Sie war empört. »Ich kann nicht glauben, dass Sie eine ganze Stunde hier gesessen haben, ohne es mir zu sagen. Und dann, als Sie fast schon zur Tür hinaus sind, lassen Sie es ganz beiläufig im Gespräch fallen, als ob Sie übers Wetter reden.«

Ich hatte es ihr nicht gesagt, da ich das Aufheben hasste, das sie, wie ich wusste, deswegen machen würde. Die Forderungen, die Fragen, die Erklärungen.

»Es ist vorbei«, sagte ich. »Und ich bin immer noch hier. Mehr gibt es dazu nicht zu sagen.«

»Ich finde, wir sollten darüber reden.«

»Nein«, lehnte ich ab. »Nein.«

Was gab es denn noch zu sagen? Ich wollte sterben. Das hatte ich ihr oft genug gesagt. Und jetzt hatte ich es versucht, und es hatte nicht geklappt.

»Wir müssen versuchen, Sie zusammenzuhalten«, sagte sie.

Ich lachte. Eine Frau in einem violetten Kittelkleid würde versuchen, mich zusammenzuhalten. Wie absurd. Ihr Glaube an die Methode, ihre Ernsthaftigkeit, das war rührend. Das heißt, es hätte mich vielleicht gerührt, wenn ich gerührt hätte sein wollen. Ein gescheiterter Suizidversuch ist gefährlich. Er zerstört Hemmungen, durchschneidet die Richtlinien, die uns mit dem Verhalten, mit psychischer Gesundheit, mit dem Leben verankern. Was für eine Gewissheit konnte sie mir bieten, die größer war als der Tod? Was für ein *Zusammenhalten?*

Margaret rief unverzüglich meinen Psychiater an, der wiederum mich anrief. »Ich habe gehört, Sie sind im Augenblick nicht sehr glücklich.«

»Nein«, sagte ich.

»Was haben Sie genommen?«

Ich sagte es ihm.

»Ja, die sind stark sedierend. Ich nehme an, Sie fühlen sich sehr erschöpft. Schlafen Sie viel?«

»Das habe ich getan, ja, in den ersten Tagen.«

»Es wäre vielleicht gut, wenn Sie zu mir kommen könnten. Ich dachte mir schon, dass Ihre Stimmung abstürzen könnte, als Sie das Medikament abgesetzt haben.«

»Es lag nicht am Absetzen des Medikaments«, antwortete ich. »Sondern daran, dass es mich, genau wie all die anderen Medikamente, nicht zu mir selbst zurückbringen konnte. Ich bin nicht mehr ich selbst. Ich werde nie wieder ich selbst sein. Das ist die Verzweiflung.«

Er schwieg einen Augenblick. Ich wusste, dass sein Kopf arbeitete, dass er über unterschiedliche Medikamente nachdachte. Ich war ein Problem, das gelöst werden musste, ein chemisches Ungleichgewicht, das wieder ausgeglichen werden musste. »Vielleicht können wir etwas finden, was besser zu Ihnen passt.«

Zum Beispiel einen neuen Kopf?

»Okay«, sagte ich.

Das gefällt mir an Psychiatern. Keine Verzweiflung ist zu groß, kein Wahnsinn zu unverständlich. Später wurde mir bewusst, dass er mich gar nicht gefragt hatte, warum ich versucht hatte, mir das Leben zu nehmen.

Er verstand, warum.

Ich war dankbar dafür.

Sich das Leben zu nehmen ist sowieso der falsche Ausdruck. Wir nehmen uns nicht das Leben. Wir sind nur besiegt in dem langen, harten Kampf, am Leben zu bleiben. Wenn jemand nach einer langen Krankheit stirbt, sagen die Leute gern mit einem anerkennenden Unterton: »Er hat so hart gekämpft.« Und bei einem Suizid neigen sie zu der Annahme, dass kein Kampf stattgefunden hat, dass jemand einfach aufgegeben hat. Das ist völlig falsch.

Es gibt unter den Angehörigen des psychiatrischen Berufsstandes die Theorie, dass die Leute dazu neigen, sich das Leben zu nehmen, wenn sich ihr Zustand allmählich bessert, wenn die akute Phase der Depression vorüber ist. Dann haben sie genügend Energie, um zu handeln. Damit kenne ich mich nicht aus. Ich habe diese Erfahrung nicht gemacht, aber ich habe auch nur sehr wenig Zeit in der akuten katatonischen Phase zugebracht. Meine Depression war entsetzlich aktiv, erfüllt von schwarzer, abscheulicher Verzweiflung, und sie hielt so lange an, dass ich, als ich schließlich versuchte, mir das Leben zu nehmen, es tat, weil ich alle Hoffnung verloren hatte, je aus ihr herauszukommen.

Eines Tages, als ich mich besonders hoffnungslos fühlte, sagte Margaret zu mir, ich würde gesund werden.

»Ich weiß, im Augenblick erscheint Ihnen das unmöglich«, gab sie zu, »aber Sie werden es schaffen.«

Ich war all die Leute gründlich leid, die mir sagten, ich würde gesund werden, wo es doch nicht den geringsten Beweis dafür gab.

»Woher wollen Sie das wissen?«, fragte ich. »Wie können Sie sich anmaßen, mir meine Wahrheit zu sagen? Ihre Gefühle sind nicht meine Gefühle. Ich habe nichts gesehen, was mir zeigt, dass ich gesund werden werde.«

Und das war die Wahrheit. Zwei Jahre lang hatte ich nichts gesehen, keinen Silberstreif, keine Möglichkeit, je wieder gesund zu werden. Ich war nicht interessiert an der Zukunft, ich war interessiert (falls das ein Wort ist, das man auf meine wütende, nihilistische Verzweiflung überhaupt anwenden kann) an der Gegenwart, an dem unerträglichen Schmerz, den ich empfand, einem Schmerz, der mir endlos zu sein schien.

Damals dachte ich, und ich denke es noch immer, einem Depressiven zu versprechen, dass er gesund werden wird, ist, als würde man jemandem, der sich eben den Knöchel gebrochen hat, sagen, dass er in drei oder sechs oder neun Monaten verheilt sein wird, es aber kaum etwas gibt, um seinen gegenwärtigen Schmerz zu lindern. Bei einer schweren Depression ist es, als würde man gegen ein gebrochenes Bein ein Aspirin verschreiben. Nur dass wir, und hierin liegt der wirklich entscheidende Unterschied, ungefähr wissen, in welchem zeitlichen Rahmen Knochen heilen. Wir wissen, warum, und wir wissen, wie. Niemand weiß, wie die Depression heilt. Wir wissen nicht, warum, und wir wissen nicht, wie.

Aber sie tut es.

Ich sage das auf die Gefahr hin, jeden Depressiven in Rage zu versetzen, der dieses Buch liest, genau wie Margaret mich in Rage versetzt hat. Ich weiß, wie Sie sich fühlen. Ich weiß erschreckend gut, wie Sie sich fühlen. Es gibt keinen zeitlichen Rahmen, und es gibt keine Garantien, aber wenn Sie die schlimmste Phase des Schmerzes einfach aushalten können, dann wird sich seine Beschaffenheit irgendwann ändern.

Nicht schlagartig, aber ganz allmählich werden Sie immer wieder einen Blick auf das Selbst erhaschen, das Sie einmal kannten, und auf das Leben, das Sie einmal hatten. Dabei ist es wichtig, zu versuchen, weiterhin an das Leben zu glauben, selbst wenn dieser Glaube unmöglich erscheint, selbst wenn der Tod angenehmer erscheint. Und es ist wichtig, zu akzeptieren, dass eine schwere Depression eine Krankheit sowohl des Körpers als auch des Geistes ist und dass beide eine ausgeprägte Fähigkeit zu heilen besitzen. Ich kann das sagen, denn ich weiß es, ich habe es selbst erlebt. Mein Ärger auf Margaret rührte daher, dass sie aus intellektueller Sicht sprach, nicht aus dem Herzen – oder der Seele – der Erfahrung.

Ich weiß aus eigener Erfahrung und der Erfahrung anderer Depressiver, dass eine schwere Depression und die ständige Beschäftigung mit dem Suizid sehr nah beieinanderliegen. Sie sind unzertrennlich. Mir gefällt, wie es der Psychiater John Greden von der University of Michigan ausdrückt: »Suizidgedanken sind für die Depression, was Fieber für die Lungenentzündung ist.«[24]

Für Depressive ist es wichtig, zu verstehen, dass die Beschäftigung mit dem Suizid kein Grund für Scham- oder Schuldgefühle ist. Es ist lediglich ein klinisches Symptom einer Krankheit. Es erscheint einem vielleicht als Realität, aber es ist, wie John Greden sagt, nur eine vorübergehende Erscheinungsform, die mit der Zeit nachlassen wird, wie ein hohes Fieber. Als meine Beschäftigung mit dem Suizid allmählich nachließ, wusste ich, dass ich auf dem Wege der Besserung war.

Der Suizid ist ein solch wesentlicher Bestandteil der Krankheit, dass zwanzig Prozent der Menschen, die an einer schweren Depression leiden, einen Suizidversuch unternehmen; bei denen mit einer bipolaren Depression sind es sogar fünfzig Prozent. Bei jemandem, der seine erste depressive Phase durchmacht, ist die Wahrscheinlichkeit eines Suizidversuchs besonders hoch, während sie bei denjenigen, die bereits mehrere Phasen hinter sich haben, niedriger ist, vermutlich, da sie gelernt haben, mit ihrer Krankheit zu leben und zu glauben, dass sie letztendlich vorbeigehen wird.

Heutzutage denke ich nur noch selten an Suizid, es sei denn, ich falle wieder mal in eines meiner seltenen schwarzen Löcher. An solchen Tagen kann ich nichts denken, nichts fühlen, aber vor allem kann ich keine Verbindung aufnehmen. Ich kann mich erinnern, wie ich einmal in meinem Garten stand, einem Ort, den ich liebe, und eine Blüte betrachtete, die an einer Pflanze aufgegangen war, die ich aus Samen gezogen hatte. Normalerweise habe ich große Freude an Pflanzen und, da ich von Natur aus egoistisch bin, noch mehr an Pflanzen, die ich selbst gezüchtet habe, aber an diesem Tag sah ich die Blume an und verspürte gar nichts, nicht einmal Interesse. Es war eine Blume, ein Gegenstand, ein Ding ohne die Macht, Bewunderung, Freude oder Staunen zu erwecken.

Und ich dachte, das ist die Depression, dieser absolute und völlige Mangel an Verbindung zum Leben. Zu Zeiten wie diesen lastet der Suizid, oder der Tod, schwer auf mir. Wenn ich nicht leben kann, wenn ich keine Verbindung zum Leben aufnehmen kann, sondern für immer dazu verdammt bin, mein Gesicht an die Fensterscheibe zu pressen und zuzusehen, wie das Leben an mir vorbeizieht, warum soll ich dann nicht sterben? Was ist das dann schon, wenn nicht ein lebendiger Tod?

Ich dachte, ich sei allein mit diesen Gedanken, bis ich einen Mann in der Gruppentherapie sagen hörte, er hätte die ganze letzte Woche damit verbracht, über alle möglichen Methoden nachzudenken, wie er sich das Leben nehmen könnte.

»Aber jetzt«, sagte er, »weiß ich, dass ich meinen Verstand nicht allzu ernst nehmen darf. Es ist nur ASD – automatisches Suiziddenken.« Er machte eine komische Pause. »Hat das nicht jeder?«

Heutzutage, wenn Nigel oder ich uns allzu viel mit dem Tod beschäftigen, sagen wir zueinander: »Ach, das ist nur ASD. Hat das nicht jeder?« Es reduziert das Entsetzen (und das Tabu) unserer Gedanken auf einen Allgemeinplatz, ein gemeinsames Symptom, das vorbeigehen wird.

Wenn wir die Gedanken, die wir am wenigsten unter Kontrolle haben, ans Licht holen können, dann können wir ihnen etwas von ihrem Schrecken nehmen. Angst wächst im Dunkeln. Früher habe ich nie jemandem von meinen Suizidgedanken erzählt. Ich dachte, sie seien zu grauenhaft, zu unaussprechlich, um sie zuzulassen. Wenn ich mich so fühlte, legte ich mich früher immer ins Bett und blieb dort, außerstande, dieser grässlich veränderten Welt ins Auge zu sehen, und wartete, bis meine Sichtweise wieder normal wurde.

Heutzutage begegne ich diesem Zustand auf zweierlei Wegen.

Erstens einmal erzähle ich jemandem, wie ich mich fühle. Natürlich wähle ich diese Person sorgfältig aus. Manche Leute geraten allein schon bei dem Wort Suizid in Panik, und Panik ist das Letzte, was ich brauche. Das führt nur dazu, dass ich mich meiner Gedanken schäme, und wenn ich mich schäme, fühle ich mich so richtig schlecht und beschäftige mich nur noch intensiver mit dem Suizid.

Zweitens zwinge ich mich, meinen alltäglichen häuslichen Aufgaben nachzukommen. Selbst kleine Leistungen helfen mir – einen Becher abzuspülen, einen Stapel Zeitungen zum Müll zu bringen. Oder einen Spaziergang zu unternehmen, vor allem gleich morgens, wenn meine Depression immer am schlimmsten ist. Das ist meine Stunde des schwarzen Hundes.

Die Anstrengung, in meinen Wagen zu steigen und zu einem Park zu fahren (in London erfordert jeder Kontakt mit der Natur Anstrengung) kann riesig sein. Ich bin im Berufsverkehr und zum Schulbeginn durch die Straßen gefahren, während mir die Tränen übers Gesicht liefen. Ich bin weinend jeden Zentimeter dreier Londoner Parks abgelaufen. Ich habe im Regen geweint, und ich habe im Sonnenschein geweint; ich habe eine dunkle Sonnenbrille getragen, um meine Tränen zu verbergen, und ich habe keine Verkleidung getragen, wenn mir alles egal war. Aber eines weiß ich mit Bestimmtheit: Wenn ich eine Stunde stramm gelaufen bin, geht es mir jedes Mal besser.

Die Forschung bestätigt das. Eine klinische Pilotstudie am Southwestern Medical Center der University of Texas in Dallas hat herausgefunden, dass körperliche Bewegung zusammen mit der Einnahme von Antidepressiva die depressiven Symptome bei Patienten mit ernsten depressiven Störungen deutlich verringert.[25] An der Studie nahmen siebzehn Patienten mit ernsten Depressionen teil. Alle nahmen Antidepressiva ein, litten aber noch unter Restsymptomen der Depression wie zum Beispiel Schlaflosigkeit, Konzentrationsschwäche, Reizbarkeit, Schlafproblemen, mangelnder Motivation und Traurigkeit. Den Teilnehmern der Studie wurde ein zwölf Wochen dauerndes Aerobic-Trainingsprogramm von täglich dreißig Minuten verschrieben (Spazierengehen, Laufband oder Radfahren). Jede Woche wurde die Schwere der depressiven Symptome mithilfe klinischer und patientenbewerteter Instrumente ausgewertet. Die körperliche Bewegung führte zu einer deutlichen Verringerung der Symptome, was die Vermutung nahelegt, dass körperliche Bewegung zusammen mit der Einnahme von Antidepressiva eine effektive Strategie für die Behandlung einer ernsten Depression sein kann.

Eine andere Studie am Southwestern Medical Center der University of Texas hat herausgefunden, dass dreißigminütige Aerobic-Trainings, drei- bis fünfmal die Woche absolviert, die depressiven Symptome bei jungen Erwachsenen um fünfzig Prozent verringerten.[26]

Auch Wissenschaftler an der Duke University in North Carolina stellten fest, dass körperliche Bewegung eine Depression ebenso effektiv behandelt wie Antidepressiva. Sogar mit weniger Rückfällen und einer höheren Genesungsrate.[27]

Spazierengehen hat noch einen anderen Nutzen für mich. Es ist, als könnte ich mich durch die Bewegung des Gehens davon überzeugen, dass ich noch immer ein Teil der Bewegung des Lebens bin. Wenn ich besonders niedergeschlagen bin, dann sage ich mir, dass das schwarze Loch, diese abrupte und entsetzliche Unverbundenheit mit dem Leben, vorbeigehen wird (»auch das wird vorbeigehen, auch das wird vorbeigehen« ist mein Mantra, während ich gehe). Ich weiß, dass meine Verzweiflung nicht echt ist und dass auch meine plötzliche und innige Verbundenheit mit dem Suizid nicht echt ist. Es ist eine Erscheinungsform meines Verstandes oder meiner Krankheit, und es wird vorbeigehen.

Für manche geht es nicht vorbei. Man schätzt, dass die Sterblichkeitsrate bei Depression irgendwo zwischen zehn und zwanzig Prozent liegt, auch wenn die am häufigsten genannte Zahl fünfzehn Prozent beträgt. Der Kampf wird zu schwer, und wir geben auf. Das sollte kein Anlass für Scham oder Stigmatisierung sein, und auch nicht für Vorwürfe oder Schuldgefühle bei denen, die wir zurücklassen. Für den Depressiven ist es die Aufgabe eines langen und entsetzlichen Kampfes, eines Kampfes, den wir, so empfinden wir es zumindest, niemals gewinnen können. Es hat nichts mit Scham zu tun, nur mit tiefem Schmerz. Es ist das bittere Ende einer entsetzlichen Krankheit, mit der ein verzweifelter Kampf geführt worden ist.

KAPITEL 21

Der Wendepunkt

Sobald du dir vertraust,
sobald weißt du zu leben.

Johann Wolfgang von Goethe

In den Monaten unmittelbar nach meinem Suizidversuch hatte ich das Gefühl, dass es vorbei war. Ich hatte aufgegeben. Nichts und niemand konnte mir helfen. Kein Medikament, kein Seelenklempner, keine Klinik, kein Therapeut, kein Geliebter, kein Freund. Nicht einmal der Tod konnte mir helfen.

Ich war allein, und die einzige Möglichkeit, die ich sah, war, immer nur einen zögernden Schritt auf einmal zu tun.

Und so begann er, der lange, langsame und schmerzhafte Weg zur Genesung.

Er dauerte drei Jahre.

Seltsamerweise sehe ich den Suizidversuch als den Wendepunkt an, obwohl es mir damals nicht so vorkam. Indem ich jede Hoffnung aufgab, dass mir irgendjemand helfen könnte, übernahm ich selbst die absolute Verantwortung für meine Krankheit und begann, nach Möglichkeiten zu suchen, wie ich mir selbst helfen könnte. Ich habe ein paar der Dinge aufgeschrieben, die mir geholfen haben. Ich biete sie an, in der Hoffnung, dass sie vielleicht auch anderen helfen:

Ich habe mit Yoga angefangen.

Ich bin jeden Tag mindestens eine halbe Stunde spazieren gegangen.

Ich habe versucht, mich nicht mehr abzukapseln, und angefangen, meine Freunde zu treffen, aber nur für eine Tasse Tee oder eine Mahlzeit in aller Stille. Hauptsächlich habe ich mich mit Freunden getroffen, die ebenfalls depressiv sind, zum einen, weil es tröstlich war, unter Leuten zu sein, die es verstanden, und zum anderen, weil ich lernte, dass ich, indem ich anderen Leuten half, auch mir selbst zu helfen begann.

Ich vermied jede gesellschaftliche Situation, die mich hätte unter Druck setzen können, eine Rolle zu spielen, mich in Schale zu werfen oder so zu tun, als würde ich voll funktionieren.

Ich akzeptierte, dass ich weder lesen noch schreiben konnte (jedenfalls nicht auf irgendeine effektive Weise, um damit meinen Lebensunterhalt zu verdienen), und begann mich stattdessen auf die Dinge zu konzentrieren, die ich tun konnte. Das meiste davon waren manuelle körperliche Arbeiten wie zum Beispiel das Geschirr zu spülen, meine Wohnung zu putzen, eine Wand zu streichen, einen antiken Stuhl zu restaurieren oder im Garten zu arbeiten.

Ich hörte auf zu versuchen, Energie zu nutzen, die ich nicht hatte, und akzeptierte, dass es, wenn ich mich nachmittags ins Bett legte, nicht hieß, dass ich wertlos war. Es hieß, dass ich erschöpft war.

Ich sah mir alte Kinofilme und Komödien an und vermied die Nachrichten, aktuelle Themen, emotional hoch aufgeladene Dramen und alles, was mich aus der Fassung bringen könnte.

Ich begriff, dass ich eine Krankheit hatte, keine Schwäche.

Ich hörte auf, mich zu schämen.

Es war nicht leicht. Es gab schlechte Zeiten und noch schlechtere Zeiten, und es gab auch Zeiten, zu denen ich, wie Nigel es gern ausdrückt, »ganz schön verrückt« war.

Das war ich tatsächlich.

Wenn Geisteskrankheit heißt, dass man kein Urteilsvermögen und keine Intuition mehr hat, dann war ich wirklich verrückt. Es gab Zeiten, da setzte ich mein Vertrauen in Leute, denen zu vertrauen so offensichtlich verrückt war, dass nur noch die Warnhinweise auf ihrer Stirn fehlten. Meine im Allgemeinen gute Intuition schien mir völlig abhandengekommen zu sein, aber wenn der eigene Verstand so völlig durcheinander ist, dann ist man eben wie von Sinnen. Man ist anderen Leuten vollkommen ausgeliefert. Manchmal fühlte ich mich so unschuldig wie ein Kind, und oft hatte ich das Gefühl, irgendwo angespült zu sein, gestrandet inmitten einer Gesellschaft von Fantasten und Scharlatanen, aber irgendwie wurde ich immer gerettet. Ich will damit Folgendes sagen: Es gibt so viel Güte auf dieser Welt, dass sie doch überwiegt. Oder vielleicht hatte ich auch einfach nur Glück.

Aber zwischen den schlechten und schlechteren Zeiten gab es auch Augenblicke, in denen ich, wenn auch keine Hoffnung, so doch zumindest ein Schimmern von Möglichkeiten sah. Ich begann zu glauben, dass ich eines Tages vielleicht wieder gesund sein und in dem Menschen leben würde, den ich »ich selbst« nenne. Aber zuerst musste ich mich selbst verstehen. Ich musste wieder leben lernen, genau wie jemand mit einer körperlichen Krankheit vielleicht wieder laufen lernen muss.

Es war, als würde ich wieder bei null anfangen. Ich brauchte beispielsweise sehr lange, um zu verstehen, oder wieder zu verstehen, warum Leute bestimmte Dinge tun. Warum sie, um genau zu sein, überhaupt etwas tun. Womit füllen sie ihre Zeit aus? Was hat es für einen Sinn?

Auf meinen ausgedehnten Morgenspaziergängen sah ich Leute in Jogginganzügen und Turnschuhen an mir vorübereilen. Wohin liefen sie, und warum hatten sie es so eilig? Ich konnte mir einfach nicht vorstellen, es so eilig zu haben. Ich sah andere, die für einen Hund einen Ball warfen, ihn hochhoben und wieder warfen. Warum? Was hatte eine solch unnötige Wiederholung für einen Sinn?

Schließlich akzeptierte ich, dass es im Grunde genommen keinen Sinn gibt – das Tun *ist* der Sinn – und dass das Leben aus einer Reihe von Handlungen besteht, die, oft genug wiederholt, allmählich an Form und Bedeutung gewinnen. Sie werden für uns nur deswegen bedeutungsvoll, weil wir ihnen eine bestimmte Bedeutung zuweisen oder weil sie uns ein Ergebnis liefern, das uns in irgendeiner Weise dienlich ist.

Unmittelbar nach meinem Suizidversuch sahen so die Gedanken und Ideen aus, die mich beschäftigten. Das Leben hatte aufgehört, eine Bedeutung zu haben, aber das hatte der Tod auch. Wenn nichts mehr eine Bedeutung hat, wie macht man dann weiter? Worin soll man sein Vertrauen setzen? Die prägende Eigenschaft der schweren Depression war für mich dieser absolute Verlust an Vertrauen. Der gesunde Verstand stellt nicht jedes einzelne, noch so kleine Tun infrage. Er akzeptiert. Er vertraut dem Prozess.

Ich begann mit kleinen Schritten. Es lag Bedeutung darin, den Abwasch zu erledigen, denn es hieß, dass Molly und ich Teller, Messer und Gabeln zum Essen hatten. Es lag Bedeutung darin, die Straße zu den Geschäften hochzugehen, da ich dort das Essen einkaufte, um mein Kind zu versorgen. Es lag Bedeutung darin, etwas zu kochen, denn es war das Essen, das meinem Körper die Energie gab, den Abwasch zu erledigen und zu den Geschäften zu gehen und zu kochen und das Essen zu essen, das mir die Energie gab, um …

Ich begriff, dass es ein Prozess war, und entweder nahm man an ihm teil oder man stieg aus. Ich hatte versucht, auszusteigen, und darin keine Lösung gefunden. Daher nahm ich nun an dem Prozess teil, und indem ich es tat, begann ich, eine Bedeutung darin zu finden.

Auf den Vorschlag einer Freundin hin, begann ich mit Yoga. Es hatte ihr durch schwere Zeiten hindurchgeholfen, und sie dachte, es könnte auch mir helfen. Es war die Übung, die auch jede psychiatrische Klinik, in der ich gewesen war, empfahl, wo jeden Morgen Yogastunden abgehalten wurden. Eine der Schwestern sagte mir, sie hätte gesehen, wie mithilfe von Yoga in manchen Fällen von schwerer Depression gute Erfolge erzielt wurden.

Also suchte ich mir einen Kurs und begann, in diesem schlichten Akt insofern eine Bedeutung zu finden, als er dafür sorgte, dass ich aus dem Haus ging, unter Leute kam und meinen Körper so bewegte, dass er sich danach leichter und freier anfühlte. Nach und nach begriff ich, dass ich mich dadurch stärker, ruhiger und aufgeschlossener fühlte. Und so begann ich mich auf meine Yogastunden zu freuen, bis mir allmählich klar wurde, dass es, wenn ich aufwachte, etwas war, was ich jeden Tag tun wollte. Ganz langsam begann ich, mir ein Übungsprogramm aufzubauen. Ich vertraute dem Prozess, und dem Ergebnis.

Ich lernte dabei auch viel über Akzeptanz, dass man, um Yoga gut zu beherrschen, den Körper so, wie er ist, mit all seinen Schrullen und Schmerzen, Launen und Eigenheiten, akzeptieren muss. Ich lernte dabei, sanfter mit mir selbst umzugehen (etwas, was jeder Depressive lernen muss, denke ich) und meinen Körper zu ermuntern anstatt zu drängen, sich auf neue und ungewohnte Arten zu bewegen. Ich lernte, dass es Angst war, oder eine starre, eingefahrene Denkweise, die mir einredete, dass ich niemals einen Kopfstand oder einen Handstand schaffen könnte. Wenn unser Verstand uns bremsen kann, dann kann er uns auch weiterbringen.

Inzwischen schaffe ich sowohl einen Kopfstand als auch einen Handstand mit Leichtigkeit. Diese Leistungen sind insgesamt gesehen vielleicht klein, aber für mich sind sie riesig. Sie bedeuten etwas.

Yoga hat mir außerdem zu der Erkenntnis verholfen, dass es sinnlos ist, sich mit anderen zu vergleichen. Sie können etwas, was ich nicht kann, und ich kann etwas, was sie nicht können, denn wir sind alle verschieden und einzigartig. Ich kann mich zum Beispiel nicht zurücklehnen und auf meine Fersen kauern oder setzen, jedenfalls noch nicht, aber ich kann mich relativ leicht im Schneidersitz oder in der Lotusposition hinsetzen. Die Person neben mir kann vielleicht ihre Ferse nehmen und sie sich an den Kopf halten, auf eine Art, die mir unmöglich erscheint, aber ich kann mich in einer Position auf den Kopf stellen, die für sie wiederum unvorstellbar ist.

Yoga hat mir außerdem geholfen, die Schmerzen zu lindern, an denen ich litt. Zu der Zeit hatte ich bereits begriffen, dass das Kehlenmonster ein rein somatischer Zustand war. Mit anderen Worten, es ist ein emotionaler Schmerz, der sich in Gestalt eines körperlichen Leidens zeigt. Was nicht bedeutet, dass er nicht wirklich da war (er war so qualvoll, dass ich mitunter in Tränen aufgelöst war und nichts essen oder trinken konnte), aber es hieß, dass selbst noch so viele Nackenmassagen oder besänftigende Halsmedikamente nichts nützen würden. Leute, die Ähnliches empfinden, denken oft, dass sie Kehlkopfkrebs im fortgeschrittenen Stadium haben müssen, selbst wenn unzählige medizinische Untersuchungen zeigen, dass ihnen körperlich nichts fehlt.

Yoga hat den doppelten Nutzen, dass es zum einen aus einer sanften, auf ein Individuum zugeschnittenen Intervention (zwei Yogaübungen sind nie dieselben, da zwei Körper nie dieselben sind) und zum anderen aus einer Reihe von Übungen besteht, die das Nervensystem beruhigen und Stress lindern. Es gibt eine wundervolle, komische amerikanische Redensart: *Our issues are in our tissues*, was so viel heißt wie: »Unsere Probleme stecken in unserem Gewebe«. Mit anderen Worten, Emotionen oder alte, ungelöste Gefühle können Nacken- oder Rückenschmerzen, einen nervösen Magen, eine steife Hüfte oder eben ein Kehlenmonster verursachen.

Ich wunderte mich, wie sehr ich körperlich unter meiner Depression litt. Alles tat mir weh, aber vor allem mein Hals, mein Nacken und meine Brust, während meine Arme und Beine oft steif waren und schmerzten. Ich war, wie die meisten Leute, immer davon ausgegangen, dass die Depression eine Krankheit des Kopfes und dass mein Geist ein von meinem Körper völlig getrenntes Wesen ist. Grundsätzlich stimmte ich damit überein, dass ein gesunder Körper einen gesunden Geist ausmachte, aber bevor ich depressiv wurde, hatte ich keine Ahnung, dass das auch umgekehrt galt, »gesunder Geist, gesunder Körper«.

Fachleute akzeptieren inzwischen, dass die körperlichen Schmerzen und Leiden, die man bei einer schweren Depression empfindet, echt sind. Sie sind kein Produkt der Fantasie oder eines irregeleiteten Verstandes. Eine von Forschern an der University of Alberta durchgeführte Studie zeigt, dass die Depression ein wesentlicher Risikofaktor für den Ausbruch schwerer Nacken- und Unterrückenschmerzen ist. Leute, die an Depressionen leiden, werden mit viermal höherer Wahrscheinlichkeit schwere oder lähmende Nacken- und Unterrückenschmerzen entwickeln als diejenigen, die nicht depressiv sind.[28]

In einer Studie mit über fünfundzwanzigtausend Patienten in fünfzehn Notaufnahmezentren auf fünf Kontinenten haben Forscher in Seattle herausgefunden, dass fünfzig Prozent aller depressiven Patienten weltweit von unerklärlichen multiplen physischen Symptomen berichten, und kamen zu dem Schluss, dass »somatische Symptome eine Kernkomponente des depressiven Syndroms«[29] sind.

Tatsächlich sind das Psychische und das Physische untrennbar miteinander verbunden, und diese ganzheitliche Verschmelzung ist das, was die Yogis längst begriffen haben. Yoga hat mir geholfen, die Schmerzen und die Steifheit in meinem Körper zu lindern, aber nicht nur das: Es hat auch begonnen, die schwarzen Knoten in meinem Kopf zu entwirren. Warum das so ist, dafür gibt es kaum stichhaltige Beweise. Das liegt daran, dass es beim Yoga niemals eine einzige Kontrollgruppe geben kann, da es innerhalb dieser dreitausend Jahre alten Disziplin so viele unterschiedliche Varianten gibt, dass sie nicht den strengen Regeln unterworfen werden kann, die die westliche Wissenschaft verlangt. Timothy B. McCall, medizinischer Redakteur des *Yoga Journal*, drückt es so aus:

Wie bei jedem ganzheitlichen Bestreben ist die Messung der einzelnen Bestandteile nicht dasselbe wie das Verständnis von der Summe dieser Teile. Die reduktionistische Wissenschaft sagt uns vielleicht, dass Yoga den systolischen Blutdruck und die Cortisolsekretion senkt und das Lungenvolumen, den Serotoninspiegel und die Barorezeptor-Sensibilität erhöht, aber damit ist die Gesamtsumme dessen, was Yoga ausmacht, nicht einmal annähernd erfasst.[30]

Den überzeugendsten Beweis für die positive Wirkung des Hatha Yoga (des physischen Einübens von Haltungen, wozu auch Tiefenatmungsübungen und Meditation gehören) und vor allem des Pranayama (einer Reihe von Tiefenatmungsübungen) liefert das Nationale Institut für Psychische Gesundheit und Neurowissenschaft in Indien.[31] Studien belegen eine hohe Erfolgsquote (bis zu dreiundsiebzig Prozent) bei der Behandlung der Depression mithilfe des Sudharshan Kriya, einer Pranayama-Technik, zu der es unter anderem gehört, in drei bestimmten Rhythmen auf natürliche Weise durch Nase und Mund zu atmen. Stephen Cope, Psychotherapeut und Autor von *Yoga and the Quest for the True Self*, vertritt die Ansicht, dass Hatha-Yoga-Haltungen die Stimmung verbessern, indem sie Energie durch Stellen im Körper leiten, an denen sich Gefühle von Schmerz oder Wut angestaut haben. Er nennt Hatha Yoga »eine zugängliche Methode, die Selbsttröstung zu erlernen«[32].

Wenn es, abgesehen vom Spazierengehen, eine körperliche Bewegung gibt, die einem Depressiven helfen kann, dann ist es, denke ich, Yoga. Aber es muss richtig und mit einer gewissen Beharrlichkeit ausgeübt werden. Das erscheint einem vielleicht furchtbar schwer, wenn man sehr krank ist, aber Yoga ist eine solch sanfte Disziplin, dass es sogar schon hilft, wenn man nur auf einer Yogamatte liegt und tiefes, rhythmisches Atmen übt. Davon ausgehend kann man bis zu fünf Minuten in sanften Posen verharren, dann zehn, dann zwanzig und so weiter.

Amy Weintraub ist eine Yogalehrerin, die selbst einmal an einer schweren Depression gelitten hat und mit Yoga anfing, um ihre Depression zu lindern. In ihrem Buch, *Yoga For Depression*, beschreibt sie leidenschaftlich und überzeugend (wobei sie auf zahlreiche Fallstudien zurückgreift) die Vorzüge von Yoga und den dazugehörigen Atemübungen.

Und sie betont, wie so viele Yogis vor ihr, die Bedeutung regelmäßigen Übens:

*Man nimmt ja auch nicht nur ein einziges Mal ein An-
tidepressivum und erwartet, dass es einem besser geht.
Man nimmt es regelmäßig ein. Daher muss man auch
Yoga, um Körper und Geist wieder in einen Zustand des
Wohlbefindens zu bringen, regelmäßig ausüben. Gerade
die Selbstverpflichtung zu diesem Üben kann ein erster Schritt sein, um depressive Symptome zu lindern.
Anders als bei einer Pille, die sie zwei- oder dreimal täglich einnimmt, bringt eine Yogaschülerin, indem sie einmal täglich übt, das Element der »Selbstkontrolle«, wie
es Psychologen nennen, mit ein – die Fähigkeit, aktiv am
Heilungsprozess beteiligt zu sein. Selbstkontrolle, nicht
zu verwechseln mit Willenskraft oder Beherrschung,
heißt in diesem Zusammenhang, dass man seine Hand-
lungsweise selbst bestimmen kann. Selbstkontrolle im
Sinn von Selbstentschlossenheit hat, wie zahlreiche Studien gezeigt haben, einen positiven Einfluss auf die Genesung von einer Krankheit, einschließlich der Depression.[33]*

Es lohnt sich allerdings, sich einen Yogalehrer zu suchen,
zu dem man Verbundenheit verspürt, und es ist besser, sich
einen kleinen Kurs zu suchen. Die größeren Kurse sind im
Allgemeinen voller Leute, die auf der Suche nach jenem
schwer zu erreichenden »Yoga-Gesäß« oder auf der Jagd
nach dem schönen Körper sind. Für diejenigen von uns, die
auf der Suche nach dem schönen Geist sind, ist die Einzel-
betreuung durch einen Yogalehrer ebenso entscheidend wie
das langsame und korrekte Einüben der Haltungen. Und
das Ablegen des vorherrschenden kulturellen Glaubens,

dass es bei körperlicher Bewegung um Wettkampf oder Perfektion geht.

Die perfekte Yogapose gibt es nicht; wir streben nach Fortschritt, nicht nach Vollkommenheit. Wir geben unser Bestes, und während wir das tun, stellen wir fest, dass das Beste immer gut genug ist – eine nützliche Lektion für jeden, der mit einer Depression zu kämpfen hat.

KAPITEL 22

Sinn finden

Nur eins rettet: ein Schritt –
und noch ein Schritt.
Immer wieder tut man denselben Schritt.

Antoine de Saint-Exupéry

Ich machte jeden Tag meine Yogaübungen und ging spazieren, aber das Jahr nach meinem Suizidversuch war auch auf die eine oder andere Art kompliziert. Zwei Schritte vor, einen Schritt zurück. Ein paar Umwege.

Bei meinem Vater wurde Prostatakrebs diagnostiziert.

»Die meisten Männer sterben damit, nicht daran«, war sein nüchterner Kommentar, als er sich auf eine Behandlungsrunde einließ. Sobald ich den ersten Schock der Diagnose überwunden hatte, machte ich mir Sorgen um ihn, wenn auch keine allzu großen. Offenbar war der Krebs früh entdeckt worden, und inzwischen hatte ich in der Therapie genug gelernt, um mich auf die Gegenwart und praktische Lösungen zu konzentrieren, anstatt düstere Zukunftsbilder heraufzubeschwören. Mein Vater witzelte darüber, und ich folgte seinem Beispiel.

Ich machte mich auf die Suche nach einem Garten, nachdem ich meine Wohnung endlich zum Verkauf angeboten und schließlich auch verkauft hatte. Ich wusste, dass ein Garten von entscheidender Bedeutung für meine Genesung war, und letztendlich fand ich ihn; einen Wirrwarr aus Unkraut und Gestrüpp, in den ich eine gewisse Ordnung bringen konnte, während ich dennoch die Struktur und das Leben, das tief in ihm existierte, respektierte.

Der Garten war, entschied ich, genau wie mein Verstand: Er bedurfte liebevoller Pflege und mutiger Instandsetzung. Unkraut und Gestrüpp der Depression mussten gelichtet werden. Ich konnte nur hoffen, dass mein Verstand darunter noch intakt existierte.

Ich hatte noch nie einen Garten angelegt, aber ich kaufte mir Millimeterpapier und dicke schwarze Stifte, Buntstifte und quadratische Schablonen und begann, auf Papier zu entwerfen, was bis dahin nur in meinen Träumen existiert hatte. Ich arbeitete um die bestehenden Bäume herum, entwarf den Garten so, dass er sich in die Symmetrie einfügte, die er schon so lange besessen hatte, bevor ich kam.

Das war meine Therapie, eine Art, mich vorwärtszubewegen und dem Prozess zu vertrauen. Nicht nur meinem Prozess, sondern dem Prozess des Lebens. Ich wusste, dass der Garten noch lange nach mir existieren würde, wenn auch vielleicht nicht in dem Zustand, den ich mir vorstellte, und ich fand großen Trost darin. Mein Leiden und das enorme Ausmaß meiner Krankheit (das natürlich nur für mich enorm war) bedeuteten im Vergleich dazu nur wenig. Viel wichtiger war, dass Dingen, die verfallen waren, ihre Schönheit wiedergegeben werden konnte.

Sobald meine Pläne auf Papier Gestalt angenommen hatten, lernte ich durch einen glücklichen Zufall Martin kennen, einen Landschaftsgärtner, der sich meine Pläne ansah und begann, sie präzise umzusetzen. Er legte Wege und Terrassen an und grub Blumenbeete um, bis schließlich an einem eisigen Novembertag die Grundzüge meines Gartens auftauchten, sich wie von Zauberhand aus dem Matsch erhoben.

Der Garten ist nicht riesig, wenn auch groß für Londoner Verhältnisse, aber er verströmt auf eine seltsam friedliche Weise Charme und Atmosphäre. Manchmal denke ich, dass das daher kommt, dass er mit so viel Hoffnung entworfen und umgesetzt wurde. Vielleicht ist es ein bisschen versponnen, aber ich habe einmal zu einer Neurowissenschaftlerin, als sie in meinem Garten stand, gesagt, er hätte eine wichtige Rolle bei meiner Genesung von der Depression gespielt. »Ja«, hatte sie geantwortet, »das kann ich sehen.«

Ich kaufte mir ein Auto. Diese Tatsache ist bedeutender, als sie vielleicht vermuten lässt. Ich war zehn Jahre lang nicht imstande gewesen, Auto zu fahren. Seit Mollys Geburt litt ich an einer schweren Autofahrphobie. Wenn ich am Steuer eines Wagens saß, musste ich so heftig zittern, dass ich davon fast bewusstlos wurde; mein Herz raste, und ich schwitzte, bis meine Hände vom Lenkrad glitten – selbst in einem stehenden Wagen. Als Beifahrerin war ich kaum besser. Es wurde so schlimm, dass ich das Autofahren völlig aufgeben musste und auf Jonathan angewiesen war, der mich fortan überall hinfuhr. Rückblickend betrachtet denke ich, dass diese Phobie vielleicht das erste Anzeichen meiner drohenden Depression war. Außerdem war ich nach Molls Geburt ein Jahr lang fast ständig niedergeschlagen, wenn auch mit Sicherheit nicht klinisch depressiv. Diese beiden Dinge zeigen mir, dass ich vielleicht schon damals in gewisser Weise labil war.

Jetzt war ich auf mich allein gestellt. Ich musste ein Auto haben, und ich musste es fahren können. Meine neue Wohnung lag ein Stück von Jonathans entfernt, wenn auch kaum der Rede wert mit dem Auto. Molly musste zwischen uns beiden hin- und hergefahren und zur Schule gebracht und von dort abgeholt werden. Sie musste sich auf mich verlassen können. Was noch wichtiger war: Ich selbst musste mich auf mich verlassen können. Ich war entschlossen, die Phobie zu besiegen, und ebenso entschlossen, meinen eigenen Verstand zu bezwingen.

Daher kaufte ich von einem Teil des Geldes aus dem Verkauf des Hauses ein neues Auto und ließ es mir nach Hause liefern. Ich dachte, allein der Anblick des geparkten Wagens wäre mir so unangenehm, dass ich mich doch ans Steuer setzen würde. Außerdem dachte ich, dass ich zu der Zeit meine Angst vielleicht schon überwunden hatte.

Das Auto stand vor meiner Wohnung und sah glänzend und neu und absolut furchteinflößend aus.

Es stand wochenlang da.

Schließlich rief ich eine Fahrschule an und buchte ein paar Fahrstunden.

»Ich habe ein neues Auto, und ich habe zu viel Angst davor, es zu fahren«, gestand ich. »Ich brauche den ruhigsten und nettesten Fahrlehrer von ganz London.«

Worauf die Frau am anderen Ende der Leitung fragte: »Haben Sie schon einen Termin für Ihre Fahrprüfung?«

»Die habe ich vor achtzehn Jahren abgelegt.«

Ein langes Schweigen trat ein.

»Ich habe eine Autofahrphobie und ein neues Auto«, sagte ich. »Ich brauche Hilfe.«

»Sie brauchen Geoffrey«, entschied sie.

Zwei Wochen später stand Geoffrey vor meiner Tür. Eine Woche lang fuhren wir drei Stunden täglich kreuz und quer durch die Stadt. Dann verließen wir London. Wir fuhren die M25 hinunter, die A1 hoch, die M1 entlang. Vor Autobahnen graute mir besonders. Selbst als Beifahrerin musste ich die Augen schließen. Das war natürlich keine Option mehr. Als ich zum ersten Mal die Kriechspur verließ, um zu überholen, klatschte Geoffrey Beifall. Am Ende der Woche gab er mir die Hand. »Sie schaffen das schon«, sagte er.

Ich entdeckte wieder, wie gern ich Auto fahre, genau wie ich, nachdem die Depression zurückgegangen war, wieder entdeckte, wie gern ich lebe. Dass beides immer solches Entsetzen in mir auslöste, hat nichts mit dem Autofahren oder dem Leben an sich zu tun. Das Entsetzen existiert nur in meinem Kopf. Das Autofahren war ein wichtiger Schritt dabei, es ans Licht zu holen.

In jenem Sommer, kurz nachdem ich in meine neue Wohnung gezogen war, musste meine Mutter ins Krankenhaus. Eine der Hauptschlagadern in ihrem Oberschenkel war verstopft. Kaum oder gar kein Blut erreichte ihren Fuß, der allmählich abstarb. Der Schmerz war höllisch. Der Arzt versuchte, die Schlagader aufzublasen, aber das Blutgerinnsel saß so tief, dass die Operation misslang. Meine Mutter hatte einen Morphintropf an ihrem Bett, aber das half ihr kaum. Sie konnte nichts essen, vor lauter Schmerzen und der Übelkeit, die das Medikament erzeugte. Dieser Zustand hielt sechs Wochen an, während wir zusammen mit dem Arzt beratschlagten, was man tun könnte.

Ich fuhr ständig über die Autobahnen zum Krankenhaus und zurück. Jedes Mal, wenn ich meine Mutter sah, schien sie noch mehr eingefallen zu sein. Als sie das Krankenhaus verließ, hatte sie rund fünfundzwanzig Kilo abgenommen. Ich kaufte ihr Cashmeresocken, um ihre eisigen Zehen zu wärmen, und massierte ihr den Fuß und das Bein. Im OP stachen sie ihr Nadeln ins Bein und führten Ballons durch ihre Arterien. Es half alles nichts.

Es blieb nur noch eine Möglichkeit: Amputation. Meine Mutter erklärte sich bereit, sich die Zehen entfernen zu lassen. Es gab keine Hoffnung, sie zu erhalten, und kaum eine Chance, ihr Unterbein zu retten, aber es war einen Versuch wert. Wenn die erste Amputation nichts half, würde sie eine zweite benötigen, und dann eine dritte, jedes Mal ein bisschen höher an ihrem Bein.

An dem Nachmittag, an dem sie sich zur Amputation ihrer Zehen bereiterklärt hatte, ging ich aus ihrem Zimmer auf den Korridor des Krankenhauses und brach in Tränen aus.

»Warum weinst du denn?«, fragte Dad.

»Arme Mum«, sagte ich. Eine Amputation ist ein brutaler Schock. Meine Mutter hatte immer sehr schöne Beine gehabt. Auf meinem Kaminsims steht ein Schwarz-Weiß-Foto von ihr, aufgenommen in den Sechzigerjahren in Aden. Sie tanzt in einem Seidenkleid und auf hohen Absätzen. Ihr Lächeln ist strahlend.

Dad klopfte mir mit leicht besorgter Miene hilflos auf die Schulter.

Ich fuhr nach Hause, bereit, am nächsten Tag nach der Operation wiederzukommen. Mein Vater rief mich an jenem Abend an, verstört und voller Panik. Das Krankenhaus hatte festgestellt, dass seine Krankenversicherung die sechs Wochen nicht bezahlen würde, die meine Mutter im Krankenhaus verbracht hatte. Es war eine Formsache. Die Versicherung behauptete, die Behandlungen, denen sie sich unterzogen hätte, stellten keine Operation dar. Der Arzt war wütend, aber machtlos. Wir hatten Schulden in Höhe von zwanzigtausend Pfund, die am nächsten Morgen zurückzuzahlen waren.

Kein Geld. Keine Operation.

Mein Vater fragte mich, ob ich irgendwelche Ersparnisse hätte. Die hatte ich zum Glück aus dem Verkauf des Hauses, das mir zusammen mit Jonathan gehört hatte. Ich hatte eine kleinere Wohnung gekauft, als ich es normalerweise vielleicht getan hätte, um Geld auf der Seite zu haben, falls ich nicht wieder würde arbeiten können. Damals wusste ich nicht, ob ich je wieder würde schreiben können. Meine Konzentration war noch immer katastrophal. Ich schaffte es mit Mühe, etwas zu lesen, aber es fiel mir immer noch schwer, mich an den Anfang eines Satzes zu erinnern, wenn ich das Ende erreicht hatte. An einer Idee festzuhalten, erst recht an einem komplizierten Netzwerk von Gedanken in meinem Kopf – mit anderen Worten, Bedeutung –, war noch immer schwer. Was passieren würde, wenn das Geld zu Ende war, wusste ich nicht. Allein schon die Vorstellung war mir unerträglich.

Am nächsten Morgen traf ich mich mit meinem Vater im Krankenhaus und überreichte ihm einen Scheck.

»Das ist doch alles völlig falsch«, klagte er.

Dad ging zur Buchhaltung, und ich ging zu meiner Mutter. Sie trieb in einem Meer von Tränen und Schmerz.

»Gestern Abend sind sie in mein Zimmer gekommen und haben mich gefragt, wer bezahlen würde. Ich sagte, ich wüsste nichts von Geld. Darum kümmert sich mein Mann. Ich sagte ihnen, sie sollten ihn fragen. Stell dir das vor, Geld von jemandem zu verlangen, dem gleich der Fuß amputiert werden soll.«

Ja, stellen Sie sich das vor.

Sobald Mum in den OP gebracht worden war, fuhr ich Dad nach Hause. Unterwegs hielten wir an einem Pub, um zu Mittag zu essen.

»Wenn es nicht klappt, dann muss sie für die nächste Operation in ein Krankenhaus des staatlichen Gesundheitsdienstes«, sagte er besorgt. »Wir haben nicht genug Geld, um sie privat behandeln zu lassen.« Er nahm einen Schluck Bier. »Das wird ihr nicht gefallen.«

»Das Krankenhaus des staatlichen Gesundheitsdienstes ist in Ordnung, Dad«, sagte ich.

Das war es nicht. Es war grauenhaft. Diesmal wurde ihr das Bein hoch über dem Knie amputiert. Es war ihre Entscheidung. Sie könnte, sagte sie, nicht noch zwei Operationen – oder noch eine, die nichts half – ertragen.

Die nächsten sechs Monate waren schwer, aber meine Mutter bewältigte sie mit enormer Tapferkeit und Entschlossenheit; sie gewöhnte sich an ihre Beinprothese und tauschte ihren Wagen gegen einen mit Automatik, sodass sie wieder Auto fahren konnte. Kaum hatte sie ihr neues Gleichgewicht wiedergefunden, stürzte sie und brach sich das Handgelenk.

Dad stürzte ebenfalls, und er verletzte sich so schwer am Kopf und am Knie, dass eine Zeit lang keiner von beiden laufen konnte. Sein Krebs schien unter Kontrolle zu sein, auch wenn die Medikamente ihn in anderer Hinsicht beeinträchtigten.

Ich fuhr in jenem kalten, trostlosen, nicht enden wollenden Winter unzählige Male mit Essen über die Autobahnen. Dad bekam Atemprobleme von den Medikamenten, die er nahm, und musste ins Krankenhaus. Es war ein grauenhaftes Déjà-vu der vergangenen Monate, dass er ausgerechnet auf der Nachbarstation jener Station lag, auf der meiner Mutter ihr Bein amputiert worden war.

Mein jüngerer Bruder Tony wurde schwer depressiv, wegen dieser und anderer Geschichten.

Ich dachte, es würde niemals Frühling werden. Die dürren Silhouetten der Sträucher, die ich in meinem neuen Garten gepflanzt hatte, sahen aus wie Stacheldraht, der aus der eisernen Erde ragte. Ich schritt die Sträucher jeden Tag ab, musterte jeden starren, braunen Zweig und fragte mich, wann oder ob das Leben je wiederkehren würde.

Im Laufe der Monate stellte ich fest, dass mir das Lesen noch immer schwerfiel, aber ich schaffte es und begann, wieder zu schreiben, anfangs zögernd, und dann immer flüssiger. Zwei Jahre lang hatte mich Corinna Honan, meine Redakteurin beim *Daily Telegraph*, immer wieder zum Mittagessen eingeladen, hatte mir unglaublich teures Essen bezahlt, das ich nicht hinunterbekam, und mich ermuntert, wieder mit dem Schreiben anzufangen. Ihre Freundlichkeit und Beharrlichkeit waren rührend. Sie ermunterte mich insbesondere, über die Depression zu schreiben.

»Ich kann nicht«, sagte ich. »Das ist zu viel.«

»Es wird dir helfen. Du bist nicht die Einzige. Du wirst schon sehen.«

Und so schrieb ich, und ich versuchte, so viel Hoffnung wie möglich (für mich selbst ebenso wie für alle anderen) in meine Zeilen zu legen. Es war unglaublich schmerzhaft, aber seltsamerweise fiel mir das eigentliche Schreiben darüber leicht, vielleicht weil ich es nicht als journalistische Arbeit ansah, sondern als eine Art, Verbindung aufzunehmen. Ich machte mir kaum Gedanken um Form oder Stil. Ich schrieb einfach, was ich fühlte, und das war, dass ich noch nie einen schonungslos offenen persönlichen Bericht darüber gelesen hatte, wie es sich wirklich anfühlt, schwer depressiv zu sein. Als ich sehr krank war, sehnte ich mich vor allem nach diesem Gefühl von Verständnis und Verbindung, daher versuchte ich, für andere zu schreiben und zu tun, was ich mir damals für mich selbst gewünscht hätte. Ich weinte, während ich schrieb, aber das konnte mich nicht davon abhalten.

Nicht stoppen konnten mich auch die düsteren Warnungen von Freunden in der Medienbranche, die mir sagen wollten, ein solch verletzliches und offenes persönliches Statement sei beruflicher Selbstmord und würde mich als unzuverlässig und unvermittelbar brandmarken. Kurz, es würde mich als depressiv abstempeln. Ich weigerte mich, mich stigmatisieren oder einschüchtern zu lassen, da ich das Gefühl hatte, dass es allein die Angst (und das Schweigen, das sie auferlegt) war, die das Stigma aufrechterhielt. Vielleicht dachte ich auch nur, dass ich nichts mehr zu verlieren hatte. Ich weiß es nicht. Ich weiß nur, dass ich, indem ich mich hinsetzte und diesen Zeitungsartikel schrieb, meine Schreibblockade endlich durchbrach. Nicht sofort (ich brauchte noch einmal zwei Jahre, um meine Karriere als freiberufliche Journalistin wieder auf den Weg zu bringen, aber nur, weil ich so lange brauchte, um gesund genug zu werden, um dem ständigen Termindruck standzuhalten), aber es gab mir das Selbstvertrauen, es zumindest zu versuchen. Was die düsteren Warnungen betrifft, so erfüllte sich keine einzige von ihnen. Ich stieß ausschließlich auf Freundlichkeit und Unterstützung. Jeder, so schien es, war schon einmal mit Depressionen in Berührung gekommen, entweder persönlich oder durch Angehörige oder Freunde.

Es trafen haufenweise Briefe ein:

Jeder Tag ist ein Kampf. Ich funktioniere, ich lebe nicht. Ich habe mich mit so vielen Ihrer Symptome identifiziert – dass ich nicht mehr auf dieser Welt sein will, dass ich will, dass der Schmerz aufhört, dass ich nichts essen kann, dass ich mich in den Schlaf weine, dass ich schluchzend aufwache und die Leute satthabe, die mich ständig fragen, ob es mir gut geht. Ich verspüre ein Scheitern und Scham vor dem, was aus mir geworden ist. Ich wollte nur DANKE sagen dafür, dass Sie mir gezeigt haben, dass andere Leute dasselbe durchgemacht haben, dass ich kein Freak bin und dass ICH NICHT ALLEIN BIN.

Ich las die Briefe, während mir die Tränen übers Gesicht liefen, und ich versuchte, jeden einzelnen zu beantworten, aber die Anstrengung, sich mit so viel Unglück zu befassen, war oft mehr, als ich ertragen konnte.

Mir nicht das Leben zu nehmen und mich darüber zu freuen, dass ich nicht suizidgefährdet bin, ist vielleicht noch keine so tolle Lebensform. Aber eines weiß ich: Nachdem ich Ihre Geschichte gelesen hatte, kam ich mir nicht mehr ganz so abartig vor, und ich denke, es ist gut, sich auch nur über das kleinste bisschen Mitgefühl zu freuen. Mit Freunden und Verwandten kann ich nicht reden. Ich habe es einmal am Rande erwähnt und wurde nur angeschnauzt, ich solle nicht so viel Selbstmitleid haben.

Diese Briefe führten mir vor Augen, dass ich nicht die Einzige war. Ein paar von ihnen brachten mich sogar zum Lachen. Und dann zum Weinen.

Vor ein paar Jahren hätte ich Ihren Artikel noch als typisch für eine neurotische Frau abgetan. Aber seitdem habe ich selbst erfahren, was Sie so lebhaft schildern. An manchen Tagen bin ich erst gegen Mittag aus dem Bett gekommen. Ich musste mich zwingen, etwas zu essen. Ich war oft den Tränen nahe, was, wie ich fand, nicht zu einem Mann passte. Die Lektüre Ihres Artikels hat mir geholfen, denn es ist beruhigend zu wissen, dass andere Leute sich genauso fühlen können. Dass ich im Jahr 1989 Krebs hatte, hat mir nichts ausgemacht, aber im Jahr 2002 depressiv zu sein, das war wirklich Furcht erregend.

Allmählich begann sich der Frühling mit voller Kraft zu entfalten. An einem Tag war er noch trostlos und eisig, aber am nächsten ein Morgen von einem solch strahlenden, leuchtenden Blau, dass es wehtat, hinzusehen. Grüne Triebe begannen an den harten, braunen Zweigen zu sprießen, und der Garten wurde weicher und wuchs, als würde er vor Freude einmal tief Luft holen. Und dann, ebenso plötzlich, war es vorbei, und die eisige, grimmige Kälte hatte uns wieder fest im Griff.

Auch meine Stimmung war wechselhaft. An manchen Morgen wachte ich von einer gewaltigen, fast elektrischen Energie erfüllt auf, voll guter Laune und Ideen. Das hielt ein paar Tage an, in denen ich euphorisch und redselig wurde – manchmal mit beunruhigenden Ausmaßen –, und dann, ebenso plötzlich, war es wieder vorbei.

Irgendwie war das noch schlimmer. Der Kontrast zwischen dem Licht und dem Dunkel erschien mir fast unerträglich scharf, und das Dunkel noch kälter und trostloser als zu der Zeit, als ich ständig darin eingeschlossen war.

Mein Psychiater änderte meine Medikation. Inzwischen hasste ich die Nebenwirkungen der trizyklischen Medikamente, die ich nahm und die bekanntermaßen das Gedächtnis, die Konzentration und die intellektuelle Leistungsfähigkeit beeinträchtigen. Ich fühlte mich benebelt und wie ausgebremst, selbst wenn mich mein Gehirn zum Handeln drängte. Die aufgeblähte Verstopfung, die sie verursachen, schlug mir ganz allgemein auf die Stimmung. Kein Wunder, dass sie als »dreckige Drogen« bekannt sind.

Ich begann, Prozac zu nehmen. Wenig später war ich wieder stark suizidgefährdet.

Ich setzte das Prozac ab.

Mein Psychiater war der Ansicht, wir sollten eine der neueren SSRI-Varianten ausprobieren, Escitalopram, das eben erst auf den Markt gekommen war und als wirksamerer und selektiverer Serotonin-Wiederaufnahmehemmer galt als die älteren SSRIs. Angeblich hatte es ein höheres Verträglichkeitsprofil, was seiner Ansicht nach für mich gut geeignet sei.

Er hatte recht. Ich vertrug das Medikament recht gut, aber meine Stimmung schwankte nach wie vor in einem beängstigenden Ausmaß. Die hellen Tage leuchteten stark, aber die dunklen Tage waren dafür von einem tiefen und schmutzigen Schwarz.

Ich begann wieder zu trinken.

Ich hatte monatelang immer wieder damit aufgehört und wieder angefangen, war unregelmäßig zu AA-Meetings gegangen, aber ich konnte mich selbst nicht überzeugen, dass ich eine Trinkerin war. Ich war einfach nur depressiv. Das vergangene Jahr war nicht leicht gewesen. Natürlich trank ich.

Ungefähr zur selben Zeit lernte ich Elizabeth kennen und begann wieder mit einer Therapie. Es war harte und schwere Arbeit, in deren Verlauf ich versuchte, die Knoten des Schmerzes zu entwirren, die sich irgendwie in mir angesammelt hatten.

Elizabeth ist, neben vielen anderen Fachgebieten, auch auf Alkoholismus und Sucht spezialisiert. Ich wusste, dass ich ihr nichts vormachen konnte. Ich wusste, dass sie den Alkohol an mir riechen würde, wenn ich mit einem Kater und in mich gekehrt zu unseren Sitzungen erschien.

»Ihre Leber ist kurz vor dem Kollaps«, sagte sie. »Sie kann die Menge, die Sie trinken, nicht mehr verarbeiten. Und wenn das passiert, dann fängt der Alkohol an, durch die Poren der Haut zu dringen, die, wie Sie wissen, das größte Organ des Körpers ist.«

Das wusste ich. Ich konnte schalen Alkohol an meiner Haut riechen, selbst nachdem ich gebadet hatte. Ich war ein Wrack, und man sah es mir an. Mein Gesicht war aufgeschwemmt, meine Augen schmal und gerötet, meine Haut fleckig. Ich hatte ständig Sodbrennen und Durchfall; ich fühlte mich, als sei ich in Säure getaucht worden. Vom Trinken musste ich würgen. Jeder Schluck schmeckte bitter und brennend, wie Feuerzeugbenzin, aber ich konnte trotzdem nicht aufhören.

Inzwischen war ich von Wein zu Wodka übergegangen. Ich wollte vergessen, und zwar schnell. In der Tiefe meiner dreckigen, schwarzen Stimmungen brauchte der Wein zu lange, um zu wirken. Und es dauerte zu lange, den Alkohol in ein Glas zu schenken. Ich trank gleich aus der Flasche, im Allgemeinen nachmittags im Bett. Dann schlief ich für ein paar Stunden ein und wachte irgendwann vor Schmerzen und Übelkeit wieder auf. Es gibt nur ein Mittel gegen einen Kater, abgesehen von der Zeit: noch mehr zu trinken. Und so verbrachte ich meine Abende allein, die Flasche umklammernd, zusammengesackt auf dem Sofa vor dem Fernseher.

»Ich weiß, dass es eine langsame Form des Selbstmords ist«, sagte ich zu Elizabeth.

»Sie könnten sterben«, erwiderte sie ruhig, »aber davor werden Sie verrückt werden.«

»Ich dachte, verrückt sei ich schon.« Ich versuchte zu lächeln, auch wenn es nicht von Herzen kam.

»Alkohol zerstört das Gehirn«, sagte Elizabeth. »Eines der letzten Stadien des chronischen Alkoholismus heißt ›wet brain‹. Das ist wirklich grauenhaft.«

Ich trank weiter, wenn auch nicht jeden Tag. Manchmal hörte ich für eine Woche, zehn Tage oder drei Wochen auf. Und dann diente mir irgendetwas, egal was, als Ausrede, um etwas zu trinken, und es ging wieder von vorne los.

Schließlich kam der Frühling. Die Erde wurde warm und fruchtbar. Ich begann, den Garten zu bepflanzen, aber in einer Stimmung seltsamer Gleichgültigkeit. Ich sagte mir immer wieder, ich würde für die Zukunft pflanzen, für den Sommer, den Herbst, den nächsten Frühling, aber ich konnte kein Vergnügen daran finden. Ich konnte noch immer keine Zukunft sehen. »Wirklich besorgt«, sagte Nigel kürzlich zu mir, »war ich, als du aufgehört hast, dich um deinen Garten zu kümmern.«

Ich rief Tom an, nur um seine Stimme zu hören. Wir hatten uns seit einem Jahr weder gesehen noch gesprochen.

»Ich wollte mich nur entschuldigen«, sagte ich. »Ich hoffe, wir sind immer noch Freunde.«

»Du hast keinen Grund, dich zu entschuldigen«, meinte er. »Und natürlich sind wir immer noch Freunde. An meiner Zuneigung zu dir hat sich nie etwas geändert.«

Er schlug kein Treffen vor, und ich auch nicht. Seit wir uns getrennt hatten, hatte ich seine Abwesenheit so schmerzhaft gespürt, dass sie zu einer Gegenwart geworden war, riesig und konstant. Ich vermisste ihn in jeder Minute und jeder Stunde eines jeden Tages, aber ich erwähnte nichts davon.

Es gab keinen Weg zurück, doch offenbar konnte ich auch keinen Schritt nach vorn tun. Mein Herz war gebrochen, und ich wusste keine andere Möglichkeit, es zu heilen, außer mit Wodka. Ein paar Männer tauchten an meinem Horizont auf, aber entweder nahm ich sie nicht ernst, oder ich war von einer grausamen Gleichgültigkeit. All meine Zuneigung und meine Gewissheiten lagen woanders.

Ich hatte immer gedacht, Tom und ich würden zusammen sein. Es war mir von Anfang an so klar erschienen. Ich hatte mich getäuscht. Selbst in meiner absoluten Gewissheit hatte ich mich getäuscht. Und doch konnte ich es nicht glauben. Manchmal kam es mir vor, als sei es nur ein grausamer Scherz oder sogar nur ein kurzer Gedächtnisausfall, und wir hätten uns gar nicht getrennt. Als wäre es nur ein Albtraum, eine Täuschung meines verrückten, irregeleiteten Verstandes.

Aber ich wusste, dass es das nicht war, und ich war auch nicht irregeleitet genug, um zu glauben, dass er zurückkommen würde. Ich kannte ihn zu gut, wusste, wie er die Stahlklappe seines Verstandes zuschlagen und sein Herz verschließen konnte.

Ich verarbeitete den Schmerz, indem ich trank. Ich verarbeitete jeden Schmerz, indem ich trank. Eine schwere Depression legt sich oder verschwindet nicht einfach über Nacht. Sie weicht langsam zurück, und selbst während sie zurückweicht, kann sie auf einmal in kurzen, aber heftigen Schüben wiederkommen. Ich wusste, dass es durch das Trinken nicht besser wurde, aber unter diesen wiederkehrenden Angriffen litt ich solche Qualen, dass ich mir nicht anders zu helfen wusste. Ich begann, spätabends durch die Straßen Londons zu schlendern, in Spätkaufläden Wodka zu kaufen, auf Mauern zu sitzen und gleich aus der Flasche zu trinken. Ich hatte keine Angst davor, überfallen oder ermordet zu werden. Ich dachte, da ich es selbst nicht geschafft hatte, mir das Leben zu nehmen, würde mir vielleicht jemand anders den Job abnehmen.

Das war mein ganz privates Verhalten, wenn ich allein war. Vor Molly und meinen Freunden versuchte ich, eine fröhliche Miene aufzusetzen und mich so normal wie möglich zu benehmen. Am schlimmsten trank ich immer dann, wenn Molly für fünf Tage bei Jonathan war. Oft verbrachte ich diese Zeit allein, ging nicht ans Telefon, sprach mit keinem anderen Menschen. Am Tag bevor Molly nach Hause kam, hörte ich immer mit dem Trinken auf, um bei ihrer Ankunft nüchtern zu sein. Ich blieb die fünf Tage nüchtern, die sie bei mir war, und wenn sie ging und ich wieder allein war, begann ich wieder zu trinken.

Dann, eines Morgens, als Molly übers Wochenende bei mir bleiben sollte, ging ich die Straße hoch, um ein paar Lebensmittel einzukaufen. Wenn ich trank, aß ich selten etwas, sodass ich kaum Lebensmittel für mich einkaufte. Ich aß im Grunde nur, wenn Molly bei mir war.

Also ging ich zum Supermarkt, noch immer schlimm verkatert und dabei, mich von dem Alkohol zu entgiften, den ich in den Tagen zuvor zu mir genommen hatte. Experten sagen, dass es ein Jahr dauert, bis der Alkohol den Organismus völlig verlassen hat. Ich hatte seit einem Tag nichts getrunken. Ich war furchtbar niedergeschlagen, obwohl die Sonne schien. Es war ein wunderschöner Tag.

Ich kaufte Bio-Gemüse, Obstsaft und gutes dunkles Fleisch. Während ich meinen Einkaufswagen füllte, sagte ich mir, dass ich eine gute Mutter war. Ich wusste, wie ich mich um mein Kind zu kümmern hatte. Ich wusste nur nicht, wie ich mich um mich selbst zu kümmern hatte.

Ich hatte nicht die Absicht, etwas zu trinken, bis ich vor einem Regal voller Wodka stand und entschied, dass eine Viertelliterflasche mich in Form bringen würde, dass sie das schreckliche Schwitzen und Zittern und den heftigen Schmerz beenden würde, der mir ständig in der Kehle saß.

Es gab keine Viertelliterflaschen mehr, sie waren ausverkauft. Daher schnappte ich mir eine große Flasche, sagte mir, dass ich nur ein Glas davon trinken würde, um ausgeglichen, ruhig und fröhlich für Molly zu sein, wenn sie kam.

Als Jonathan Molly gegen Mittag an meiner Wohnung absetzte, hatte ich die Flasche Wodka mehr als zur Hälfte geleert. Ich hatte drei Stunden lang geweint. Meine Stimmung war so düster wie noch nie, aber ich versuchte, in Mollys Gegenwart fröhlich zu sein.

Ich schaffte es, ihr ein Mittagessen zu machen, und dann verschwand sie nach unten, um am Computer zu spielen. Ich legte mich auf mein Bett, die Flasche Wodka neben mir. Ich war sehr betrunken und sehr niedergeschlagen. Und ich hatte schreckliche Angst. Ich hatte die alleinige Verantwortung für mein Kind, und ich war völlig außer Kontrolle. So schlimm war es noch nie gewesen, nicht einmal am Tiefpunkt meiner Depression. Da wusste ich, dass ich sterben würde, entweder absichtlich, indem ich mir das Leben nahm, oder durch irgendeinen dummen, vermeidbaren Unfall. Egal wie, ich würde sterben.

Ich konnte Molly unten singen hören. Als sie ein kleines Kind war, wachte sie singend auf und schlief singend ein. Das brachte mich immer zum Lächeln. Ich hatte so viel Freude an ihrem Glück. Ihr Vergnügen sollte grenzenlos sein.

Während ich dort lag, wusste ich, dass ich diesem Vergnügen ein jähes Ende bereiten konnte, wenn ich so weitermachte wie bisher. Noch schlimmer, ich wusste, dass ich es tun würde.

Ich rief Jonathan an und sagte ihm, dass ich die Grenze überschritten hatte, dass ich betrunken und suizidgefährdet war, allein verantwortlich für unser geliebtes Kind.

Er kam und setzte sich zu mir, und wir redeten. Ich redete zusammenhangslos und von nichts als Depression, Verzweiflung und Tod. Jonathan hörte zu.

Dann sagte er: »Ich glaube, du musst weg von hier, in eine Entzugsklinik. Du bist Alkoholikerin.«

Ich war schockiert. »Ist es so schlimm?«

Er sagte nur: »Ja.«

Als er ging, nahm er Molly mit.

Sie umarmte mich fest. »Gute Besserung, Mum.«

An jenem Abend hörte ich mit dem Trinken auf. Am nächsten Morgen rief ich meinen Psychiater an.

Er sagte: »Sie sind alkoholabhängig geworden. Das passiert oft bei einer schweren Depression. Sie wollen den Schmerz selbst behandeln und haben irgendwann nicht eine, sondern zwei psychische Krankheiten.«

Ich wurde in ein Behandlungszentrum eingewiesen, eine Suchtstation innerhalb einer großen psychiatrischen Klinik. Meine Diagnose war eindeutig. Schwere klinische Depression in Verbindung mit schwerer Alkoholabhängigkeit.

Ich rief meine Eltern an, um ihnen zu sagen, dass ich wieder in eine Klinik gehen würde. »Aber es geht dir doch besser«, sagte Dad.

»Nein.«

»Doch, es geht dir besser. Es scheint dir so viel besser zu gehen.«

»Aber so ist es nicht, Dad.« Ich sagte ihm nichts vom Alkohol. Ich konnte es nicht über mich bringen. »Vielleicht diesmal. Aller guten Dinge sind drei. Ich werde für einen Monat fort sein, achtundzwanzig Tage.«

»Achtundzwanzig Tage? Das kommt mir lange vor.«

Nicht lange, dachte ich. Nicht dort, wohin ich gehe.

»Ja, ich weiß. Ich rufe dich an, wenn ich wieder draußen bin.«

»Können wir dich nicht anrufen?« Er klang beunruhigt. Da wusste ich, dass er sich wirklich Sorgen machte.

»Man sieht es dort nicht gern, wenn wir Anrufe bekommen. Ich schaff das schon, Dad. Versprochen.«

»Ich werde es trotzdem versuchen«, sagte er.

»Danke, Dad.«

»Ich liebe dich.«

»Ich dich auch.«

Ich rief Jonathan an. »Ich gehe in eine Entzugsklinik. Ich werde gesund werden, versprochen.«

»Ich weiß. Jemand hat mich gestern gefragt, ob ich glaube, dass du die Kraft hast, das zu überstehen. Ich sagte, wenn man zu Sal sagt, sie soll links abbiegen, biegt sie rechts ab. Aber wenn sie beschließt, links abzubiegen, dann biegt sie links ab.«

Ich lachte. Dann weinte ich. Mehr als alles andere hoffte ich, dass er recht hatte.

KAPITEL 23

Links abbiegen

*Wir empfangen die Weisheit nicht; wir müssen
sie für uns selbst entdecken im Verlauf einer Reise,
die niemand für uns unternehmen oder uns
abnehmen kann.*

Marcel Proust

Schritt eins
   *Wir gaben zu, dass wir dem Alkohol gegenüber machtlos
sind und unser Leben nicht mehr meistern konnten.*

Annie arbeitet für eine große Wirtschaftskanzlei. Sie ist
fünfundvierzig Jahre alt und hat feines blondes Haar und
eine so blasse Haut, dass sie fast schon durchsichtig ist.
Seit sie sechzehn war, ist sie heroinsüchtig gewesen. Jetzt
nimmt sie seit zehn Jahren den Ersatzstoff Methadon, um
vom Heroin wegzukommen. Früher hat sie das Methadon
auf Rezept vom staatlichen Gesundheitsdienst bekommen,
jetzt bezahlt sie es selbst. Es war zu demütigend, mit den
anderen Junkies in der Apotheke anzustehen, um sich ihre
staatlich genehmigte tägliche Dosis geben zu lassen.
   Annies Augen sind blau, glaube ich. Es lässt sich schwer
sagen, da sie die meiste Zeit halb geschlossen sind. Ihr Kopf
sackt nach vorn, dann zuckt er ruckartig zurück, als ein
Therapeut ihr eine Frage stellt.

»Annie? Annie! Sind Sie heute bei uns?«

»Ja«, lallt Annie.

»Wie fühlen Sie sich?«

»Müde.«

»Müde ist kein Gefühl. Es ist ein körperlicher Zustand. Wie fühlen Sie sich?«

Annies Augen gehen auf, und ihre Stimme ist kräftig und klar. »Scheiß beschissen.« Ich wundere mich, als ich höre, dass sie Irin ist. Ich habe sie bis jetzt noch nie sprechen hören.

»Offensichtlich fühlen Sie sich besser.«

Annies Kopf sackt wieder nach vorn. »Will schlafen«, lallt sie.

Bis letzte Woche hat Annie jeden Tag eineinhalb große (das heißt, Duty-free-Größe) Flaschen Wodka getrunken – um das Methadon hinunterzuspülen. Sie hat den Wodka in eine Evian-Flasche umgefüllt und sie auf ihren Schreibtisch in der Kanzlei gestellt. Als sie auf die Station gebracht wurde, war sie halb tot. Die meisten ihrer lebenswichtigen Organe waren kurz vor dem Kollaps. Sie blieb fünf Tage im Bett, während sie sie entgifteten. Jetzt muss sie dreimal täglich zur Schwester, um massive Vitaminspritzen zu bekommen; hauptsächlich B12, das vom Alkohol aus dem Organismus gespült wird. Ein B12-Mangel tritt auch oft im Zusammenhang mit Depressionen auf.

Annie ist nicht depressiv, sagt sie, höchstens wegen der Injektionen in den Arsch. Ach ja, und weil sie in der Entzugsklinik ist, wo sie nicht sein will. Sie sagt, dass sie gern halb tot ist. Es passe zu ihr. Sie kann sich nicht vorstellen, ein Leben ohne Alkohol oder Drogen zu führen oder zu wollen. Etwas, was dem Leben die Schärfe nimmt, denn »das Leben nervt doch, oder?« Sie ist nur hier, weil die Kanzlei ihr die Pistole auf die Brust gesetzt hat. »Reiß dich zusammen oder geh von Bord«, haben sie zu ihr gesagt. Sie kann es sich nicht leisten, ihren Job zu verlieren, obwohl sie ihn hasst. Sie braucht das Geld, um die Drogen und den Alkohol zu finanzieren. Sie scheint nicht auf die Idee zu kommen, dass sie, wenn sie von den Drogen loskommen würde, das Geld nicht so dringend brauchen würde, geschweige denn den Job. Sie könnte sich eine Arbeit suchen, die ihr gefällt. Sie hat Glück, auch wenn sie es nicht so sieht: Ihre Firma übernimmt die Kosten für die vier Wochen in der Entzugsklinik – viertausend Pfund pro Woche –, oder zumindest die Krankenversicherung der Firma übernimmt sie.

Die Brauerei, für die Pete arbeitet, zahlt ebenfalls. Er gehört zu einem Team, das Bier an Pubs in ganz London ausliefert. Er kann nicht Auto fahren. Er hat getrunken, seit er elf war, daher war er nie nüchtern genug, um den Führerschein zu machen. Er stemmt die Fässer und Kisten vom Lastwagen und trägt sie in den Pub, wo er ein Glas Bier für seine Mühe bekommt. Sein erstes Glas kippt er um sechs Uhr morgens, wenn er sich für seine Schicht an der Stechuhr einloggt. Er schätzt, dass er um die achtzehn Gläser Bier pro Tag trinkt, dazu abends ein paar Whiskys zum Nachspülen, wenn er mit seinen Kumpels in den Pub geht. An manchen Abenden schafft er es nicht nach Hause; dann kippt er auf dem Grünstreifen vor dem Pub einfach um.

Pete schätzt, dass achtzig Prozent der Typen, die in der Brauerei arbeiten, Alkoholiker sind. Er hatte Pech. Er wurde erwischt, betrunken am Arbeitsplatz. Oder vielmehr, er hatte das Pech, dass es irgendwann jemandem aufgefallen ist. Er war dreizehn Jahre lang betrunken am Arbeitsplatz. Pete will ebenfalls nicht in der Entzugsklinik sein. Was hat das denn für einen Sinn? Alle seine Kumpel sind Trinker. Wenn er nicht trinkt, hat er keine Kumpel. Und was für einen Sinn hat ein Leben ohne Kumpel?

»Wie fühlen Sie sich, Pete?«

Pete sieht mürrisch zu Boden. »Dumm.«

Er scharrt mit einem schmuddeligen Turnschuh über den braunen Teppich und errötet, als er zwölf Augenpaare auf sich gerichtet spürt. Wir sitzen im Kreis, bei der Morgentherapie. Der Therapeut geht die Gruppe durch, fragt jeden von uns, wie wir uns fühlen. Wir reden ausschließlich über Gefühle. Es heißt, dass Süchtige Gefühle nur schwer lokalisieren können oder kaum wissen, was sie überhaupt sind. Sie haben sie so lange in Schach gehalten. Die Süchtigen selbst sagen, dass sie sich mit Gefühlen gut auskennen. Es ist nur so, dass sie sie nicht besonders gern haben. Zu viele Gefühle zu haben ist der Grund, weshalb sie trinken.

Pete hasst Gefühle. Er sagt, sie sind Blödsinn. Niemand in seiner Familie hat Gefühle. Oder wenn sie welche haben, dann reden sie jedenfalls nie darüber.

Die Therapie beginnt um halb zehn, und sie dauert bis halb eins, dann machen wir Mittagspause. Um zwei Uhr fangen wir wieder an, bis fünf Uhr. Dann haben wir frei, bis es um halb sieben Abendessen gibt. Um halb acht steigen wir alle in einen Kleinbus und fahren zu einem AA-Meeting oder einem Meeting der Anonymen Kokainabhängigen oder einem Meeting der Anonymen Medikamentenabhängigen. Es macht nichts, wenn man nicht kokst oder spritzt; man geht trotzdem zu dem Meeting. Ein Süchtiger ist ein Süchtiger ist ein Süchtiger.

Die Meetings der Anonymen Kokainabhängigen gefallen mir am besten, auch wenn mich das bisschen Koks, das ich in meinem Leben genommen habe, kaum für die Kindergarten-Liga der Konsumenten qualifiziert. Es war ein Achtzigerjahre-Ding; alle haben es gemacht, in der Hoffnung, es würde sie in witzige, gerissene Draufgänger verwandeln. Ich wurde davon paranoid und aggressiv, daher hörte ich bald damit auf. Zum Glück, nehme ich an.

In der Drogen-Gruppe sitzen lauter junge Männer um die zwanzig, mit Kapuzenshirts und Baseballmützen, die vor Testosteron und Energie nur so strotzen. Sie sprechen schnell, laut und ungeduldig, und sie führen selten einen Satz zu Ende, bevor sie schon über den nächsten stolpern. Schwer vorstellbar, wie sie aussahen, als sie auf Koks waren; ein verschwommener Klecks aus Geräusch und Muskeln.

Einer von ihnen, Jamie, ist bei uns auf der Station.

»Alles klar, Prinzessin?«, begrüßt er mich, reißt sich die Baseballmütze vom Kopf und verneigt sich mit seinem kahl rasierten Kopf tief vor mir. Er sieht aus klaren braunen Augen zu mir hoch. »Sie sind neu hier. Werden Sie gut behandelt?«

Ich lächele ihn an und zucke mit den Schultern.

»Die müssen hart sein, wissen Sie.« Er tippt sich mit einem braunen Finger an den Schädel. »Sie müssen da reinkommen und den Süchtigen rausholen.«

Jamie ist siebzehn, und er hatte mit Drogen zu tun, seit er dreizehn war. »Am Anfang nur Shit.« Shit ist die superstarke Dope-Version, auch bekannt als Gras, Pot oder Marihuana, je nachdem, wie alt man ist. Man nimmt an, dass es bei jungen Männern zu Psychosen oder, in manchen Fällen, zu Schizophrenie führt; zumindest bei jungen Männern, die vielleicht eine Prädisposition für eine psychische Krankheit haben. Und wer kann das schon wissen?

Vom Shit ist Jamie zu Koks und Alkohol übergegangen. Manchmal hat er bis zu zwölf Gramm Koks pro Tag genommen. Mir wird schwindelig bei dem Gedanken, ganz zu schweigen von den Kosten. Jamies Eltern sind reich, er bekommt, was er will, wann er will. Zum Spaß hat er das Kokain gern in Cocktails getrunken, oder er hat ein Gramm Koks in einem Glas Champagner in einem Zug hinuntergekippt. »Ich war ein Idiot«, sagt er, auch wenn nicht ganz klar ist, ob er von den Drogen spricht, die seinen jungen Organismus vergiftet haben, oder von der Vergeudung einer guten Prise Koks.

Jamie ist mit einer Flasche auf einen Typen losgegangen, weil ihm nicht gefallen hat, wie der ihn ansah. Das bereut er. Er hat sich die nächstbeste Flasche von einer Bar geschnappt, hat sie zertrümmert und dem Mann den gezackten Rand genau ins Gesicht gerammt. Es war nicht das erste Mal. Einmal hat er einen Wagen, einen Mercedes, zertrümmert, weil er vor seinem Elternhaus an der falschen Stelle parkte, und er hat in so vielen Clubs Hausverbot wegen Gewalttätigkeit, dass er sich gar nicht mehr an alle erinnern kann.

Jetzt starrt er mir in der Dramatherapie in die Augen. Wir beide wurden für ein Rollenspiel zusammen eingeteilt. Sein Gesicht ist knapp fünf Zentimeter von meinem entfernt.

Der Therapeut sagt: »Ich will, dass jeder von Ihnen laut die Emotion nennt, die Sie in genau diesem Augenblick fühlen.«

Jamie zuckt nicht mit der Wimper. »Liebe«, sagt er.

Zwei Tage später verlässt uns Jamie. Er hat seine achtundzwanzig Tage abgesessen.

Timothy starrt ihm nach. »Ich hoffe, er schafft es.«

Timothy ist schwul und lächelt. Er ist in den Vierzigern, trägt eine Brille und hat sandbraunes, ordentlich geschnittenes Haar. Seine Hemden sind frisch gewaschen, und seine Jeans haben strenge Bügelfalten. Er hat ausgesprochen gute Manieren, es sei denn, er ist betrunken. Als er auf die Station kam, mussten sie ihn die Treppe hochtragen, während er um sich schlug und fluchte wie ein Kutscher.

»Werden Sie wütend«, fordert ihn der Therapeut auf. »Sie werden nicht nüchtern werden, bis Sie dazu stehen, wie Sie sich wirklich fühlen. Setzen Sie sich mit Ihren Emotionen in Verbindung. Hören Sie auf, so scheiß höflich zu sein.«

Timothy seufzt. »Verpissen Sie sich, und lassen Sie mich in Ruhe.«

»Sie tun nur so«, sagt der Therapeut.

»Gar nicht«, antwortet Timothy sanft. »Wirklich nicht.«

Timothy hat auf der ganzen Welt gearbeitet, ist von einem Auslandsposten zum nächsten gegangen. Er liebt es, im Ausland zu leben, aber er ist zurück in die Firmenzentrale in England versetzt worden, wo sie ihn im Auge behalten können. Timothy ist klug und erfahren, aber bei einer Beförderung wurde er oft übergangen, wegen »ein paar kleinerer Vorkommnisse«. Nur die Verzweiflung, mit der er versucht, nüchtern zu werden, zeigt, wie tief ihn diese entgangenen Beförderungen verletzt haben müssen. »Es geht mir gut«, sagt er. »Wirklich.«

»Nein«, sagt Rosie. »Du bist stocksauer.«

Timothy lächelt. »Vermutlich. Aber das weiß ich nur, wenn ich betrunken bin.«

Kurz bevor sie in die Klinik eingeliefert wurde, hat Rosie im Vollrausch in ihrer Wohnung alles kurz und klein geschlagen. Sie trinkt nicht jeden Tag, nur etwa alle paar Wochen, aber wenn sie anfängt, dann gibt sie sich einem Besäufnis hin, das fünf Tage andauert. »Ich verliere mich«, sagt sie. »Ich verwandele mich in einen anderen Menschen.«

Rosie ist witzig und klug und lebt mit Sam zusammen, den sie sehr liebt. Sie hat einen guten Job und zwei Katzen, an denen sie sehr hängt. Sie ist Anfang dreißig und sehr hübsch: blaue Augen, Pfirsichhaut, glänzendes rotbraunes Haar. Wenn sie betrunken ist, zertrümmert sie Türen mit den Fäusten, schleudert wildfremden Leuten wüste Beschimpfungen entgegen und wacht in fremden Betten mit nackten Männern auf; manchmal mit einem oder auch zweien, die sie nicht wiedererkennt. Ihre Pfirsichhaut ist oft mit blauen Flecken übersät.

Sie hält sich für wertlos und verdorben; irgendwo tief in ihrer Seele ist eine sich windende Masse von Maden, die sie zerfressen. Manchmal betrinkt sie sich, um diese Maden zu töten. Und wenn sie sich betrinkt, dann wird sie richtig wütend.

Rosie steckt mitten in einer polizeilichen Ermittlung; sie versucht zu erreichen, dass ein Freund der Familie für den sexuellen Missbrauch verurteilt wird, den er an ihr begangen hat, als sie zwischen acht und dreizehn war. Als sie es ihrer Mutter erzählte, glaubte ihre Mum ihr nicht. Das heißt, sie sagte, sie würde ihr glauben, aber danach blieb sie weiterhin mit dem Mann befreundet, der ihre Tochter vergewaltigt hatte.

Es war nicht ihre Mum, sondern Rosie, die zur Polizei ging, als sie Ende zwanzig war. Es hat vier Jahre gedauert, genügend Beweise für eine Anklage zusammenzutragen. Die Polizei ist zuversichtlich, auch wenn die Geschichte viele Jahre her ist.

Rosie will nüchtern sein, wenn sie den Mann vor Gericht bringen und verurteilen. »Ich will sein Gesicht klar und deutlich sehen, wenn sie ihn wegsperren«, sagt sie. »Ich will wissen, dass man mir glaubt, dass mir jemand zuhört.«

»Was, wenn sie ihn nicht wegsperren?«, fragt der Therapeut.

Rosie wendet den Blick ab.

In der Entzugsklinik verbringen wir achtundzwanzig Tage damit, uns mit den ersten drei Schritten des Zwölf-Schritte-Programms vertraut zu machen. Das ist das System der Genesung, das die Gründer der AA, selbst alle ehemalige chronische Alkoholiker, in den Dreißigerjahren des letzten Jahrhunderts entwickelt haben. Es beruht sowohl auf praktischen als auch auf spirituellen Prinzipien wie Akzeptanz, Verlässlichkeit, Glauben, Vertrauen, Selbstprüfung, Verantwortlichkeit und vor allem Hilfsbereitschaft. Seine Anhänger (und die meisten Sucht-Experten) halten es für die beste Behandlung von Alkohol- und Drogensucht, was wohl auch der Grund ist, weshalb es weltweit in so vielen Entzugs- und Behandlungszentren für Drogen- und Alkoholmissbrauch angewandt wird.

Das Programm umfasst logischerweise zwölf Schritte, und eine erfolgreiche Genesung vom Alkoholismus soll dadurch erreicht werden, jeden der Schritte zu erlernen, in die Praxis umzusetzen und als Lebensentwurf anzuwenden. Wie bei jedem anderen praktischen (oder spirituellen) Programm kann es Monate oder sogar Jahre dauern, bis man die Prinzipien vollständig begreift, die hinter dem liegen, was auf den ersten Blick wie eine völlig schlichte Sammlung von Ideen aussieht.

Unsere erste Aufgabe in der Entzugsklinik besteht darin, Schritt eins zu erfüllen, den wir täglich, wenn nicht gar stündlich, wiederholen sollen: *Wir gaben zu, dass wir dem Alkohol gegenüber machtlos sind und unser Leben nicht mehr meistern konnten.*

Dem kommen wir nach, indem wir uns unsere Lebensgeschichten erzählen, ungeschminkt, unbeschönigt; kein schmutziges kleines Detail wird ausgelassen. Wir sprechen sie laut vor der Gruppe aus, und dann schreiben wir sie auf; fünf Beispiele dafür, wie machtlos der Alkohol uns gemacht hat, und fünf Beispiele dafür, wie sehr wir unser Leben aufgrund des Alkohols nicht mehr meistern können. Dann lesen wir laut vor, was wir geschrieben haben, und wir sagen es immer und immer wieder, bis wir schließlich vielleicht erkennen können (auch wenn es nicht alle können; Leugnen ist eine mächtige Komponente der Sucht), wie machtlos wir dem Alkohol gegenüber sind und wie sehr wir unser Leben nicht mehr meistern können.

Wir schreiben auf, dass wir zum Beispiel frühmorgens eine wichtige Besprechung in der Arbeit hatten und dass wir sagten, wir würden am Abend vorher nur ein Glas trinken. Und wie aus diesem einen Glas fünf oder zehn wurden und wir am nächsten Morgen so erledigt waren, dass wir die Besprechung vergessen haben. Oder so getan haben, als hätten wir sie vergessen. Und dass wir noch ein Glas getrunken haben, um zu vergessen, dass sie wichtig war, oder um das Zittern so weit zu unterdrücken, dass wir uns etwas verspätet doch noch ins Büro schleppen konnten. Dieser Kontrollverlust ist der Grund, weshalb wir unseren Job verloren haben, denn wir haben die Besprechung vergessen, sind mit einer Alkoholfahne im Büro aufgetaucht, haben aber behauptet, Grippe zu haben.

Wir mussten noch etwas trinken, um zu vergessen, wie wir den Geschäftsführer angebrüllt haben, was für ein erbärmlicher Arsch er doch sei, dass er uns wegen eines harmlosen kleinen Spaßes entlässt. Und dann waren wir blind vor Wut auf den Geschäftsführer und haben allen anderen die Schuld gegeben, nur nicht uns selbst, und schon gar nicht dem Trinken.

Wir haben dem Trinken nicht die Schuld gegeben, da wir noch mehr trinken mussten, um die Schuld- und Schamgefühle zu betäuben, die wir hatten, weil wir den Boss wegen Dingen angebrüllt haben, die unsere Schuld waren, und weil wir jeden, aber vor allem uns selbst, enttäuscht haben. Wir mussten trinken, um die Wahrheit vor uns selbst verbergen und sagen zu können, es sei egal.

Und dann brauchten wir natürlich Geld, um uns etwas zu trinken zu kaufen. Daher haben wir irgendeinen miesen kleinen Job angenommen, der weit unter unserem Niveau war. Dann mussten wir noch mehr trinken, um zu vergessen, wie viel Zeit und Energie für unsere Bildung aufgewandt worden war, um uns zu den klugen, funktionierenden Menschen zu machen, die wir sind, die sich mit dem Trinken in null Komma nichts alles vermasseln. Wir mussten trinken, um zu vergessen, mit wie viel Liebe unsere Mum und unser Dad uns verwöhnt, und wie viele Opfer sie uns zuliebe erbracht haben. Wir mussten noch etwas trinken, um auch diese Scham zu betäuben, und dann mussten wir noch etwas trinken, weil unser Leben einfach so verdammt beschissen war. Wer würde da nichts trinken müssen?

Und dann schreiben wir in unsere Notizbücher und über unser Herz und unseren Verstand:

»Es ist der erste Drink, der den Schaden anrichtet. Wenn man gar nichts trinkt, dann kann man auch nicht betrunken werden.«

Und dann, weil der Gedanke, dass wir nichts mehr trinken dürfen, nie wieder, so schwer für uns ist, schreiben wir auf:

»Nur heute.«

Nur heute werde ich nichts trinken. Morgen werde ich vielleicht etwas trinken, oder nächste Woche, aber nur heute werde ich nichts trinken.

Und dann summieren sich die Tage und die Wochen und die Monate und die Jahre, da es nur noch heute gibt. Gestern ist vorbei, und morgen ist noch nicht passiert.

Das ist zumindest die Theorie.

Aber es ist hart. Manche Leute, vor allem in der ersten Zeit, stecken ihr Ziel etwas niedriger.

»Nur in diesem Augenblick.«
»Nur in dieser Stunde.«

Niemand gibt gern zu, dass er machtlos ist. Wir leben in einer Kultur der Kontrolle und des Erfolgs. Das meiste Geld, der beste Job, das dickste Auto, die schickste Handtasche. Machtlosigkeit ist Schwäche, Scheitern ist erbärmlich, und Kapitulation ist Aufgabe. Schritt eins erschien mir anfangs fast unmöglich, aber schließlich habe ich auch, wie die meisten Leute, gern alles unter Kontrolle. Ich hasse es, mich bedürftig oder machtlos zu fühlen.

»Drehen Sie den Kopf um, Sally«, sagte Elizabeth, meine Therapeutin, immer zu mir. »Versuchen Sie es mit einem neuen Ansatz.«

»Was?«

»Hat es mit Ihrem Ansatz denn geklappt?«

Ich denke lange und angestrengt darüber nach. »Nein.«

»Dann versuchen wir es doch mit einem anderen.«

Es mit einem anderen Ansatz zu versuchen heißt, zu verstehen, dass es Zeiten gibt, in denen es sich nicht lohnt, einen Kampf zu kämpfen. Er kann nicht gewonnen werden. Zuzugeben, dass man machtlos ist, ist nicht das Eingeständnis einer Niederlage, sondern das einer Befreiung. Wir beginnen zu begreifen, dass wir so vielen Dingen gegenüber machtlos sind, auch wenn wir gern das Gegenteil glauben würden.

Wir können beispielsweise andere Leute nicht ändern; wir können nur unsere Reaktionen auf sie ändern. Die Leute verhalten sich selten so, wie wir es gern hätten. Wir können sie nicht zwingen, uns zu lieben. Wir können sie nicht davon abhalten, uns zu verlassen. Wir können das Leben unserer Kinder nicht für sie leben. Wir können auch das Leben selbst nicht ändern – wir können die Vergangenheit nicht ungeschehen machen und die Zukunft nicht vorhersagen. Das Leben entwickelt sich selten so, wie wir es gern hätten oder wie wir es uns erträumt haben. Es steht nicht in unserer Macht, irgendetwas daran zu ändern, außer das Beste – oder das Schlechteste – daraus zu machen. Sobald wir akzeptieren, dass wir machtlos sind, nicht nur gegenüber dem Alkohol, sondern gegenüber Leuten, Orten und Dingen, akzeptieren wir das Leben und alles, was damit einhergeht.

Machtlosigkeit ist Akzeptanz. Es ist nicht nur ein Teil des Zwölf-Schritte-Programms, sondern jeder Glaubensrichtung vom Buddhismus bis hin zum Christentum.

Akzeptanz heißt nicht, dass man das Handeln aufgibt oder vor den Ereignissen kapituliert. Akzeptanz heißt, dass man der Realität ohne Illusion ins Auge sieht.

Akzeptanz heißt, dass ich den Pflanzen in meinem Garten beim Wachsen zusehe. Akzeptanz heißt, dass ich sie nicht ausgrabe, um zu sehen, wie ihre Wurzeln wachsen. Sie werden sich zu ihrer eigenen Zeit entwickeln, und daran kann ich absolut nichts ändern. Ich kann es fördern, mithilfe von Wasser und Dünger, aber ich kann die Sonne nicht zwingen, zu scheinen, oder die Tage, wärmer zu werden.

Ich akzeptiere, dass ich machtlos bin.

Es ist eine seltene Form von Freiheit.

Schritt zwei

Wir kamen zu dem Glauben, dass eine Macht, größer als wir selbst, uns unsere geistige Gesundheit wiedergeben kann.

»Ich bin nicht geisteskrank«, sagt Pete kampflustig. »Wie kann mir dann zu geistiger Gesundheit verholfen werden?«

Der Therapeut sieht ihn an. »Ist es denn geistig gesund, achtzehn Gläser Bier am Tag zu trinken?«

Pete sitzt breitbeinig auf seinem Stuhl. »Yeah, da, wo ich herkomme, schon.«

»Und ist es geistig gesund, in der Hecke Ihres Vorgartens inmitten von Erbrochenem aufzuwachen?«

Pete regt sich unbehaglich auf seinem Platz.

»Ist es geistig gesund, dass Sie mit fünfunddreißig noch immer bei Ihrer Mum und Ihrem Dad leben, weil Sie jeden Penny, den Sie haben, für Alkohol ausgeben?«

Pete errötet und zieht den Kopf ein. »Meinen Eltern macht es nichts aus«, murmelt er, aber er hat den Kampf aufgegeben.

»Und was ist mit Ihnen?«, hakt der Therapeut nach. »Macht es Ihnen etwas aus? Wie fühlen Sie sich dabei?«

Pete zuckt auf seinem Stuhl zusammen, wie ein Boxer, der sich vor einem Punch duckt.

Der Therapeut lässt nicht locker. »Was fühlen Sie jetzt?«

»Ich fühle, dass ich die scheiß Schnauze voll davon habe, über scheiß Gefühle zu reden«, murmelt Pete. »Und es gibt keine größere Macht als mich selbst.«

Der Therapeut weist auf das offene Fenster, auf die Bäume und die Landschaft dahinter. »Das heißt, das alles haben Sie geschaffen, ja? Sie haben die Macht, das zu tun?«

»Scheiß Gottesanbeter«, sagt Pete.

»Es muss ja nicht Gott sein«, mischt Timothy sich sanft ein. Er hat Pete ins Herz geschlossen. »Es kann alles sein, was du willst. Auch die Säufertruppe.«

Pete horcht sichtlich auf. »Ich habe nichts dagegen«, sagt er, »an einen Haufen Saufköpfe zu glauben.«

»Jedes Mal, wenn du etwas trinken willst, ruf einen anderen Saufkopf an«, sagt Rosie. »Wenn du meinst, du schaffst es allein nicht mehr, dann geh zu einem Meeting mit den anderen Saufköpfen, die auch glauben, dass sie es allein nicht schaffen. Sag ihnen, wie du dich fühlst.«

»Scheiß Gefühle«, sagt Pete, aber er sieht sie mit einem schüchternen Grinsen an.

Timothy sagt: »Oder statt Gott könntest du sagen: Anweisung von oben.«

Pete schnaubt.

»Vielleicht besser nicht«, lenkt Timothy ein.

»Nein«, sagt Pete. »Du hast schon recht. Danke.«

Molly besuchte mich in der Klinik. Wir durften nur an einem Tag in der Woche Besuch bekommen, am Sonntagnachmittag. Darüber regte sie sich richtig auf.

»Warum kann ich dich nicht sehen, wann ich will?«, fragte sie. »In den anderen Kliniken konnte ich das.«

»Hier geht es eben ein bisschen anders zu.«

»Warum?«

Ich wollte Molly nicht unbedingt von meinem Trinken erzählen. Ich hatte das Gefühl, sie sollte noch etwas haben, was sie an ihrer Mutter bewundern konnte. Aber besser die Wahrheit als eine Lüge.

»Meine Mum? Na ja, sie ist depressiv und eine Trinkerin. Ach ja, und eine Lügnerin.«

Daher sagte ich: »Ich leide nicht nur an einer Depression, ich habe auch zu viel getrunken. Ich bin hier, um Hilfe zu bekommen, um damit aufzuhören.«

Molly war empört. »Du trinkst doch nicht viel.«

»Darling, ich hatte immer ein Glas Wein in der Hand.«

»Ich dachte, du würdest nur feiern.«

Ich lachte. »Na ja, das habe ich auch, aber ich habe allein gefeiert, was nicht gut ist. Ich wurde süchtig nach Alkohol, was ebenfalls nicht gut ist. Dadurch wird die Depression noch viel, viel schlimmer.«

»Na ja, dann solltest du besser damit aufhören.«

»Ja, Darling. Das werde ich.«

Ein langes Schweigen trat ein.

»Ehrlich gesagt, mache ich mir weitaus mehr Sorgen wegen deiner Coke-Abhängigkeit.«

Meine Stimme wurde eine Oktave höher. »Meiner Coke-Abhängigkeit?« War ich so betrunken gewesen, dass ich vor Molly gekokst hatte? Ich konnte mich nicht erinnern, wann ich das letzte Mal gekokst hatte. Doch sicher vor ihrer Geburt? Vielleicht hatte ich einen Blackout gehabt. Ich hatte doch noch nie einen Blackout, oder? Oder vielleicht trank ich doch weitaus mehr, als ich dachte.

»Du trinkst mindestens sechs Dosen am Tag, und Diet Coke ist wirklich schlecht für dich.«

Ich umarmte sie. »Du hast recht. Ich sollte damit aufhören.«

Sie streckte die Hand aus.

»Okay, wenn du aufhörst, Coke zu trinken, dann höre ich auf, Süßigkeiten zu essen.«

»Das musst du nicht.«

Sie lächelte, süß genug, um einem das Herz zu brechen. »Ich weiß, dass ich nicht muss. Aber ich will.« Sie hielt eine Hand hoch. »Gib mir fünf.«

Schritt drei

Wir fassten den Entschluss, unseren Willen und unser Leben der Sorge Gottes – wie wir Ihn verstehen – anzuvertrauen.

Eine Definition von Sucht ist, »dasselbe immer wieder zu tun und ein anderes Ergebnis zu erwarten.«

Diese Formulierung geht auf Albert Einstein zurück (sie wird ihm zugeschrieben, aber es ist nicht gesichert, ob er es tatsächlich so gesagt hat): »Die Definition von Geisteskrankheit: Dasselbe immer wieder zu tun und andere Ergebnisse zu erwarten.«

Beides ist mir recht. Sucht? Geisteskrankheit? Das läuft fast auf dasselbe hinaus.

Die Gott-Frage hingegen war knifflig. Ich bin mein Leben lang eine überzeugte und leidenschaftliche Atheistin gewesen. Gott ist für andere Leute. Das glaube ich noch immer, im Sinne jeder organisierten Religion, aber inzwischen glaube ich an die Möglichkeit einer spirituellen Gemeinschaft. Vielleicht ist das der Grund, weshalb ich mich, wie so viele Depressive vor mir, zum Buddhismus hingezogen fühlte, der insofern einem atheistischen Prinzip folgt, als Buddha kein Gott war; er war ein Mensch, und darüber hinaus einer mit Schwächen. Ich bin keine Buddhistin. Ich bewundere nur manche der Überzeugungen und Praktiken, denen der Buddhismus folgt, wenn auch nicht alle.

In ähnlicher Weise befolge ich das Zwölf-Schritte-Programm. Ich bewundere manche seiner Prinzipien, aber nicht alle. Ich nehme mir, was ich brauche, und lasse den Rest liegen. Aber als jemand, der an einer schweren Depression und Alkoholabhängigkeit gelitten hat, kenne ich auch den entsetzlichen Nihilismus der Hoffnungslosigkeit. Ich verlor den Glauben an alles, an mich selbst, an andere Leute, an die Zukunft und an das Leben selbst. Das einzige Antidot gegen die Hoffnungslosigkeit ist Glauben, Vertrauen, Zuversicht – nennen Sie es, wie Sie wollen –, und dadurch, dass ich zu den AA ging und die Liebe und Freundlichkeit, das Mitgefühl und den Respekt sah, mit denen die Leute bei diesen Meetings einander jedes Mal begegnen, begann ich, wieder an die Freundlichkeit von Fremden und an Gemeinschaft zu glauben. Man könnte sagen, dass mir die AA meinen Glauben wiedergegeben haben. Ich habe gelernt, andere Leute nicht zu unterbrechen, ihnen zuzuhören und sie vorurteilsfrei anzusehen. Ich habe Mitgefühl, Vergebung, Toleranz und Verständnis gelernt, und das nicht nur für andere Leute, sondern auch für mich selbst. Aber vor allem habe ich viel über die heilende Kraft von Liebe und Freundschaft gelernt.

»Ich hasse diesen Namen, AA«, sagte Molly. »Anonyme Alkoholiker. Damit hörst du dich so nach Loser an.« Sie formte mit den Fingern ein L und hielt es sich an die Stirn. »Und das bist du nicht. Du bist cool.«

Ich lachte. »Man kann auch sagen: ›die Gemeinschaft‹. Das ist mir auch lieber, denn genau das ist es, eine Gemeinschaft von Männern und Frauen, die sich umeinander kümmern.«

Molly dachte einen Augenblick darüber nach. »Das gefällt mir. Ich würde auch gern einer Gemeinschaft angehören. Das ist cool. So etwas könnte ich an meiner Schule gründen.«

»Vielleicht besser nicht«, sagte ich bei dem Gedanken an die anderen Eltern und all das Geld, das sie dafür aufwandten, dass ihre lieben Kleinen auf den rechten Weg gebracht wurden. Andererseits, eine Londoner Mädchen-Tagesschule: Spitzenklasse, voller kluger, ehrgeiziger, gnadenlos getriebener, leistungsfixierter Persönlichkeiten, anfällig für Drogen, Alkohol, Essstörungen …

Wenn ich gezwungen bin, eine »höhere Macht« zu benennen (und mir widerstrebt diese Anweisung, selbst bei den AA), dann sind es andere Leute. Und, was noch wichtiger ist, es ist das Leben selbst. Ich wusste, als ich exzessiv trank, dass das kein Leben war. Es war ein dunkler, verzweifelter, lebendiger Tod. Genau wie die Depression, und der Alkohol hielt mich dort gefangen. Das heißt, als ich schließlich entschied, mit dem Alkohol aufzuhören, entschied ich, dass ich die Wahl zwischen zwei Dingen hatte: Ich konnte mich zu Tode trinken oder leben.

Oder, anders ausgedrückt: Leben oder Tod?

Ich wählte das Leben.

Kritiker der AA sagen gern, dass es ein Kult ist; dass es eine gefährliche, süchtig machende Form von Religion verbreitet. Diese Erfahrung habe ich nicht gemacht. Alkoholiker sind im Allgemeinen keine sanften, umgänglichen Geschöpfe; die meisten hassen es, sich sagen zu lassen, was sie zu tun haben oder woran sie glauben sollen. Deswegen gibt es bei den AA keine Vorschriften, sondern nur Vorschläge. Das ist der Grund, weshalb es nicht einen einzigen Gott gibt, sondern nur den Gott entsprechend dem individuellen Verständnis.

Es ist ohnehin kein religiöses Programm, sondern ein spirituelles, das seine Wurzeln in einem Gespräch zwischen dem Psychiater Carl Jung und einem der Gründer der AA hat, der sich Hilfe suchend an Jung wandte. Das Gespräch ist im Blauen Buch abgedruckt (Spitzname für das AA-Buch, das die Prinzipien des Zwölf-Schritte-Programms enthält). Das Blaue Buch wurde erstmals in den Dreißigerjahren des letzten Jahrhunderts gedruckt, sodass seine Formulierungen zum Teil vielleicht etwas altmodisch klingen. Der Sinn ist jedoch völlig modern.

Der im folgenden Auszug beschriebene Arzt ist Carl Jung.

Einige unserer alkoholkranken Leser mögen der Ansicht sein, dass sie ohne spirituelle Hilfe auskommen. Lasst uns den Fortgang der Unterhaltung erzählen, die unser Freund mit seinem Arzt hatte.

Der Arzt sagte ihm: »Sie haben das Denken eines chronischen Alkoholikers. Ich habe noch keinen genesen sehen, bei dem diese Denkmuster schon so weit fortge-

schritten waren wie bei Ihnen.« Unser Freund hatte das Gefühl, als hätten sich die Tore der Hölle mit einem Knall hinter ihm geschlossen.

Er sagte zum Arzt: »Gibt es da keine Ausnahme?«

»Doch«, antwortete der Arzt, »auch in Fällen wie dem Ihren hat es seit jeher Ausnahmen gegeben. Hier und dort, ab und zu, hatten Alkoholiker das, was man eine lebenswichtige spirituelle Erfahrung nennt. Solche Ereignisse waren für mich eine Art Wunder. Sie treten als gewaltige Gefühlsbewegung und eine Art Neuorientierung auf. Ideen, Gefühle und Haltungen, die einst die bestimmenden Kräfte im Leben dieser Menschen waren, werden plötzlich über Bord geworfen – und völlig neue Vorstellungen und Beweggründe treten bei ihnen in den Vordergrund. Tatsächlich habe ich versucht, in Ihnen etwas von solch einer gefühlsmäßigen Neuorientierung auszulösen. Bei vielen sind die Methoden, die ich angewandt habe, erfolgreich, aber ich hatte nie Erfolg bei einem Alkoholiker Ihres Schlages.«

Als unser Freund das gehört hatte, war er etwas erleichtert. Er überlegte sich, dass er immerhin ein gutes Mitglied der Kirche war. Die darauf gründende Hoffnung zerstörte ihm der Arzt jedoch, indem er ihm sagte, dass seine religiösen Überzeugungen zwar gut seien, ihm in diesem Falle aber nicht die nötige lebenswichtige spirituelle Erfahrung vermittelten.

Das war das schreckliche Dilemma, in dem sich unser Freund befand, als er die außergewöhnliche Erfahrung *machte, die wir bereits geschildert haben und die aus ihm einen freien Mann machte.*

Wir selbst suchten mit der Verzweiflung Ertrinkender den gleichen Ausweg. Was zuerst nur wie ein schwacher Strohhalm aussah, das erwies sich als liebende und starke Hand Gottes. Ein neues Leben wurde uns gegeben, oder, wenn Sie so wollen, »eine neue Lebensform«, die funktioniert.[34]

Die »außergewöhnliche Erfahrung«, die aus dem Autor einen freien Mann machte, war ein blendender und plötzlicher Glaube an eine Macht, die größer war als er selbst und die ihn überzeugte, dass es einen besseren Weg gab, als sich mit Alkohol das Leben zu nehmen.

Ich hatte keine solche Erfahrung, und ich erwarte auch keine, auch wenn ich (langsam) zu der Überzeugung gelangte, dass es einen besseren Weg als Alkohol gab. Mein Glauben an die AA beinhaltet keinen Gott, sondern vielmehr jene oben erwähnte »neue Lebensform«. Ich bin noch immer Atheistin. Ich setze mein Vertrauen entschieden in andere Menschen und die Macht der Gruppe. In diesem Sinne hat niemand in der Gemeinschaft meine Überzeugungen je infrage gestellt, und ich ebenso wenig die Überzeugungen anderer. Eines der Leitprinzipien der AA ist Unvoreingenommenheit, das heißt, nur sein eigenes Inventar zu erstellen (auf seine eigenen Fehler zu achten) und nicht das anderer Leute.

Mir gefällt außerdem Jungs »gefühlsmäßige Neuorientierung«, was ungefähr das ist, was ich suchte, nicht nur gegen den Alkoholismus, sondern auch gegen die Depression. Da wissenschaftlichen Untersuchungen zufolge viele Depressive auch unter Alkohol- oder Drogenmissbrauch leiden, um ihren Schmerz selbst zu behandeln, empfinde ich das Zwölf-Schritte-Programm der AA zu gefühlsmäßiger Neuorientierung als Segen. Es ist Gruppenunterstützung und -therapie (in Ermangelung eines besseren Wortes), angeboten auf der Grundlage solider psychotherapeutischer und spiritueller Prinzipien, in einem weitreichenden, globalen Umfang. Es nimmt jeden an, unabhängig von Glaubensrichtung, Geschlecht, Hautfarbe, Nationalität, Religion, sozialem oder wirtschaftlichem Hintergrund. Und es ist umsonst: Zu den AA zu gehen kostet nichts.

Ich bin sicher, wenn sich moderne Therapeuten, vor allem Anhänger der KVT, eingehend mit dem Zwölf-Schritte-Programm befassen würden, dann würden sie viele der Prinzipien wiedererkennen, die in ihren eigenen Disziplinen verankert sind.

Das gilt vor allem für zwei der neuesten und aufregendsten Therapieformen, die derzeit im Kommen sind: die Positive Psychologie (die aus den USA stammt und auf praktischen Lösungen basiert, die die psychische Gesundheit fördern, anstatt auf den Symptomen der psychischen Krankheit herumzukauen), und die Achtsamkeitsbasierte Kognitive Verhaltenstherapie (ein Schritt weiter und höher als das eher trockene wissenschaftliche Modell, negatives Denken infrage zu stellen, das in der KVT angewandt wird, unter Bezugnahme auf die buddhistischen Prinzipien von Akzeptanz, Glauben und Selbstkontrolle).

Diese therapeutischen Modelle betonen lieber die Stärken der Menschen als ihre Schwächen. Sie gehen davon aus, dass wir in eine bessere Zukunft blicken müssen, anstatt in einer schwierigen Vergangenheit verhaftet zu bleiben. Wir können die Vergangenheit und unsere Rolle in ihr betrachten, aber sobald wir das getan haben, müssen wir wieder nach vorn blicken.

So verhält es sich auch mit dem Zwölf-Schritte-Programm. Es ermutigt die Leute, ihr eigenes Verhalten zu betrachten und sich zu überlegen, wie sie ihrem eigenen Glück vielleicht im Wege stehen. Es fordert sie auf, zu sehen, wo sie selbst im Unrecht sein könnten, anstatt nur anderen die Schuld zuzuweisen. Es fordert sie auf, sich selbst zu untersuchen und kennenzulernen und beharrlich daran zu arbeiten, ihre eher destruktiven Verhaltensmuster zu ändern. Es tut im Grunde genau das, wozu alle Psychotherapeuten uns ermutigen.

Hier sind die Prinzipien des Zwölf-Schritte-Programms, als Liste dargestellt. Es sind mehr Prinzipien aufgeführt, als es Schritte gibt, da jeder Schritt viele Prinzipien umfasst. Ich benutze sie tagtäglich, damit sie mir gegen meine Depression oder jeden emotionalen Schmerz, der mich zur Selbstmedikation oder zum Trinken verleiten könnte, helfen. Sie sind auch nicht nur für Depressive (wir haben hier keine Favoriten), sondern für jeden, der eine bessere, neue Lebensform sucht.

Öffnen Sie sich.
Bitten Sie um Hilfe.
Akzeptieren Sie Hilfe.
Akzeptieren Sie sich selbst.
Seien Sie absolut ehrlich.
Erstellen Sie ein tägliches Inventar.
Wann immer Sie im Unrecht sind, machen Sie es wieder gut.
Sehen Sie der Realität ins Auge.
Strecken Sie die Hand aus.
Kommunizieren Sie.
Zeigen Sie Freundlichkeit.
Teilen Sie Ihre Sorgen und Nöte mit einem anderen Menschen.

Helfen Sie täglich einem anderen Menschen.
Zählen Sie Ihr Glück, nicht Ihr Pech.
Leben Sie nicht in Reue oder im Gestern.
Projizieren Sie Ihre Ängste nicht auf das Morgen.
Handeln Sie, wenn Handeln erforderlich ist.
Setzen Sie sich mit Ihren Gefühlen auseinander, wenn
und wann immer sie entstehen. Unterdrücken Sie sie
nicht.

Die Leute reden über Alkoholismus, als ob es eine Seuche ist. Das ist es nicht. Man kann sich nicht damit anstecken. Es ist eine Erkrankung, eine emotionale Krankheit oder Verhaltensstörung. Es ist, wenn Sie so wollen, eine unangemessene Reaktion auf Schwierigkeiten oder Schmerz. Der Alkoholismus ist der Bote, nicht die Botschaft. Bei AA-Meetings reden die Leute nur selten über Alkohol. Wenn sie von Nüchternheit sprechen, dann meinen sie im Allgemeinen emotionale Nüchternheit. Die Meetings, oder die Unterstützungsgruppe, sind dazu da, den Leuten zu helfen, den Schmerz auszudrücken und zu bewältigen, der andernfalls so unkontrollierbar werden könnte, dass sie versuchen würden, ihn mit Alkohol zu betäuben.

Für manche Leute ist die Depression eine Folge von Alkoholmissbrauch. Sobald sie mit dem Alkohol aufhören, legt sich auch die Depression. Für andere ist die Depression eine koexistierende Störung, bekannt als komorbide Erkrankung, die oft nicht diagnostiziert wird. Wenn sie mit dem Trinken aufhören, könnte sich ihre Depression verschlimmern. Sie haben kein Betäubungsmittel mehr, um ihren Schmerz zu überdecken, sodass er ihnen plötzlich bewusster ist als je zuvor. Es gibt Leute, die zwei Jahre nachdem sie nüchtern wurden, mit einer schweren Depression in eine Klinik eingewiesen wurden.

Die depressive Krankheit und der Alkoholismus sind eng miteinander verknüpft. Studien zeigen, dass, wenn beide Erkrankungen vorliegen, die Depression oder eine psychische Krankheit im Allgemeinen die primäre Störung ist. Die im *American Journal of Drug and Alcohol Abuse* veröffentlichten Ergebnisse einer Studie belegen:

> *Unter den psychiatrischen Störungen konnte vor allem mit dem Alkoholismus ein Zusammenhang mit depressiven Erkrankungen hergestellt werden. In einer Studie mit psychiatrischen Patienten gehörten diejenigen mit einer schweren depressiven Störung zu jenen, die den schwersten Substanzmissbrauch betrieben. Patienten mit schweren depressiven Symptomen sind vermutlich hochmotiviert, eine Linderung ihrer Symptome zu erreichen, und manche von ihnen könnten versuchen, diese Linderung durch einen Rauschzustand zu finden. Umgekehrt ist unter Alkoholikerpopulationen bei denjenigen mit depressiven oder anderen affektiven Symptomen die Wahrscheinlichkeit eines Alkoholmissbrauchs höher als bei denjenigen ohne solche Symptome.*
>
> *Daher wird sowohl bei psychiatrischen als auch bei alkoholabhängigen Populationen das Vorhandensein depressiver Symptome in einem Zusammenhang mit erhöhtem Alkoholkonsum gesehen. Und wenn eine Depression und Alkoholmissbrauch zusammen auftreten – offenbar unabhängig davon, welche Erkrankung klinisch primär ist –, ist die Prognose schlimmer, als wenn eines der beiden Probleme allein auftritt. In einer Studie, in der die Untergruppen von ausschließlich depressiven Patienten, ausschließlich alkoholabhängigen Patienten und depressiven Patienten mit Alkoholstörungen miteinander ver-*

glichen wurden, zeigte sich, dass die komorbide Gruppe
die schwerste Psychopathologie hatte. Eine Interpretation
dieser Erkenntnis lautet, dass die komorbide Erkrankung
(Depression mit sekundärem Alkoholismus) eine schwe-
rere Psychopathologie hervorruft. Eine andere Möglich-
keit ist die, dass die Patienten mit der extremeren Psycho-
pathologie zu Alkoholikern wurden, als sie versuchten,
mit den quälenden und belastenden Auswirkungen ihrer
Symptome fertigzuwerden.[35]

Alkoholismus ist aber auch eine physiologische Krankheit insofern, als sich der Körper an den Alkohol gewöhnt und nach mehr verlangt. Nachdem ich die letzten fünf Jahre aus nächster Nähe dabei zugesehen habe, bin ich mir auch sicher, dass es intuitive Alkoholiker gibt: Leute, deren Organismus so empfindlich auf Alkohol reagiert, dass er fast schon nach dem ersten Glas nicht mehr richtig funktioniert. Viele Wege führen in den Alkoholismus, aber einer davon scheint einer erblich bedingten Neigung zu folgen. Bei den AA habe ich oft gehört, dass Leute (im Allgemeinen mit einem alkoholkranken Elternteil oder Geschwisterkind) schildern, wie sie, als sie dreizehn oder sogar noch jünger waren, ihr erstes Glas Alkohol tranken und sofort noch eines wollten und tranken, bis sie umkippten. Erbrechen, Blackouts, toxische Vergiftung; nichts brachte sie davon ab, noch mehr zu trinken und dann noch mehr.

Wie bei den meisten Süchten kann, sobald die körperliche Sucht durchbrochen ist, die psychologische weiter andauern. Vielleicht auch nicht. Nicht jeder, der vom Alkohol abhängig wird, bleibt abhängig. Ich bin, wie so viele meiner Freunde betont haben, vielleicht keine Alkoholikerin, zumindest nicht nach ihrer Auffassung. Ich habe nie bis zur Bewusstlosigkeit getrunken. Ich übergebe mich nicht, zertrümmere keine Möbel, schlage keine Leute, werde nicht ausfallend, gehe nicht mit Fremden ins Bett und lege nichts von dem Fehlverhalten an den Tag, das im Allgemeinen mit Alkoholismus assoziiert wird.

Das heißt nicht, dass ich keine Alkoholikerin bin. Wenn ich an emotionalem Schmerz leide, dann sagt mir mein Instinkt, dass ich ihn entfernen muss. Meine Art, damit umzugehen, ist, etwas zu trinken, da ich weiß, dass es meinen Schmerz (wenn auch nur vorübergehend) lindert. Ich habe mir eine gestörte Verhaltensweise angewöhnt, die man, sobald man sie erlernt hat, nur schwer wieder verlernen kann.

Jetzt, wo ich wieder gesund bin, könnte ich vielleicht wieder Alkohol trinken. Aber es ist ein Risiko, das ich einfach nicht eingehen will. Nach einer langen und schweren Phase einer depressiven Krankheit ist die Gefahr eines Rückfalls hoch. Der Alkohol kann eine Depression auslösen, indem er die ohnehin schon labilen chemischen Bahnen in meinem Kopf durcheinanderbringt. Darüber hinaus muss ich, um mich vor meinen intuitiven Denk- und Verhaltensmustern zu schützen, die mich wieder in die Depression führen könnten, ständig auf mein Verhalten und Denken achten. Der Alkohol wird mir kaum dabei helfen, klar zu sehen. Er ist keine Lösung für mich.

Sobald ich das akzeptiert hatte, war es kein Problem mehr. Ich trinke nie Alkohol, und ich habe auch kein Verlangen danach. Ich liebe jemanden, der Alkohol trinkt. Ich habe für ihn immer etwas zu trinken im Haus. Für mich selbst ist es nur ein Lebensmittel, wie Milch.

Ganz selten, an einem heißen Sommertag, wenn Freunde Gläser mit kaltem Champagner trinken, denke ich, ach, das wäre jetzt schön. Oder auf einer Party, wenn ich nervös bin, würde ich vielleicht gern etwas trinken, um mir meine

Ängstlichkeit zu nehmen, oder bei einem Dinner, wo alle um mich herum schwafeln und sich wiederholen (und letztendlich entsetzlich einschläfernd sind), würde ich mich gern in denselben Zustand versetzen, damit die Zeit schneller vergeht.

Aber davon abgesehen, nein. Selbst wenn meine Stimmung sehr niedergeschlagen ist und ich gern ein Beruhigungs- oder Betäubungsmittel hätte, um den Schmerz zu stillen, überlege ich mir nie, etwas zu trinken. Der Alkohol erinnert mich nur an eines: Für mich riecht er nach Verzweiflung.

KAPITEL 24

Das nützliche Zeug

Was immer du meinst oder glaubst,
tun zu können, beginne es.
Handeln enthält Magie, Anmut und Kraft.

Johann Wolfgang von Goethe

Sobald ich vom Alkohol losgekommen war, begann ich, mich mit dem zu befassen, was mein Psychiater niedergeschlagene Stimmung nannte. Sie ist das, was als gewöhnliche, alltägliche Depression gilt. Diese Form ist nicht mehr klinisch oder schwer oder ernst. Sie ist das, was gesunde Leute meinen, wenn sie sagen, dass sie depressiv sind; dieses niedergeschlagene, erschöpfte Gefühl, dass alles zerrissen und schwer ist, aber nicht unmöglich.

Für mich war es wie ein nicht enden wollender grauer Sommer. Man weiß, dass die Sonne da ist, und man sehnt sich danach, dass sie sich zeigt, aber jeden Morgen wacht man unter einer trostlosen, tief hängenden Wolke auf. Nachdem ich die Entzugsklinik verlassen hatte, ging es mir achtzehn Monate so; das Grau wurde manchmal von einem verlockenden Sonnenstrahl oder einem plötzlichen, schockierend blauen Himmel aufgehellt. Diese flüchtigen Momente von Normalität (oder was ich Normalität nenne) erschienen mir unerträglich (würde ich für immer in diesem Zustand sein?) und gaben zugleich Anlass zur Hoffnung.

Ich war weiter oben, als ich in den letzten vier Jahren je gewesen war, und es schien keinen Grund zu geben, warum ich nicht noch höher hinaufkommen sollte.

Aber ich war nervös, ich hatte Angst vor diesen Schwindel erregenden Rückfällen, von denen die einschlägige Literatur voll ist. Wissenschaftlichen Untersuchungen zufolge enden die meisten Depressionen in einer spontanen Remission. Es gibt aber auch solche, die spontan wieder auftreten. Eine Langzeitstudie an Patienten, die von einer Phase schwerer Depression genesen waren, zeigte, dass in den fünfzehn Jahren der Studie die Krankheit bei fünfundachtzig Prozent erneut auftrat und selbst bei denen, die fünf Jahre lang gesund blieben, die Wahrscheinlichkeit eines Rückfalls noch bei achtundfünfzig Prozent lag.[36] Je länger eine depressive Phase anhält, desto höher ist die Wahrscheinlichkeit eines Rückfalls.

Andererseits ist jeder Fall von Depression einzigartig, wie auch jedes Individuum einzigartig ist. Und eine wissenschaftliche Studie geht naturgemäß davon aus, dass eine große Gruppe von Leuten in einem festgelegten Zeitraum (präskriptiv begrenzt) genau dasselbe tut. Was auf diese Kontrollgruppe zutreffen könnte, könnte auf mich vielleicht oder vielleicht auch nicht zutreffen. Oder auf Sie.

Glauben Sie nichts.

Versuchen Sie alles.

Das war die Sichtweise meines Psychiaters.

»Wir wissen es einfach nicht«, sagte er.

Und so entschloss ich mich, alles zu tun, um mich aus dieser niedergeschlagenen, grauen Stimmung herauszureißen. Jetzt, wo ich so viel mehr über Depression weiß, sehe ich die Sache so: Es ist egal, wie man die Krankheit bewältigt, Hauptsache, man tut es.

Ich begegne ihr auf unterschiedliche Art und Weise und werde hier einige Möglichkeiten davon auflisten. Manches eignet sich vielleicht für Sie und manches vielleicht nicht. Wir sind alle verschieden.

Aber alles ist einen Versuch wert.

Die erste Möglichkeit ist die Therapie, die ich nach meinen ersten wütenden Versuchen, mich auf sie einzulassen, inzwischen hoch schätze. Ja, sogar die KVT. Alles, was die negativen Gedankenprozesse und die Hoffnungslosigkeit, die die depressive Krankheit definieren, infrage stellt, ist wertvoll. Ich sehe die Therapie als Neuprogrammierung, bei der das fehlerhafte Skript überschrieben und durch einen frischen, ausgewogeneren Ansatz ersetzt wird.

Wissenschaftliche Studien unterstützen diese These zunehmend. Neuere Forschungen zeigen, dass die Psychotherapie die Funktionen und Strukturen des Gehirns deutlich verändert, und das offenbar auf eine andere Weise, als es bei einer medikamentösen Behandlung der Fall ist.

Neurowissenschaftler stellen in letzter Zeit fest, dass eine schwere Depression und eine bipolare Erkrankung (manische Depression) mehr als nur Stimmungsstörungen sind. Die Beeinträchtigungen von Funktion und Kognition halten weitaus länger an als der Verlauf einer Phase selbst. Auch wenn es keine »klassischen« neurodegenerativen Krankheiten wie Parkinson oder Alzheimer sind, sind es doch Krankheiten, die eindeutig mit einem Gehirnzellenverlust in Verbindung gebracht werden.

Im Gehirn stellt eine hufeisenförmige Struktur, bekannt als Hippocampus, das Zentrum sowohl für die Stimmung als auch für das Gedächtnis dar. Bei einer Depression ist ein Neuronenverlust im Hippocampus festzustellen, der mit einem beeinträchtigten Gedächtnis und niedergeschlagener Stimmung einhergeht. Wissenschaftlichen Untersuchungen zufolge schrumpfen die Neuronen im Hippocampus zusammen, wenn das Gehirn unter Stress steht (die »Stressoren«, von denen man weiß, wie sehr sie an einer Depression beteiligt sind), was das Gedächtnis offenbar beeinträchtigt. Neuere Untersuchungen gehen davon aus, dass dasselbe im präfrontalen Cortex passiert, der für die Entscheidungsfindung und Aufmerksamkeit ausschlaggebend ist. Der andere schwerwiegende Verlust betrifft die geistige Flexibilität. Langfristiger Stress kann außerdem die Amygdala vergrößern, den Teil des Gehirns, der das emotionale und traumatische Gedächtnis steuert. Wird sie überaktiv, entsteht möglicherweise das, was der Wissenschaftler Bruce McEwen[37] »ein emotionales Gedächtnis, das nicht fest mit der Welt um einen herum verbunden ist«, nennt.

Mit anderen Worten, die Perspektive des Depressiven wird möglicherweise von einem Übermaß an Intensität und Negativität umhüllt – was wir Depressiven als »*stinking thinking*« kennen. Es ist die Art Gedankenprozess, die dafür sorgt, dass wir ständig über alte Emotionen und Verletzungen nachgrübeln und buchstäblich dieselbe Platte immer wieder abspielen. Es hat wenig mit der Wirklichkeit zu tun, sondern ist nur eine Fehlfunktion des Denkens. Es ist die Art Denken, die die Therapie zu korrigieren versucht.

Die gute Neuigkeit ist, dass es nicht mehr korrekt ist, von unserem Gehirn zu sprechen, als wäre es die Festplatte eines Computers (auch wenn das verlockend ist), oder als wären wir so fest verdrahtet, dass wir uns nur auf eine bestimmte Weise verhalten können, denn unser Gehirn ist nicht, wie früher einmal angenommen, unveränderlich. Es verändert sich sehr wohl. Es ist plastisch, oder flexibel (was als Neuroplastizität bezeichnet wird). Die Zellen können wieder nachwachsen (Neurogenese). Das Selbst erfindet sich ständig neu. Die Gehirnzelle kann sich selbst heilen, und eine der Methoden, mit denen sie es tut, ist die Gesprächstherapie. Bruce McEwen hat bei der Jahreskonferenz der American Psychological Association (des nordamerikanischen Fachverbandes für Psychologie) im Jahr 2006 gesagt:

Das Gehirn ist sehr widerstandsfähig. Wenn es die Chance hat, wird es alle Anstrengungen unternehmen, um sich selbst zu reparieren. Eine Kombination von Psychotherapie, kognitiver Verhaltenstherapie und Pharmazeutika könnte das Gehirn tatsächlich verändern und mehr oder weniger in seinen Normalzustand zurückversetzen.

Wenn selbst Neurowissenschaftler uns sagen, dass eine Therapie das Gehirn dazu bringen kann, wieder normal zu funktionieren, dann sollten wir aufhorchen.

Oder anfangen zu reden.

Wichtig ist jedoch, dass wir uns darauf einlassen müssen. Wir neigen zu der Ansicht, dass wir zu einem Therapeuten gehen, um geheilt zu werden. Mit anderen Worten, wir glauben, dass jemand anders uns gesund machen wird. Das ist nicht der Fall. Ein Therapeut kann uns lediglich die Fehler in unserer Denkweise aufzeigen. Er oder sie kann sie aber nicht wirklich ändern. Es liegt an uns, das zu tun.

Aus diesem Grund ist eine Therapie harte, langsame Arbeit, und es ist die Art Arbeit, die viele Leute vermeiden oder aufgeben, wenn sie erst einen Teil davon hinter sich haben, mit der Begründung, dass es zu schwer und frustrierend sei. Na ja, das ist die Depression aber auch.

Wir lernen durch Wiederholung. Jede Fertigkeit und jedes Talent ist die Folge eines wiederholten Tuns, immer und immer wieder ausgeübt, bis es uns in Fleisch und Blut übergeht. Wissenschaftliche Untersuchungen zeigen, dass man zehntausend Stunden benötigt, um eine Fertigkeit wirklich zu beherrschen, aber weitaus weniger, um eine gewisse Routine dafür zu entwickeln. Wenn dasselbe für die Therapie oder das Erlernen einer neuen Denkweise gilt (und warum sollte das nicht so sein?), dann sind sowohl Zeit als auch Wiederholung von entscheidender Bedeutung.

Zwei Jahre lang habe ich mich einer intensiven Therapie im Umfang von vier Stunden pro Woche unterzogen. Außerdem bin ich dreimal die Woche zu AA-Meetings (die zwischen einer und eineinhalb Stunden dauern) gegangen. Über sieben Stunden Therapie pro Woche klingt vielleicht übermäßig. Na ja, das war die Schwere meiner Depression auch, und wenn Medikamente meine Neuronen nicht zum Wachsen bringen konnten, dann musste ich eben einen anderen Weg finden.

Mit der Therapie habe ich aufgehört, aber zu den AA-Meetings gehe ich immer noch, mindestens zwei- oder dreimal pro Woche. Ich gehe hin, da ich meinen Kopf ständig überprüfen muss, der jederzeit fehlzünden kann, vielleicht infolge des Zusammenschrumpfens dieser lästigen Neuronen. Die Meetings helfen mir, meine fehlerhafte Denkweise zu korrigieren. Sie bieten mir ein Antidot zu meinen düsteren Gedanken, liefern Vorschläge, wie ich durch eine entsprechende Denkweise meine schwierigsten Reaktionen vermeiden oder ändern kann. Sie schlagen Antworten vor und mahnen mich, wie man bei den AA sagt, »in der Lösung, nicht dem Problem« zu leben.

Eine Gruppentherapie (egal, welcher Art, und egal, ob bei den AA, in der KVT oder jeder anderen Form eines strukturierten, therapeutischen Gesprächs) ist, denke ich, von entscheidender Bedeutung für einen Depressiven. Wir verheddern uns in fehlerhaften Denkmustern. Wir fangen an, in diesem Hamsterrad in unserem Kopf immer schneller zu laufen. Es liegt in der Natur der Depression, dass sie unser Blickfeld so weit einschränkt, bis wir glauben, dass unsere Probleme unlösbar sind und dass wir die einzigen Leute sind, die so fühlen, wie wir fühlen. Zu verstehen, dass wir nicht allein sind, und zu hören, wie andere Leute ähnliche Gedanken und Gefühle äußern, ist vielleicht das beste schmerzstillende Mittel, das es gibt. In einer depressiven oder niedergeschlagenen Stimmung neigen wir dazu, uns zu verschließen und zu glauben, dass wir entweder nichts zu bieten haben oder dass unsere Stimmung für andere Leute ansteckend ist. In gewisser Weise stimmt das, wie jeder, der einmal einen depressiven Menschen geliebt oder mit ihm zusammengelebt hat, nur zu gut weiß. Aber es trifft auch umgekehrt zu; andere Leute stecken uns mit ihrer Stimmung an. Wenn wir mit anderen Leuten zusammen sind, fühlen wir uns besser. Und wir denken besser, oder realistischer, über unsere eigene Situation nach.

Hier ist noch eine hübsche Untersuchung. Es geht dabei ums Laufen, ums Nachgrübeln und um Ratten, aber tun Sie es deswegen nicht gleich ab. Körperliche Bewegung kann einen depressiven Geist wiederherstellen, Nachgrübeln ist erwiesenermaßen schädlich (und auch typisch) für den depressiven Geist, und Ratten sind soziale Geschöpfe, genau wie wir. In der Studie, veröffentlicht in der wissenschaftlichen Zeitschrift *Nature Neuroscience*, wurden Ratten in zwei Gruppen eingeteilt: Eine Gruppe wurde zusammen untergebracht und zu körperlicher Bewegung angehalten, in einer anderen wurden die Ratten isoliert untergebracht und zu körperlicher Bewegung angehalten.

Beide Rattengruppen wurden zwölf Tage lang körperlicher Bewegung ausgesetzt, aber die Auswirkungen auf die Gesundheit des Gehirns waren völlig unterschiedlich. Die Gruppe, in der sich die Ratten gemeinsam bewegten, wies ein verstärktes Neuronenwachstum, d. h. neue Gehirnzellen, auf. Bei den isolierten Ratten war das Gehirnzellenwachstum unterdrückt.

Außerdem wurden bei der Studie die Blutwerte für das Stresshormon Corticosteron gemessen. Bei beiden Gruppen war ein ähnlicher Anstieg zu verzeichnen, aber lediglich die isolierten Ratten waren für einen negativen Einfluss auf neues Gehirnzellenwachstum anfällig. Außerdem wiesen sie im Vergleich zu den in der Gruppe untergebrachten Ratten höhere Stresshormonwerte in Reaktion auf Stress-Stimuli auf. Leute mit einer chronischen Depression haben einen hohen Cortisolspiegel, der sich negativ auf das Gehirnzellenwachstum auswirkt. Möglicherweise hat die Isolation bei den Ratten zu einer schwereren Depression geführt, was sich negativ auf das Gehirnwachstum ausgewirkt hat, wohingegen bei den Gruppen- oder sozialen Ratten kein Anstieg der Stresshormone zu verzeichnen war.

Selbst wenn man die Wissenschaft ignoriert, ist die Botschaft klar. Wir Depressiven müssen mehr unter Leute gehen.

Das fällt den meisten von uns furchtbar schwer, vor allem wenn wir uns in unseren dunkelsten Garbo-Momenten befinden und keinem Fremden begegnen wollen. In diesem Zustand nützt es nichts, von Leuten umgeben zu sein, die unsere eher exotischen Gedanken wie zum Beispiel die an Suizid wohl kaum verstehen werden. Aber in einer Gruppe von Leuten zu sein, die es verstehen und die bereit sind, dieses Verständnis mit uns zu teilen, ist zweifellos hilfreich.

Ich nehme keine Medikamente mehr. Einerseits, weil meine Beziehung zu ihnen immer so angespannt war, aber andererseits auch, weil mein Gehirn die meiste Zeit auch ohne sie gut zu funktionieren scheint.

Ein Jahr nachdem ich die Entzugsklinik verlassen hatte, habe ich die Medikamente abgesetzt. Mir war zwar bewusst, dass ich mitunter noch immer niedergeschlagen war, aber ich wusste instinktiv, dass sich die Depression gelegt hatte. Das begriff ich zum ersten Mal, als ich weinte. Die Tränen hielten fünf Minuten an, und danach fühlte ich mich besser.

Ich rief Nigel an.

»Ich habe fünf Minuten lang geweint.«

»Gut gemacht, Sal. Das ist fantastisch.«

Nun, es mag verrückt klingen, einen seiner engsten Freunde anzurufen und damit zu prahlen, dass man geweint hat, aber in der Sprache der Depression sind fünf Minuten Tränen ein gesundes Weinen. Das depressive Weinen kennt keine Grenzen. Es kann stundenlang dauern. Und danach fühlt man sich nicht besser. Es kommt ohne jeden Grund. Und es hört nicht wieder auf. Jedes Nachlassen ist nur vorübergehend. Diese fünf Minuten Tränen haben mir eines gezeigt: Ich war auf dem Wege der Besserung.

Kurz nachdem ich die Antidepressiva abgesetzt hatte, setzte ich auch die Schlaftabletten ab. Ich hatte schreckliche Angst. Als ich krank war und die Höchstdosis nahm, konnte ich nicht mehr als vier Stunden pro Nacht schlafen. Ich hatte solch schreckliche Angst davor, nicht schlafen zu können, und vor dem schwarzen, puren Entsetzen, das damit einherging, dass ich mein Rezept nie vergaß.

Eines Tages vergaß ich es doch. Es war spätabends, und ich hatte keine Schlaftabletten mehr. Da kam mir der Gedanke, dass ich sie gar nicht mehr brauchte. Mein Gehirn war nicht mehr in höchster Alarmbereitschaft.

Und genau so war es. Anfangs war es zwar schwer, die Schlaflosigkeit war wieder da. Aber es war die Schlaflosigkeit von früher, die Schlaflosigkeit, die mich nicht einschlafen ließ, nicht die, die mich um drei Uhr zwanzig aufweckte. Ich liebte sie, liebte die Stunden, in denen ich nicht einschlafen konnte. Mein Gehirn war wieder normal.

Was die Antidepressiva betrifft, so würde ich sie nicht grundsätzlich ausschließen, sollte ich sie je wieder benötigen. Ich bleibe optimistisch, dass eine neue Variante für Leute wie mich entwickelt werden wird, die gegen die derzeitige Form resistent sind. Ich würde auch niemandem empfehlen, seine Medikamente abzusetzen, nur weil er das Gefühl hat, er sollte. Ich habe das »sollte« in diesem Satz ohnehin nie verstanden. Oder die Logik in diesem: »Ich will nicht das Gefühl haben, von Medikamenten abhängig zu sein.«

Na ja, warum denn nicht? Wenn die Medikamente Sie stabil halten und Sie sie gut vertragen, wenn das Absetzen wochen- oder monatelanges Elend bedeutet, warum sollten Sie es dann überhaupt in Betracht ziehen? SSRI-Medikamente sind keine Wundermittel – auch wenn sie jemandem, der sie gut verträgt, so erscheinen mögen, wenn er oder sie in den schwarzen Tiefen der Depression zu ertrinken glaubt. Ich verspüre eine gewisse Sehnsucht, während ich diesen Satz schreibe: Wenn ich doch nur einer dieser Leute wäre. Das bin ich nicht. Aber ich kenne solche Leute. Ich habe sie vor und nach der Einnahme von Medikamenten erlebt, und die Wirkungen sind, offen gestanden, wunderbar. Sie können jemanden so weit wiederherstellen, dass er normal funktioniert. Aber sie können niemanden in einen Menschen verwandeln, der er nicht ist. Sie verändern den Charakter nicht. Sie stellen den Charakter wieder her.

Ebenso wenig verändern sie den Verstand. Genau wie die Depression eine Krankheit ist und kein Charakterfehler, behandeln Medikamente eine Krankheit; sie heilen keine Persönlichkeit. Die Persönlichkeit war immer da. Sie war vielleicht verschleiert oder verzerrt von der depressiven Krankheit, aber sie ist im Wesentlichen unveränderlich.

Ich bin sowieso abhängig von Medikamenten. Jeden Morgen nehme ich Thyroxin, und das werde ich bis an mein Lebensende tun. Wenn nicht, dann wird sich alles an mir, einschließlich meiner Stimmung, allmählich immer mehr verlangsamen, bis ich schließlich überhaupt nicht mehr funktioniere.

Eine unteraktive Schilddrüse (Hypothyroidismus) wird gern als leichte Beschwerde abgetan. Das sollte man nicht tun. Die Symptome können einer Depression insofern ähneln, als sie sich in extremer Erschöpfung, einem Mangel an Aufmerksamkeit oder Konzentration, anormalen Schlafmustern (oft einem längeren und tieferen Schlaf) und einer allgemein düsteren Stimmung äußern. Der quälende psychische Schmerz einer schweren Depression ist jedoch abwesend, ebenso die langen, zermürbenden Weinkrämpfe. Aber da der Hypothyroidismus einen depressiven Schub auslösen könnte, lohnt es sich auf jeden Fall, Ihren Hausarzt um eine Untersuchung der Schilddrüse zu bitten, wenn Sie sich sehr niedergeschlagen fühlen. Manche Fälle, die nach einer Depression aussahen, stellten sich später als ein unbehandelter Hypothyroidismus heraus.

Und ich nehme Omega-3-Öl, auf Anraten meines Psychiaters. Als ich in der Klinik war, ließ er meine Fettsäurewerte untersuchen und stellte fest, dass sie alarmierend niedrig waren. Diese Feststellung entsprach zahlreichen Studien, die im Blut depressiver Patienten einen verringerten Omega-3-Gehalt nachwiesen. Einer der Studien zufolge erhöhten niedrige Omega-3-Blutwerte bei nicht medikamentös behandelten depressiven Patienten, die über zwei Jahre hinweg beobachtet wurden, das Risiko eines suizidalen Verhaltens.

Über sechzig Prozent des menschlichen Gehirns bestehen aus Fett, welches Nervenzellen isoliert, um die richtige elektrische Signalgebung zu unterstützen. Über ein Drittel dieses Fetts besteht aus Omega-3-Fettsäuren, wie sie zum Beispiel in Fischöl vorkommen. Neurowissenschaftler glauben, dass ein Mangel an essenziellen Fettsäuren die Fettzusammensetzung des Gehirns verändert und so Stimmungsstörungen mitverursachen könnte.

Der entscheidende Bestandteil ist vermutlich die Eicosapentaensäure (EPA; eine Omega-3-Fettsäure), und wissenschaftliche Untersuchungen scheinen darauf hinzudeuten, dass man, um auf die Depression einzuwirken, täglich ein Gramm EPA zu sich nehmen muss. Man könnte diese Menge natürlich aufnehmen, indem man Fisch isst, wenn man bereit ist, jeden Tag über ein halbes Kilo Wildlachs zu verzehren. Zuchtlachs enthält angeblich weniger gesunde Fette und ist außerdem für hohe Toxinwerte verantwortlich.

EPA eignet sich besonders gut als Ergänzungsmittel für Leute mit einer Depression, die gegen eine Behandlung mit SSRI-Medikamenten resistent ist. Sie scheint die Zugänglichkeit des Gehirns für das Antidepressivum zu verbessern, sodass dies seine Wirkung entfalten kann. Es ist jedoch wichtig, pharmazeutisch reines Öl mit einem hohen EPA-Gehalt zu nehmen. Da EPA nur ein Bestandteil von Omega-3 ist, müssen Sie sich die Anzahl der Kapseln oder die Menge an purem Öl ausrechnen, die Sie einnehmen müssen, um die therapeutische Dosis von einem Gramm reiner EPA zu erhalten. Sie sollten drei Monate abwarten, damit sie ihre Wirkung entfalten kann, und bedenken, dass sie nicht in allen Fällen hilft.

Außerdem nehme ich täglich Vitamin-B-Komplexe. Ich hatte mir nicht überlegt, Vitamine zu nehmen, bis ich im vergangenen Jahr in einem völlig anderen Zusammenhang einen Bluttest machen ließ. Der Arzt fragte mich, ob ich mich gut ernähren würde, da meine Vitamin-B12-Werte ungewöhnlich niedrig seien. Ich habe mich schon immer gut ernährt, aber seit meiner Krankheit achte ich erst recht auf meinen Speiseplan, da mir schlechte Ernährung und schlechte Stimmung eng miteinander verknüpft zu sein scheinen.

Daher war ich etwas überrascht, bis ich feststellte, dass niedrige Vitamin-B12-Werte oft mit einem häufigeren Auftreten von Depression in Verbindung gebracht werden. Ein Bericht – veröffentlicht in *BMC Psychiatry* und das Ergebnis einer Studie, die Wissenschaftler am Universitätsklinikum Kuopio in Finnland durchgeführt haben – stellt die These auf, dass ein Zusammenhang zwischen Vitamin-B12-Werten und der Wahrscheinlichkeit einer Genesung von einer ernsten Depression besteht.[38] Ein weiterer Bericht vertrat die These, B12 würde die Wirkung der Antidepressiva verbessern, auch wenn Wissenschaftler noch immer darüber rätseln, warum manche Depressive niedrigere B12-Werte haben, und weitere Untersuchungen empfehlen.

Ich weiß nur, dass mir die Einnahme von B12 hilft. Ein paarmal sind mir die Vitamine und das Omega-3 ausgegangen, oder ich wurde es leid, meine tägliche Dosis an Pillen und Ölen zu schlucken. In beiden Fällen sackte meine Stimmung binnen weniger Wochen ab. Manchmal sind wir selbst unser bester Beweis.

Ich habe auch noch anders gelernt, meinen Verstand zu beruhigen. Mit Meditation.

Es gibt viele unterschiedliche Formen, aber ich praktiziere die Transzendentale Meditation (oder TM), mit der ich anfing, um das frühmorgendliche Aufwachen zu bekämpfen, das, wie ich damals noch nicht erkannt hatte, das erste Symptom meiner Krankheit war. Ich dachte, es würde meinen verzweifelten Verstand beruhigen, aber inzwischen glaube ich, dass es andere, weniger angenehme Wirkungen hatte.

Mein Lehrer warnte mich, Meditation sei nicht ausschließlich wohltuend und hätte die Macht, lange unterdrückte Gefühle aufzuwühlen, ich solle daher nicht beunruhigt sein, falls ich plötzliche Ausbrüche von Wut oder Trauer verspüren sollte. In mir schien sie weitaus mehr aufzudecken als das. Oder aber sie kündigte lediglich die depressiven Stürme an, die sich bereits am Horizont zusammenbrauten, das weiß ich nicht.

Ich weiß jedoch, dass ich, als ich sehr krank war, unfähig war, zu meditieren. Allein schon die Augen zu schließen setzte eine solche Welle von Schmerz und schrecklichen Vorstellungen frei, dass ich Angst davor bekam, es überhaupt zu tun. Das ist bei einer schweren Depression offenbar recht häufig der Fall, und viele Meditations- und Yogalehrer empfehlen ihren Schülern deshalb, nicht die Augen zu schließen, falls sie diese Erfahrung machen.

Ich gab die Meditation insgesamt einfach auf, und ich würde jedem, der sich mitten in einer depressiven Phase befindet, empfehlen, es am besten gar nicht erst zu versuchen. Wenn Sie irgendeine Form der Selbsttröstung ausüben wollen, dann sind sanfte Atemübungen mit geöffneten Augen weitaus angenehmer.

Zur Unterstützung meines Genesungsprozesses hat sich die Meditation jedoch als außerordentlich wertvoll erwiesen. Sobald die schlimmste Phase meiner Krankheit vorbei war, begann ich wieder zu meditieren, anfangs nur zögernd, aber jetzt regelmäßig jeden Morgen zwanzig Minuten lang. Wenn ich die Zeit finde, meditiere ich auch abends, da es heißt, dass zwanzig Minuten jeden Morgen und jeden

Abend am effektivsten sind. Die Wirkung scheint kumulativ zu sein, aber für mich war der offensichtlichste Nutzen ein tief verwurzeltes Gefühl von Ruhe. Es ist, so versponnen es auch klingen mag, als ob jemand die Lautstärke ein wenig heruntergedreht hat. Es gibt jede Menge wissenschaftlicher Untersuchungen darüber, aber ich fühle einfach, dass es, da die Depression durch Stress ausgelöst wird, logisch ist, alles zu tun, um diesen Stress abzubauen.

Was die Wahl der Meditationsform betrifft, so ist es am besten, zu einem Kurs oder einem Lehrer zu gehen und die Disziplin richtig zu erlernen. Als Gruppenübung ist sie ungeheuer wirkungsvoll, und auch hier ist die Verbindung zu anderen Menschen äußerst hilfreich für den Depressiven.

Das letzte hartnäckige Symptom meiner Depression war das Kehlenmonster, der gute alte *Globus hystericus*.

Eines Morgens, während ich meditierte, war es besonders schlimm. Es war schon seit Wochen schlimm gewesen. Aber in diesem Moment dachte ich, so kann ich nicht weitermachen.

Wenig später rief mich Maggie, eine Freundin, an.

»Wie geht es dir?«, fragte sie.

»Richtig schlecht. Es ist dieses Ding in meiner Kehle. Es zieht mich runter. Jedes Mal, wenn ich es fühle – das heißt, jeden Tag –, erinnert es mich daran, wie ich mich gefühlt habe, als ich von der Depression wirklich krank war. Es gibt mir das Gefühl, dass ich nie wieder wirklich gesund sein werde.«

»Dann geh zu meinem Nadelmann«, schlug sie vor. »Er kennt sich bestens mit diesem Zeug aus.«

»Womit? Mit Verrückten?«

Sie lachte. »Und dem Rest.«

Ich ging zu dem Nadelmann. Sein Name ist Robert.

»Ich kann Sie davon befreien«, sagte er. »Die Chinesen nennen es Pflaumenstein.«

»Das können Sie?«, sagte ich, während ich mich fragte, ob ein paar Akupunkturnadeln Erfolg haben würden, wo ein Psychiater, fünf Therapeuten, drei psychiatrische Kliniken, zwei Tonnen Antidepressiva, Xanax, Valium und fünf Fässer reiner Alkohol keinen gehabt hatten.

»Natürlich, aber es könnte zwei bis drei Sitzungen erfordern.«

Es erforderte zwei.

Ich gehe immer noch konsequent alle zwei Wochen zu Robert. Ich habe keine Ahnung, was er tut oder wie Akupunktur funktioniert, obwohl er versucht hat, es mir zu erklären.

Ehrlich gesagt ist es mir egal. Ich weiß einfach, dass seine Nadeln mir helfen, dass sie mich auf irgendeine geheimnisvolle Weise im Gleichgewicht halten. Aber wie bei jeder anderen Behandlung kommt es auch hier auf Beharrlichkeit an. Eine Sitzung ist nicht genug. Es ist eine Selbstverpflichtung zu Gesundheit und erfordert, wie jede andere Selbstverpflichtung auch, ständige Entschlossenheit.

Die Akupunktur ist eine der wenigen alternativen Therapien, die in der Wissenschaft eine gewisse Zustimmung gefunden haben. In der ersten Studie dieser Art im Westen, über die im Jahr 2000 in der *Psychiatric Times* berichtet wurde, hat Dr. John Allen, außerordentlicher Professor für Psychologie, Kognitive Wissenschaft und Neurowissenschaft an der University of Arizona, zusammen mit der Akupunkteurin Rosa Schnyer den Rückgang einer ernsten Depression bei drei Gruppen von Frauen miteinander verglichen.[39] Acht Wochen lang erhielt die erste Gruppe von Frauen eine spezielle Akupunkturtherapie gegen Depressionen. Die zweite Gruppe erhielt eine Akupunkturbehandlung gegen Symptome, die nicht mit der Depression in Verbindung gebracht wurden. Die letzte Gruppe wurde auf eine Warteliste gesetzt. Den Frauen in den ersten beiden Gruppen wurde nicht gesagt, welche Behandlung sie bekamen.

Am Ende der acht Wochen waren die Frauen, die eine spezielle Akupunkturbehandlung gegen Depressionen erhielten, deutlich weniger depressiv (vierundsechzig Prozent erfuhren eine vollständige Remission nach den *DSM-IV*-Kriterien) als die Frauen, die eine Akupunkturbehandlung gegen Symptome erhielten, die nicht mit der Depression zusammenhingen.

Inzwischen laufen auf diesem Gebiet viele weitere Untersuchungen. Sie sehen viel versprechend aus. Offenbar kann die Akupunktur bei einer schweren Depression durchaus eine Linderung herbeiführen, die mit der Wirkung von Antidepressiva durchaus mithalten kann. Es gibt dabei allerdings zwei Variablen: den Akupunktur-Praktiker und den Patienten. Es lohnt sich, nach einem guten Akupunkteur zu suchen, und man sollte sich vor Augen halten, dass es vielleicht nicht auf Anhieb klappen wird. Versuchen Sie es einfach immer wieder. Das ist das Mantra der Genesung, in allen Dingen.

KAPITEL 25

Durchkommen

Wir werden ausruhen! Wir werden die Engel hören,
den Himmel sehen, ganz in Diamanten ...
Anton Tschechow

Wenn ich eines aus der Depression gelernt habe, dann Folgendes:

Wir müssen loslassen – das Selbstmitleid, die Wut und die Vorwürfe. Wir sind, was wir sind. Das Leben ist, was es ist. Es wird sein, was es ist, egal, wie wir sind, und am besten ist es, wenn man sanft damit umgeht. Ich habe lange gebraucht, um das zu lernen. In jeder psychiatrischen Klinik haben alle Psychiater, Therapeuten und Schwestern immer wieder dasselbe gesagt.

»Sie müssen loslassen, Sally.«

Das Problem war, ich verstand nicht, was sie meinten, und sie konnten mir auch nicht sagen, wie ich es anstellen sollte. Jedes Mal, wenn mein Verstand von so schwarzen und fest verknoteten Schlingen umwickelt war, dass ich glaubte, sie würden sich niemals entwirren lassen, versuchte ich »loszulassen«, wie sie es nannten.

Ich konnte es nicht.

Dann stieß ich auf die Schriften eines buddhistischen Lehrers, Jack Kornfield, ein Amerikaner, der als Jugendlicher nach Tibet ging und Mönch wurde, auch, um das quälende

Durcheinander in seinem Geist zu besänftigen. Er ging in Schweigeklausuren, verbrachte viele Stunden mit Meditation, lernte Demut, Akzeptanz und Unvoreingenommenheit. Er war glücklich. Und dann kehrte er nach New York zurück und stellte fest, dass all das, was er gelernt hatte, während er friedlich in Tibet an einem Berghang saß, für das angespannte Tempo und die Aggression von Manhattan nicht geeignet war. Er ließ sich zum Psychologen umschulen und begann, die Lehren des Ostens mit dem Wissen des Westens in Einklang zu bringen. Von ihm stammt das Zitat:

Die Dinge loszulassen bedeutet nicht,
sie loszuwerden.

Sie loslassen bedeutet,
dass man sie sein lässt.[40]

Als ich diese Zeilen las, verspürte ich einen jener seltenen Momente klaren, deutlichen Verständnisses. Es war ein Moment des Lichts.

Jahre geballter Bedeutungslosigkeit fügten sich auf einmal zusammen. Die Schlingen lösten sich und fielen ab. Das war natürlich nicht von Dauer. Nichts ist von Dauer. Aber es verhalf mir zu genügend Einsicht, um zu wissen, dass ich, wenn ich Probleme bekomme, am besten nicht versuche, loszulassen, sondern es sein zu lassen.

So verhält es sich auch mit meiner Krankheit. Ich weiß, dass ich in gewisser Hinsicht labil bin. Leute fragen mich oft: »Haben Sie Angst, dass sie wiederkommt?«

Natürlich.

Mache ich mir Sorgen deswegen?

Nein. Sich Sorgen machen heißt, sich festzuklammern, die Schlingen straffer zu halten. Ich unternehme etwas, um einen

Rückfall zu vermeiden. Das ist etwas anderes, als sich Sorgen deswegen zu machen. Sich Sorgen zu machen bedeutet Untätigkeit, lähmende Angst; Aufregung um eine Zukunft, die noch nicht begonnen hat, und eine Vergangenheit, die sich nicht ändern lässt. Sie kann verstanden, erklärt, sogar entschuldigt werden. Aber sie kann nicht geändert werden.

Hier ist noch eine Geschichte, die ich hilfreich finde.

Sie handelt von einem jungen buddhistischen Novizen, der sich mit seinem Meister der Kunst der Meditation widmet:

Es war ein heißer Tag, und die Fenster standen weit offen. Auf der anderen Straßenseite wurde ein Automotor im Stand immer wieder hochgefahren. Der junge Novize wand und regte sich unbehaglich auf seinem Kissen. Er spähte zu seinem Meister hinüber, der reglos dasaß, die Augen in seligem Frieden geschlossen. Schließlich hielt es der Novize nicht mehr aus. Er wandte sich an seinen Meister: »Wie können Sie bei diesem Lärm meditieren?«

Der Meister schlug die Augen nicht auf. »Was für ein Lärm?«, fragte er.

»Dieser Wagen!«, rief der Novize aus. »Stört er Sie denn gar nicht?«

»Ist es der Wagen, der dich stört?«, fragte sein Meister. »Oder bist du es, der den Wagen stört?«

Der Novize dachte eine Weile darüber nach, dann kehrte er schweigend zurück zu seinem Kissen, setzte sich und schloss die Augen.

Ich denke oft an diese Geschichte, wenn irgendein Detail des Lebens (manchmal ein Ereignis, aber im Allgemeinen ein Mensch, ganz im Sinne Sartres: »Die Hölle, das sind die anderen«) mich ärgert. Stören sie mich? Oder habe ich mich irgendwo in meinem Kopf auf irgendetwas an ihnen fixiert, sodass tatsächlich ich es bin, die sie stört?

Allein schon der Gedanke reicht im Allgemeinen aus, damit es mich nicht mehr stört.

Die letzte Methode, die ich regelmäßig anwende, ist Dankbarkeit.

Ich weiß, dieses Wort klingt zu naiv. Aber es klappt.

Abgesehen von diesem Buch schreibe ich regelmäßig Kolumnen für Zeitungen und Zeitschriften.

Manchmal spielen die Termine verrückt. Manchmal will ich mich um mein restliches Leben kümmern. Manchmal will ich überhaupt nicht schreiben.

Wenn dieses Gefühl von Stress – gefesselt von der Arbeit, abgeschnitten von Vergnügungen – allzu überwältigend wird, dann lasse ich der Dankbarkeitstheorie freien Lauf.

Ungefähr so:

Ich bin dankbar für das Talent zu schreiben.

Ich bin dankbar, dass Leute mich dafür bezahlen, dass ich schreibe.

Ich bin dankbar, dass ich die Fähigkeit zu schreiben wiederhabe, nachdem ich sie in der Depression verloren hatte.

Ich bin dankbar, dass etwas, was mir so viel Freude bereitet, mir auch die Möglichkeit bietet, meinen Lebensunterhalt zu verdienen.

Ich bin dankbar, dass sich andere Leute ausreichend für das interessieren, was ich zu sagen habe, um es zu veröffentlichen.

Ich bin dankbar, dass ich meine Arbeit überall mit hinnehmen und überall erledigen kann; auf einem Berg; mitten in der Nacht.

Wenn ich damit fertig bin, bin ich im Allgemeinen wieder in der Lage, mich fröhlich an die Arbeit zu machen. Diese Theorie setze ich auch in anderer Hinsicht ein:

Jeden Abend vor dem Einschlafen gehe ich eine Dankbarkeitsliste in meinem Kopf durch. Der Trick besteht darin, bei den Details zu bleiben; andernfalls ist die Versuchung groß, an den offensichtlicheren Objekten der Dankbarkeit vorbeizuhuschen. Zum Beispiel bin ich immer und ewig dankbar für meine Tochter, daher ist es seltsam, wie leicht sie in meinem Kopf übergangen werden kann. Aber wenn ich mich auf irgendein Detail von Molly konzentriere und mir die Tatsache vor Augen halte, dass sie einen glücklichen Tag in der Schule hatte, oder mir in Erinnerung rufe, dass sie und eine Freundin sich nach einem Streit versöhnt haben, dann sehe und schätze ich ihre Anwesenheit in meinem Leben mit größerer Klarheit.

Ebenso wenig müssen wir ausschließlich dankbar für die Leute sein, die uns am vertrautesten sind. Ich merke oft, dass ich dankbar für den Trost von Fremden bin: einem Mann, der mir im Bus seinen Sitzplatz anbietet; einer Frau, die mir mit einer schweren Einkaufstüte hilft. Mich an kleine Akte der Freundlichkeit zu erinnern bringt die Welt in eine nettere, hübschere Ordnung.

Manche Leute erstellen eine tägliche Dankbarkeitsliste, aber egal, wie Sie es tun, die Beständigkeit der Gewohnheit birgt unzweifelhaft positive Ergebnisse. Sie lehrt Sie, das Leben als Segen anstatt als harte Probe oder Strafe anzusehen, wozu der depressive Geist oft neigt. Natürlich ist Dankbarkeit als tägliche Übung nichts Neues. Sie wird von jeder spirituellen Disziplin vom Buddhismus über den Islam bis hin zum Christentum angewandt. Doch die wissenschaftliche Beschäftigung damit ist neu, angeführt vor allem von Martin Seligman, Professor für Psychologie (mit einer Reihe weiterer Titel hinter seinem Namen) an der University of Pennsylvania und Autor des Buches *Der Glücks-Faktor: Warum Optimisten länger leben*. Seligman zufolge steht »das Ausmaß an Dankbarkeit empirisch in einem Zusammenhang mit grundlegenden Niveaus von Glück. Je weniger Dankbarkeit man im Leben empfindet, desto unglücklicher ist man interessanterweise.«

Es war Seligman, der als Erster den Begriff »gelernte Hilflosigkeit« prägte, als er in verschiedenen Labors arbeitete, in denen das Verhalten von Tieren untersucht wurde. Hunde erhielten Elektroschocks. Als sie lernten, dass sie, egal, was sie taten, die Schocks nicht vermeiden konnten, gaben sie einfach auf, es zu versuchen. Später, als sie leicht hätten entkommen können, ertrugen sie die Elektroschocks einfach passiv. Seligman wandte diese Erkenntnis anschließend auf den Menschen an und entwickelte die Theorie der gelernten Hilflosigkeit als Modell für die Depression.

In einem auf *Edge* veröffentlichten Interview, einer Website, die einem Zusammenspiel von Wissenschaft, Gesellschaft und Kultur gewidmet ist, erklärte er:

Ich habe die ersten dreißig Jahre meiner Karriere damit verbracht, mich mit Unglück zu befassen. Ich bin auf hilflose Hunde, hilflose Ratten und hilflose Menschen gestoßen, und ich begann mich – vor inzwischen fast vierzig Jahren – zu fragen: Wie bricht man das auf? Welche Neurowissenschaft steckt dahinter? Welche Medikamente helfen? Während ich mit Hilflosigkeit beschäftigt war, gab es eine Erkenntnis, die ich immer unter den Teppich kehrte, und zwar die, dass bei Menschen ebenso wie bei Tieren, die wir vor unkontrollierbare Ereignisse stellten, nur fünf von acht hilflos wurden. Etwa ein Drittel von ihnen konnten wir nicht hilflos machen. Und etwa ein Zehntel von ihnen war von Anfang an hilflos, wir mussten gar nichts tun. Ich begann mich zu fragen, warum.

Dieses Fragen nach dem Warum wurde die Positive-Psychologie-Bewegung, die den Leuten das beibringt, was Seligman »gelernten Optimismus« nennt.

Ich begann, mich mit Optimismus versus Pessimismus zu beschäftigen, und ich stellte fest, dass optimistische Leute halb so oft depressiv wurden wie pessimistische Leute, dass optimistische Leute in allen Berufen, die wir maßen, bis auf einen erfolgreicher waren, dass optimistische Leute ein besseres und festeres Immunsystem hatten und vermutlich länger lebten als pessimistische Leute. Und wir haben Interventionen entwickelt, die Pessimisten zuverlässig in Optimisten verwandelt haben. [41]

Diese Interventionen bestehen, kurz gesagt, darin, Dankbarkeit auszudrücken, die eigenen Stärken zu kennen, alles, was man tut, so zu gestalten, dass man diese Stärken so weit wie möglich nutzt, und eine Aktivität zu finden, die einen ständig herausfordert und interessiert. Für manche Leute könnte das heißen, Kernspaltung zu studieren, für andere könnte es ein Puzzlespiel sein. Es ist im Grunde egal. Wichtig ist, dass es fesselnd genug ist, um sich darin zu verlieren, und herausfordernd genug, um sich ständig auf den nächsten Augenblick zu freuen. Meine Aktivität ist Gärtnern. Wenn ich im Garten bin, vergesse ich alles bis auf die Aufgabe, die vor mir liegt.

Seligman stellte außerdem fest, dass sich die Leute durch einen einzigen Akt der Freundlichkeit weitaus besser mit sich selbst fühlen (und das einen ganzen Tag lang) als durch jeden vorübergehenden Akt des Vergnügens, wie zum Beispiel, sich ein neues Paar Schuhe zu kaufen oder ins Kino zu gehen. Er nennt dieses Gefühl, das dadurch inspiriert wird, Erhebung. Ein Akt der Freundlichkeit könnte es beispielsweise sein, einem älteren Nachbarn mit seinen Einkäufen zu helfen oder zur Seite zu treten, um jemandem den Vortritt zu lassen, anstatt sich an ihm vorbeizudrängeln und ihm das Gefühl zu geben, als sei er gar nicht existent oder nicht wichtig.

Wenn wir darüber nachdenken, wie sich andere Leute fühlen, dann hören wir auf, uns allzu sehr auf uns selbst zu konzentrieren. Wir dehnen uns aus, anstatt uns zusammenzuziehen, und die Welt dehnt sich mit uns aus. Wir können unseren ganzen Tag (und den anderer Leute) mit einem einzigen freundlichen Wort verändern oder ihn durch einen wütenden Wortwechsel ruinieren. Wenn wir über den eigenen Tellerrand hinausblicken, dann hören wir auch auf, darüber nachzudenken, wie uns das Leben kein Glück schenkt, und denken stattdessen darüber nach, wie wir dem Leben ein bisschen Glück schenken könnten.

Es gibt aber noch einen letzten Weg zum Optimismus. Noch einmal Seligman:

> *Es gibt noch eine dritte Form des Glücks, die von den Menschen zwangsläufig angestrebt wird, und das ist das Streben nach Bedeutung ... Eines wissen wir über Bedeutung: dass Bedeutung darin besteht, sich mit etwas Größerem zu verbinden, als man selbst ist. Das Selbst ist kein sehr guter Ort für Bedeutung, und je größer die Sache ist, mit der man sich glaubwürdig verbinden kann, desto*

mehr Bedeutung gewinnt man dem Leben ab. Dorthin führt kein einfacher Weg. Darum geht es im Leben.

Ob wir dieses Gefühl durch eine spirituelle Übung, einen Spaziergang im Park oder (wie in meinem Fall) das Zusammensitzen mit einem Haufen Depressiver oder Alkoholiker finden, ist nicht so wichtig. Wichtig ist nur, dass wir fühlen, dass wir nicht allein sind.

Jede Geschichte hat ein Happy End verdient. Hier ist meines.

Tom und ich trafen uns wieder, drei Jahre nachdem wir uns getrennt hatten. Wir hatten uns in jenen Jahren überhaupt nicht gesehen, aber er war immer irgendwo in meinen Gedanken – oder meinem Herzen – geblieben. Wir trafen uns in einem Pub. Er gab mir einen Drink aus, Lime mit Soda, danach eine Tasse Tee.

»Heutzutage bist du ein billiges Date«, sagte er lachend, aber mir fiel auf, dass seine Hände zitterten. Genau wie meine.

Er fragte: »Und, was macht dein Liebesleben?«

Ich kam mir wieder vor wie dreizehn. Fragte er mich als alter Freund oder weil er wissen wollte, ob ich frei war? Ich suchte nach der richtigen Antwort, und dann, weil ich keine richtige Antwort außer der Wahrheit finden konnte, sagte ich: »Nicht existent. Das mit uns war einfach zu heftig, um danach wieder jemanden zu finden. Und bei dir?«

Er schwieg eine Weile, und dann lächelte er mich an. »Genauso.«

Zwei Jahre später haben wir geheiratet. Es ist, auf ganz spezielle Art, ein Segen.

—WEITERFÜHRENDE LITERATUR—

Beck, Charlotte Joko, *Zen im Alltag*, München: Knaur 2005.

Bradshaw, John, *Wenn Scham krank macht*, München: Droemer Knaur 1993.

Csikszentmihalyi, Mihaly, *Flow: das Geheimnis des Glücks*, Stuttgart: Klett-Cotta 2008.

Fromm, Erich, *Die Kunst des Liebens*, Berlin: Ullstein 2005.

Goleman, Daniel, *Emotionale Intelligenz*, München: dtv 1997.

Haidt, Jonathan, *Die Glückshypothese*, Kirchzarten: VAK 2007.

Jamison, Kay Redfield, *Meine ruhelose Seele. Die Geschichte einer manischen Depression*, München: Bertelsmann 2002.

Jamison, Kay Redfield, *Wenn es dunkel wird. Zum Verständnis des Selbstmordes*, Berlin: Berliner Taschenbuchverlag 2002.

Kornfield, Jack, *Frag den Buddha und geh den Weg des Herzens*, Berlin: Ullstein 2004.

Kornfield, Jack, *Das Tor des Erwachens. Wie Erleuchtung das tägliche Leben verändert*, Berlin: Ullstein 2004.

Manning, Martha, *Am eigenen Leibe: von der Psychotherapeutin zur Patientin*, München: Droemer Knaur 1996.

Martin, Philip, *Der Zen-Weg aus der Depression*, Frankfurt/Main: Scherz 2000.

Miller, Alice, *Das Drama des begabten Kindes*, Frankfurt/Main: Suhrkamp 2008.

Puri, Basant K., und Hilary Boyd, *The Natural Way to Beat Depression*, Hodder Mobius 2004.

Ricard, Matthieu, *Glück*, München: Droemer Knaur 2009.

Ridley, Matt, *Die Biologie der Tugend*, Berlin: Ullstein 1999.

Rogers, Carl, *Entwicklung der Persönlichkeit – Psychotherapie aus der Sicht eines Therapeuten*, Stuttgart: Klett-Cotta 2006.

Rowe, Dorothy, *Ich entscheide mich für das Leben. Der Weg aus der Depression*, München: Droemer Knaur 1990.

Schaef, Anne Wilson, *Die Flucht vor der Nähe: Warum Liebe, die süchtig macht, keine Liebe ist*, München: dtv 2005.

Seligman, Martin E., *Der Glücks-Faktor: Warum Optimisten länger leben*, Bergisch Gladbach: Bastei Lübbe 2005.

Servan-Schreiber, David, *Die Neue Medizin der Emotionen: Stress, Angst, Depression: Gesund werden ohne Medikamente*, München: Goldmann 2008.

Solomon, Andrew, *Saturns Schatten. Die dunklen Welten der Depression*, Frankfurt/Main: S. Fischer 2006.

Styron, William, *Sturz in die Nacht. Die Geschichte einer Depression*, Kiepenheuer & Witsch 1991.

Weintraub, Amy, *Yoga For Depression*, New York: Broadway Books 2003.

Wolpert, Lewis, *Anatomie der Schwermut: Über die Krankheit Depression*, München: C. H. Beck 2008.

Wright, Robert, *Diesseits von Gut und Böse. Die biologischen Grundlagen unserer Ethik*, München: Limes 1996.

DANKSAGUNG

Dieses Buch sollte all meinen Freunden gewidmet sein, nicht nur zweien, aber die Liste würde zu lang werden. Danke euch allen für eure Liebe. Sie wird voll und ganz erwidert. Danke dafür, dass ihr da seid und dass ihr an mich geglaubt habt, als ich es selbst nicht konnte. Das war es, mehr als alles andere, was mir geholfen hat, durchzukommen.

Ohne bestimmte Reihenfolge möchte ich den folgenden Personen für ihre Liebe und Freundlichkeit in jenen dunklen Tagen danken: Jasper Conran, Jules und Thomas Hughes Hallett, Maggie Mullen, Emma Turner, Lesley White und Jim Gee, Betty Jackson und David Cohen, Lulu Guinness, Maureen Doherty, Caroline Broadbent, Alastair Blair, Delia und John Rothnie-Jones, Charles Elton, Lucy Heller, Claire Lloyd, Matthew Lauder, Gideon Kopell, Julie Lynn Evans, Aly Brown, Emma Duncan, Nicholas Myers, Mary Sackville-West und Rosie Boycott.

Danke meiner Familie, die so viel gelitten und sich so viele Sorgen gemacht hat. Danke auch meinen Brüdern dafür, dass sie das Manuskript gelesen haben, und für ihre Vorschläge.

Mein Dank gilt allen Leuten bei Bloomsbury, aber insbesondere Alexandra Pringle und Rosemary Davidson für ihren Glauben an mich und an dieses Buch. Danke auch an meinen Lektor, Michael Fishwick, dafür, dass er dieses

Buch verbessert hat, endlose Zigarettenpausen mit mir eingelegt hat und ebenso verrückt aufs Gärtnern ist wie ich. Wenn das Reden über Depression zu viel wurde, nahmen wir die Rosen in Angriff. Und an Trâm-Anh Doan für ihre unermüdliche Geduld bei der Durchsicht dieses Buchs.

Danke an meine Agentin, Pat Kavanagh, für ihre Freundlichkeit und Unterstützung und diese seltsamen, schrulligen Postkarten, die von Zeit zu Zeit eintreffen und die mich jedes Mal aufmuntern. Vor allem danke für zwanzig Jahre Freundschaft. Meinen europäischen Agenten bei ILA, Sam Edenborough und Nikki Kennedy, die unermüdlich in ihrer Geduld und Freundlichkeit waren, als ich nicht schreiben konnte, und wunderbar ermutigend und enthusiastisch, als dieses Buch endlich fertig war. Danke auch an meine US-Agentin, Zoe Pagnamenta, für ihre Unterstützung und dafür, dass sie so hart in meinem Namen gearbeitet hat.

Danke an Corinna Honan, meine Redakteurin beim *Daily Telegraph*, die mich zum Schreiben ermutigt hat, selbst als ich es nicht konnte. Und die mich fürs Schreiben bezahlt hat, als ich es konnte.

Danke an meinen Psychiater für seinen unerschütterlichen Optimismus und seine Offenheit und dafür, dass er mich ermutigt hat, dieses Buch zu schreiben. Als ich mir Sorgen machte, ich sei schließlich keine Expertin, versicherte er mir, es gebe keine bessere Qualifikation als Erfahrung. Meine Therapeutin, Elizabeth Hearn, hat mich viel über Vertrauen, Liebe und Akzeptanz gelehrt, und ihre fortdauernde Freundschaft bedeutet mir sehr viel.

Meine Yogalehrerin, Catherine James, war eine ständige Quelle der Kraft und Hoffnung, die mich ermutigt hat, zu glauben, dass alles möglich ist, sogar, auf dem Kopf stehen zu können: »Die Worte ›kann nicht‹ gibt es nicht.«

Danke an meinen Akupunkteur, Robert Ogilvie, für sein Mitgefühl und seinen Glauben an mich und dafür, dass er das Kehlenmonster letztendlich besiegt hat.

Jonathan Hinde hat mir beigebracht, meinen Geist stillzuhalten und mich nicht an meine dunkelsten Ängste zu klammern. Vielleicht hätte ich aufgegeben, wenn mich der Anblick eines barfüßigen Meditationslehrers in Anzug und Krawatte nicht so umfassend getröstet hätte.

Mein Ex-Mann, Jonathan Powell, hat mir gezeigt, dass Freundschaft und Zuneigung nicht durch oder auf eine Ehe beschränkt sind. Danke dafür, und auch dafür, dass du es nie versäumt hast, mich zum Lachen zu bringen.

Danke an meinen Ehemann, Tom Wnek, für völlige und dauerhafte Liebe. Bis ich dich traf, wusste ich nicht, dass solches Glück möglich ist.

Vor allem danke ich meiner Tochter Molly, deren strahlende Gegenwart mir durch die langen, dunklen Nächte hindurchgeholfen hat. Du bist das beständigste und entzückendste Licht. Ich liebe dich, Molly.

REGISTER

431

1 Andrew Solomon, *Saturns Schatten. Die dunklen Welten der Depression*, Frankfurt/Main: S. Fischer 2001, S.40.

2 Sally Brampton, *Daily Telegraph*, 5. März 2003.

3 Interview mit Martin Seligman, »Eudaemonia, The Good Life«, in: *Edge*, 23. März 2004. *Edge* ist auch eine Website, die einem Zusammenspiel von Wissenschaft, Gesellschaft und Kultur gewidmet ist. www.edge.org/3rd_culture/seligman04/seligman_index.html, www.edge.org

4 V. Kumari, M. T. Mitterschiffthaler, J. D. Teasdale, G. S. Malhi, R. G. Brown, V. Giampietro, M. J. Brammer, L. Poon, A. Simmons, S. C. R. Williams, S. A. Checkley, T. Sharma, »Neural abnormalities during cognitive generation of affect in Treatment-Resistent depression.« [Studie zu behandlungsresistenter Depression], in: *Biological Psychiatry*, 54 (15. Oktober 2003) 8, S. 777–791. Das Forschungszentrum für Klinische Neurowissenschaft in Dartford, England, wird von Professor Tonmoy Sharma geleitet und widmet sich innovativer Forschung zu genaueren Diagnosen und effektiveren Behandlungen einer Reihe von Erkrankungen, darunter Depression, Schizophrenie, leichte kognitive Beeinträchtigung und die Alzheimer-Krankheit.

5 »Conquering Depression«. Interview mit Professor John F. Greden, Direktor des Depressionszentrums der University of Michigan, in: *Medicine at Michigan*, 4 (Sommer 2002) 2. John F. Greden ist der Rachel-Upjohn-Professor für Psychiatrie und Klinische Neurowissenschaft, Leiter der Abteilung für Psychiatrie und leitender Wissenschaftler am Forschungsinstitut für Psychische Gesundheit, Michigan.

6 Johann Wolfgang von Goethe, *Die Leiden des jungen Werther*, Stuttgart: Reclam 1992, S. 62. Goethe war bekanntermaßen depressiv.

7 *Das Diagnostische und Statistische Manual Psychischer Störungen, DSM-IV* (4. Auflage) wird von der American Psychiatric Association (dem Verband US-amerikanischer Psychiater) herausgegeben und deckt alle psychischen Störungen sowohl bei Kindern als auch bei Erwachsenen ab. Es listet bekannte Ursachen dieser Störungen auf, Statistiken im Hinblick auf Geschlecht, Alter bei Ausbruch der Krankheit und Prognosen sowie Untersuchungen im Hinblick auf optimale Behandlungsansätze.

8 Violetta Klimek, Gregory A. Ordway u. a., »Effects of Long-term Cigarette Smoking on the Human Locus Coeruleus«, in: *Archives of General Psychiatry*, 58 (September 2001), S. 821–827. Dr. Gregory A. Ordway, Professor für Psychiatrie am Medizinischen Zentrum der University of Mississippi, und seine Mitarbeiterin Dr. Violetta Klimek haben Gehirngewebeproben von langjährigen Rauchern mit Proben von Nichtrauchern verglichen und sind zu dem Schluss gekommen, dass chronisches Rauchen »Antidepressi-

va-ähnliche« Auswirkungen auf das menschliche Gehirn hat. Das könnte ein Grund dafür sein, weshalb die Anzahl der Raucher unter Depressiven hoch ist und es ihnen besonders schwerfällt, damit aufzuhören. Im September 2006 haben Forscher am Medizinischen Zentrum der Duke University einer Gruppe von Nichtrauchern, bei denen eine Depression diagnostiziert wurde, Nikotin- oder Placebopflaster gegeben und ihre Symptome anschließend mithilfe eines standardisierten Fragebogens gemessen. Sie stellten fest, dass bei denjenigen, die das Nikotinpflaster mindestens acht Tage lang trugen, die depressiven Symptome deutlich zurückgingen.

9 Das Beck'sche Depressionsinventar (BDI, BDI-II), entworfen von Dr. Aaron T. Beck, ist eines der am häufigsten verwendeten Instrumente, um die Schwere einer Depression zu messen. Es gibt drei Versionen des BDI – die ursprüngliche, erstmals veröffentlicht im Jahr 1961 und später, 1971, überarbeitet, sowie das BDI-1A und das BDI-II, veröffentlicht im Jahr 1996.

10 Jamison, Kay Redfield, *Wenn es dunkel wird. Zum Verständnis des Selbstmordes*, München: Siedler 2000, S.110. Kay Redfield Jamison ist Professorin für Psychiatrie an der Medizinischen Fakultät der John Hopkins University und Honorarprofessorin für Englisch an der University of St. Andrews in Schottland. Sie leidet selbst an einer bipolaren Störung und hat mit ihrem ersten Buch, *Meine ruhelose Seele. Die Geschichte einer manischen Depression*, München: Goldmann Verlag 1999, einen Erfahrungsbericht über ihre Krankheit vorgelegt.

11 Laut Weltgesundheitsorganisation (WHO) war die Depression im Jahr 2000 die Hauptursache einer Behinderung, gemessen an den YLD (mit Behinderung gelebten Lebensjahren), und der viertwichtigste Faktor bei der Berechnung der globalen Belastung mit der Krankheit, gemessen an den behinderungsadjustierten Lebensjahren (DALYs). Bis zum Jahr 2020 wird die Depression Prognosen zufolge den zweiten Platz in der Rangfolge der DALYs, berechnet für alle Altersgruppen und Geschlechter, einnehmen. Die Depression ist schon jetzt die zweite Ursache der DALYs in der Altersgruppe der 15- bis 44-Jährigen für beide Geschlechter zusammen. Sie ist weit verbreitet, betrifft ungefähr 121 Millionen Menschen weltweit, kann aber zuverlässig diagnostiziert und im Rahmen einer medizinischen Grundversorgung behandelt werden. Allerdings haben nicht einmal fünfundzwanzig Prozent der Betroffenen Zugang zu einer effektiven Behandlung.

12 Bruce Charlton, »The Malaise Theory of Depression: Major Depressive Disorder is Sickness Behaviour and Antidepressants are Analgesic«, in: *Medical Hypotheses*, 54 (2000), S. 126–130.

13 Kenneth S. Kendler, Margaret Gatz, Charles O. Gardner und Nancy L. Pederson, »A Swedish National Twin Study of Lifetime Major Depression«, in: *The American Journal of Psychiatry*, 163 (Januar 2006) 1, S. 109–114. Ziel der Studie: Stichhaltige Beweise unterstützen die Erblichkeit einer lebenslangen schweren Depression. Weniger klar ist, ob genetische Einflüsse auf eine schwere Depression bei Frauen wichtiger sind als bei Männern und ob die genetischen Risikofaktoren für beide Geschlechter dieselben sind.

14 Myrna M. Weissman (Columbia University, New York) u. a., »Depression in families may span many generations«, in: *Archives of General Psychia-*

try, 62 (January 2005), S. 29–36. Die Drei-Generationen-Studie führt neue Beweise dafür an, dass eine schwere Depression Familien über mehrere Generationen hinweg betreffen kann. Die auf zwanzig Jahre angelegte Langzeit-Familienstudie stellte fest, dass die Rate für Depressionen oder Angst bei Kindern, deren Eltern und Großeltern ebenfalls an Depressionen litten, doppelt so hoch war wie bei Kindern ohne eine solche Familiengeschichte.

15 News Archive, 2003, King's College London, »Variations in a region of DNA next to the serotonin transporter gene help to determine whether stressful events will make you depressed«, Leitautor Professor Terri Moffitt am Institut für Psychiatrie. Erschienen in *Science*, veröffentlicht von der American Association for the Advancement of Science, Juli 2003.

16 Eric Berne (1910–1970) war ein bekannter Psychiater und Autor, der, zunehmend frustriert von den psychoanalytischen Ansätzen seiner Zeit, begann, eine neue und revolutionäre Theorie zu entwickeln, die er Transaktionsanalyse nannte. Im Jahr 1958 veröffentlichte er den Aufsatz »Transactional Analysis: A New and Effective Method of Group Therapy«, in dem er diesen neuen Ansatz skizzierte. Nachdem er die Transaktionsanalyse geschaffen hatte, entwickelte Berne diese neue Methodologie weiter und wandte sie an, hauptsächlich in seinem Buch *Spiele der Erwachsenen: Psychologie der menschlichen Beziehungen,* Reinbek: Rowohlt 2002.

17 Alice Miller, *Das Drama des begabten Kindes*, Frankfurt/Main: Suhrkamp 2004. Die Psychoanalytikerin Miller war nach vielen Jahren in der Praxis sehr ernüchtert von ihrem gewählten Fachgebiet. Ihre ersten drei Bücher entstammen einer Reaktion auf das, was sie als große blinde Flecken auf ihrem Fachgebiet empfand. Zum Zeitpunkt des Erscheinens ihres vierten Buches glaubte sie nicht mehr, dass eine Psychoanalyse machbar sei.

18 Florin Dolcos, Kevin LaBar und Roberto Cabeza, »Remembering one year later: Role of the amygdala and the medial temporal lobe memory system in retrieving emotional memories«, in: *Proceedings of the National Academy of Sciences,* 102 (15. Februar 2005) 7, S. 2626–2631. Die Forscher arbeiten am Zentrum für Kognitive Neurowissenschaft der Duke University, Abteilung für Psychologische Wissenschaften und Gehirnwissenschaften und dem dazugehörigen Gehirn-Imaging- und -Analyse-Zentrum.

19 E.M. Cummings, A.C. Schermerhorn (University of Notre Dame), P.T. Davies (University of Rochester), M. C. Goeke-Morey (Catholic University of America), J.S. Cummings (University of Notre Dame), »Interparental Discord and Child Adjustment: Prospective Investigations of Emotional Security as an Explanatory Mechanism«, in: *Child Development*, 77 (Januar/Februar 2006) 1, S. 1623–1641. E. Mark Cummings, Notre-Dame-Professor für Psychologie, hat zusammen mit Forschern der Rochester University und der Katholischen Universität von Amerika die Auswirkungen ehelichen Konflikts von 226 Eltern auf 9- bis 18-jährige Kinder über drei Jahre hinweg untersucht. Eine zweite Studie untersuchte darüber hinaus den Zusammenhang zwischen ehelichen Konflikten und emotionalen Problemen über einen Zeitraum von drei Jahren mit einer anderen Gruppe von 232 Eltern und Kindern im Kindergartenalter. Wieder stellten die Forscher fest, dass destruktive eheliche Konflikte zu ähnlichen Problemen führten.

20   Alan Booth, Professor für Soziologie und Humanentwicklung und Co-Forscher Paul R. Amato, Professor für Soziologie, Penn State University, »The Legacy of Parents' Marital Discord: Consequences for Children's Marital Quality«, in: *Journal of Personality and Social Psychology*, 81 (Oktober 2001) 4, S. 627–638. Ihre Daten basieren auf einer Langzeitstudie ehelicher Qualität über einen Zeitraum von zwanzig Jahren und analysieren eine Auswahl von 297 Eltern. Dabei verglichen sie die Qualität ihrer Ehen im Jahr 1980 mit denen ihrer Kinder im Jahr 1997.

21   »Asperger's Syndrome«, Stephen M. Edelson, Zentrum für Autismusstudien, Salem, Oregon, 1995. www.autism.com/autism/behavior/asperger.htm

22   Jeremy Holmes, *John Bowlby und die Bindungstheorie*, München: Ernst Reinhardt Verlag, 2006.

23   Ronald D. Laing, *Phänomenologie der Erfahrung*, Frankfurt: Suhrkamp 1969, S. 122. Ronald D. Laing, einer der berühmtesten und umstrittensten Psychiater seiner Generation, gab während eines BBC-Interviews für *In the Psychiatrist's Chair* mit Dr. Anthony Clare im Jahr 1983 zu, selbst immer wieder an Anfällen von Alkoholismus und klinischer Depression zu leiden.

24   »Conquering Depression«. Interview mit Professor John F. Greden, Direktor des Depressionszentrums der University of Michigan, in: *Medicine at Michigan*, 4 (Summer 2002) 2.

25   Körperliche Bewegung zusammen mit der Einnahme von Antidepressiva verringert bei Patienten mit schweren depressiven Störungen die depressiven Symptome beträchtlich. Pressemitteilung, Society for Neuroscience, 2003. Leiter der Studie: Dr. Madhukar Trivedi, Professor für Psychiatrie und Leiter des Forschungsprogramms für Stimmungsstörungen am UT Southwestern.

26   Leiter der Studie: Dr. Madhukar Trivedi, Professor für Psychiatrie und Leiter des Forschungsprogramms für Stimmungsstörungen am UT Southwestern. Ergebnisse veröffentlicht in: Madhukar Trivedi u. a.,»Exercise Treatment for Depression«, in: *American Journal of Preventive Medicine*, 28 (Januar 2005) 1, S. 1–8.

27   Leiter der Studie: James Blumenthal, Psychologe an der Duke University, North Carolina. Ergebnisse veröffentlicht in: James Blumenthal u. a., »Exercise Treatment for Major Depression«, in: *Psychosomatic Medicine*, 62 (Oktober 2000) 5, S. 633–638.

28   Leiterin der Studie: Dr. Linda Carroll, Professorin am Institut für öffentliches Gesundheitswesen der University of Alberta. Ergebnisse veröffentlicht in: »Depression can lead to Back Pain«, in: *Pain*, 107 (März 2004), S. 134-139.

29   »An International Study of the Relationship between Somatic Symptoms and Depression«, in: *New England Journal of Medicine*, 341 (Oktober 1999), S. 1329–1335.

30   Timothy B. McCall, »Western Science vs. Eastern Wisdom. Some of the most extensive medical research on yoga therapy is being done in India but will it ever be accepted by Western medicine?«, in: *Yoga Journal*, Januar/Februar 2003.

31   Die Yoga-Forschungsgruppe des Nationalen Instituts für Psychische Gesundheit und Neurowissenschaft (NIMHANS, Demeed University) in

Indien untersucht seit einigen Jahren den therapeutischen Nutzen von Yoga bei verschiedenen psychiatrischen Erkrankungen, in aktiver Zusammenarbeit mit der Stiftung »Art of Living« und der Swami Vivekannada Yoga Anusandhana Samsthana (SVYA-SA).

32 Stephen Cope, *Yoga and the Quest for the True Self,* New York: Bantam Dell 2000. Cope ist Psychotherapeut, Senior-Kripalu-Yogalehrer und Senior-Gastwissenschaftler am Kripalu-Zentrum für Yoga und Gesundheit in Lenox, Massachusetts.

33 Amy Weintraub, *Yoga For Depression*, New York: Broadway Books 2004. Amy Weintraub ist Senior-Kripalu-Yogalehrerin und Gründerin und Leiterin des LifeForce Yoga Healing Institute. Sie ist außerdem Beraterin beim Programm für Integrative Medizin an der University of Arizona.

34 Anonyme Interessengemeinschaft e. V. (Hrsg.), *Anonyme Alkoholiker. Das Blaue Buch*, München 2007, S. 32f.

35 Edward H. Fischer und John W. Goethe, »Anxiety and Alcohol Abuse in Patients in Treatment for Depression«,in: *American Journal of Drug and Alcohol Abuse*, 24 (August 1998) 3, S. 453–464.

36 T. Mueller, A. Leon, M. Keller, D. Solomon, J. Endicott, W. Coryell, M. Warshaw und J. Maser, »Recurrence after Recovery from Major Depressive Disorder During Fifteen Years of Observational Follow-Up«, in: *American Journal of Psychiatry*, 156 (Juli 1999) 7, S. 1000–1006.

37 Bruce McEwen ist der Alfred-E.-Mirsky-Professor und Leiter des »Harold and Milliken Hatch«-Labors für Neuroendokrinologie an der Rockefeller University. McEwen ist einer der führenden Köpfe auf dem Gebiet der Verhaltens-Neuroendokrinologie, insbesondere der Rollen der Steroidhormone bei reproduktivem Verhalten, Gehirnentwicklung, Genexpression im Gehirn, Gehirnplastizität im Erwachsenenalter und der Auswirkungen von Stress auf das Gehirn. Zusammen mit dem Wissenschaftsautor Harold M. Schmeck, jr., hat er das Buch *The Hostage Brain*, New York: Rockefeller University Press 1994 geschrieben. Mit der Wissenschaftsautorin Elizabeth N. Lasley ist er Co-Autor des Buches *The End of Stress as We Know It*, Washington DC: National Academies Press 2002.

38 J. Hintikka, T. Tolmunen, A. Tanskanen und H. Viinamäki, »High Vitamin B12 Level and Good Treatment Outcome May Be Associated in Major Depressive Disorder«, in: *BMC Psychiatry*, 3 (Dezember 2003) 17.

39 John J. B. Allen, »Depression and Acupuncture: A Controlled Clinical Trial«, in: *Psychiatric Times*, 17 (März 2000) 3, S. 72–75.

40 Jack Kornfield, *Offen wie der Himmel, weit wie das Meer*, München: Ullstein 2006, S. 174.

41 Interview mit Martin Seligman, »Eudaemonia, The Good Life«, in: *Edge*, 23. März 2004. www.edge.org/3rd_culture/seligman04/seligman_index. html, www.edge.org.